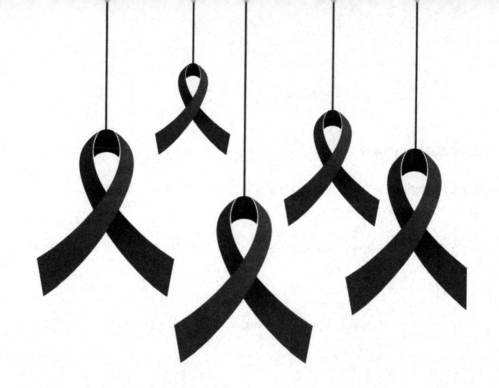

艾滋病防控"武汉行动"

王夏　徐晓军　谢年华　著

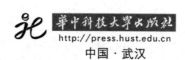

华中科技大学出版社
http://press.hust.edu.cn
中国·武汉

图书在版编目(CIP)数据

艾滋病防控"武汉行动"/王夏,徐晓军,谢年华著.—武汉:华中科技大学出版社,2023.6
ISBN 978-7-5680-8816-9

Ⅰ.①艾… Ⅱ.①王… ②徐… ③谢… Ⅲ.①获得性免疫缺陷综合征-预防(卫生)
Ⅳ.①R512.910.1

中国版本图书馆 CIP 数据核字(2022)第 239375 号

艾滋病防控"武汉行动"
Aizibing Fangkong "Wuhan Xingdong"

王夏 徐晓军 谢年华 著

策划编辑:曾 光
责任编辑:白 慧
封面设计:孢 子
责任监印:朱 玢
出版发行:华中科技大学出版社(中国·武汉)   电话:(027)81321913
　　　　　武汉市东湖新技术开发区华工科技园   邮编:430223
录　 排:武汉创易图文工作室
印　 刷:湖北恒泰印务有限公司
开　 本:787 mm×1092 mm　1/16
印　 张:14.25
字　 数:318 千字
版　 次:2023 年 6 月第 1 版第 1 次印刷
定　 价:88.00 元

编写人员

顾 问 魏善波　吴风波　周　旺
　　　　李　刚　何振宇　姚中兆

参 编 （按姓氏笔画排序）
　　　　万佳明　马红飞　王　夏　王红方　王梦媛
　　　　韦雨欣　石卫东　成君琦　刘　聪　刘普林
　　　　闫　晗　汤素素　许　骏　阮连国　孙　权
　　　　李婉溪　张玉洁　张思涵　罗　莉　胡　荣
　　　　胡雪姣　胡新宇　袁秋菊　徐晓军　谢年华

前　言

　　艾滋病是一种由人类免疫缺陷病毒（HIV）引起的严重传染病，对人类健康和社会发展构成了巨大威胁。根据世界卫生组织的数据，2021 年有 65 万人死于艾滋病相关疾病，150 万人感染艾滋病病毒。[①] 在中国，尽管艾滋病整体疫情持续处于低流行水平，但仍面临艾滋病防控的严峻挑战。根据国家卫生健康委员会的报告，截至 2019 年 10 月底，中国累计报告存活艾滋病感染者 95.8 万例。2019 年全国艾滋病发病人数约 7.1 万人，死亡人数近 2.1 万人，是报告死亡数居第一位的病种。[②] 作为中国中部地区的重要城市和交通枢纽，武汉市面临着较大的艾滋病防控压力。根据武汉市卫生健康委员会的数据，截至 2019 年 10 月底，武汉常住居民累计报告艾滋病感染者和病人 6659 例，其中现存活 5953 例。[③]

　　为了有效遏制艾滋病流行趋势，提高全民健康水平，保障人民群众的身体健康和生命安全，武汉市积极开展了一系列的艾滋病防控工作，并取得了丰硕成果。为了总结武汉以往的艾滋病防控经验，评估国家公共卫生体系应对各类已知和未知传染病的功能及成效，展望武汉未来"抗艾"等传染病防控工作，武汉市疾病预防控制中心相关专家联合华中师范大学社会学院专家团队，组建了艾滋病防控"武汉行动"研究课题组，开展了关于武汉市艾滋病防控的历史进程、经验模式、创新及展望的相关研究。

　　本书是基于对武汉市艾滋病防控工作的实地调查、数据分析、文献梳理和案例研究而编写的。艾滋病防控"武汉行动"研究课题组在武汉市疾病预防控制中心的指导和支持下，走访了武汉市各级卫生健康部门、医疗机构、社会组织、高校校医院、娱乐场所等多个艾滋病防控相关的场所和单位，采访了武汉市艾滋病防控工作的主要负责人、专业技术人员、志愿者、服务对象等多个角色和群体，收集了大量的第一手资料和信息。课题组还利用武汉市疾病预防控制中心提供的武汉市艾滋病监测数据、政策文件、工作报告等官方资料，以及国内外相关的学术文献、媒体报道、网络资源等公开资

---

　　① 世界卫生组织. 艾滋病毒［EB/OL］. （2022-07-27）. https://www. who. int/zh/news-room/fact-sheets/detail/hiv-aids. 最后访问时间：2023-03-28.

　　② 人民网. 抓住降低 HIV 感染的黄金 72 小时［EB/OL］. （2020-12-02）. http://health. people. com. cn/n1/2020/1202/c14739-31952474. html. 最后访问时间：2023-03-28.

　　③ 长江网. 武汉艾滋病整体疫情持续控制在低流行水平［EB/OL］. （2019-11-30 ）. http://news. cjn. cn/sywh/201911/t3499817. htm. 最后访问时间：2023-03-28.

料,对武汉市艾滋病防控工作进行了深入的分析和客观的评价。为了使武汉市艾滋病防控的实践图景得到更加鲜活的呈现,书中还选取了一些具有代表性和典型性的艾滋病防控案例,进行了详细的描述和解读,展示了武汉市在艾滋病防控方面的创新做法和成功经验,力求客观、全面、系统地反映武汉市在艾滋病防控方面的实践和探索,为读者提供一个真实、生动、立体的画面。

党的二十大报告中提出要完善社会治理体系,健全共建共治共享的社会治理制度,提升社会治理效能,畅通和规范群众诉求表达、利益协调、权益保障通道,建设人人有责、人人尽责、人人享有的社会治理共同体。很多学者认为只有将艾滋病防治纳入社会治理共同体的框架中,才能真正从根本上推动艾滋病防治工作向前迈进一大步。这是因为艾滋病问题实际上并不是一个简单的疾病流行问题,更多时候是一个具有一定特殊性和独特性的社会问题,其危害不仅指向个体生命,也危及社会和谐运行的机制与可持续发展的前景。面对新时代我国社会治理将面临的新困难、新挑战,关注和重视艾滋病问题同样具有重大的社会意义。正因如此,本书尝试以全景式的视角,通过对武汉市艾滋病防控持久历程和生动实践的回顾,总结形成具有武汉地方特色和智慧的防艾策略与模式,以期为国内外开展艾滋病预防和治疗工作提供具有借鉴意义的经验与启示,同时也为新时期防艾抗艾工作迈向"全民知晓、社会参与、综合防治"树立正面典范。从这个意义上讲,本书既是对武汉市艾滋病防控工作的一种记录和总结,也是对其他地区艾滋病防控工作的一种借鉴和参考。我们希望能够通过本书为促进我国艾滋病防控事业的发展,为实现2030年消除艾滋病流行的目标,为构建人类卫生健康共同体做出积极的贡献。

目　　录

导言 ……………………………………………………………………… （1）

一、研究背景 …………………………………………………………… （2）

二、研究方法与过程 …………………………………………………… （3）

（一）研究方法 ………………………………………………………… （3）

（二）研究"标本" ……………………………………………………… （5）

（三）研究过程 ………………………………………………………… （7）

三、研究思路及框架 …………………………………………………… （8）

第一章　江城之"艾"：武汉市艾滋病防控的历史与成就 ………… （11）

一、历史回眸：武汉市艾滋病疫情与防控进程 ……………………… （12）

（一）输入潜伏期（1980—1999 年） ………………………………… （12）

（二）扩散增长期（2000—2013 年） ………………………………… （17）

（三）稳定控制期（2014 年至今） …………………………………… （23）

二、深度解剖：武汉市艾滋病疫情的现状与特点 …………………… （28）

（一）武汉市艾滋病疫情的时间和空间分布 ………………………… （28）

（二）武汉市艾滋病病毒感染者和病人人口社会学特征 …………… （29）

（三）武汉市艾滋病疫情传播途径特征 ……………………………… （30）

三、成效显著：武汉市艾滋病疫情总体呈现低流行水平 …………… （31）

（一）年度报告病例数增幅趋缓 ……………………………………… （32）

（二）全人群感染率处于低流行水平 ………………………………… （32）

（三）抗病毒治疗稳步推进 …………………………………………… （32）

（四）血液和母婴传播得到有效控制 ………………………………… （33）

（五）检测范围持续扩大 ……………………………………………… （34）

（六）综合防治进一步完善 …………………………………………… （34）

第二章　防艾"新套路"：娱乐场所 100％ 推广使用安全套 ……… （37）

一、"方兴未艾"："性服务"产业的兴起与发展 ……………………… （38）

(一)世界"性"产业的发展及其干预措施探索 …………………………（38）

(二)中国"性"产业发展与艾滋病的传播 …………………………………（41）

二、商业性传播:"流莺"成为艾滋病疫情扩散的"桥梁群体" …………（43）

(一)身处高危"结构洞"中的暗娼人群 ……………………………………（43）

(二)合法性危机:陷入舆论旋涡的武汉黄陂 ……………………………（45）

(三)危机与转机——多方会谈与政府条例的颁发 …………………（49）

三、外展干预:娱乐场所试点推广使用安全套 …………………………（52）

(一)宣传与造势:前期准备与计划制定 …………………………………（52）

(二)多种预防干预措施并行 ………………………………………………（54）

(三)监测督导与"神秘顾客" ………………………………………………（55）

四、采纳"新套路":国家艾滋病防治的重要策略 ……………………（56）

(一)试点项目的巨大成效 …………………………………………………（56）

(二)经验与推广:从100%CUP到100%COVER ……………………（60）

(三)问题与挑战:新形势下的经验反思与项目维持 …………………（61）

第三章 阻艾"新路径":戒毒药物维持治疗 ……………………………（63）

一、毒品成为艾滋病传播新媒介 …………………………………………（64）

(一)相伴相随:毒品与艾滋病 ……………………………………………（64）

(二)中国的药物滥用与艾滋病传播:过往与当下 ……………………（66）

(三)武汉之殇:毒品治理与药物戒断 …………………………………（67）

二、戒毒药物维持治疗:从社区试点到全市推广 ……………………（68）

(一)抗艾新途径:戒毒药物维持治疗引入中国 ………………………（69）

(二)"橙色饮料"阻断艾滋蔓延:武汉市戒毒药物维持治疗门诊从试点到推广

……………………………………………………………………………（71）

(三)新探索:武汉市戒毒药物维持治疗的脱失问题与相关实践 ……（75）

三、"阻艾有方":经吸毒途径艾滋病感染率快速下降并维持低水平 …（78）

(一)戒毒药物维持治疗的项目评估 ……………………………………（78）

(二)戒毒药物维持治疗的社会溢出效应 ………………………………（82）

(三)如何发展:戒毒药物维持治疗的相关问题探讨 …………………（85）

第四章 抗艾"新力量":社会组织广泛参与 …………………………（89）

一、"断背情迷":"MSM"高危性行为加速了艾滋病病毒的传播 ……（90）

(一)危机显现:男同群体患病状况不容小觑 …………………………（90）

（二）找到"他们"：社会组织参与抗艾刻不容缓 …………………………（91）

二、抗艾"新力量"：社会组织参与艾防工作 …………………………………（94）

（一）中盖艾滋病项目实践模式的探索 …………………………………（94）

（二）全球基金艾滋病防治项目中社会组织广泛参与艾防工作 …………（99）

（三）政府购买社会组织服务运作模式的不断完善 ……………………（100）

三、注入"新活力"：社会组织参与艾防工作卓有成效 ……………………（106）

（一）初步探索：社会组织参与中盖项目初显成效（2008—2013 年）……（107）

（二）持续发力：全球基金艾滋病防治项目助力社会组织参与艾防

工作（2010—2013 年）……………………………………………（111）

（三）逐步完善：政府购买社会组织服务成效显著（2014 年至今）………（113）

第五章　抗艾"新疗法"：医防结合模式探索 ………………………………（117）

一、探索与反思：从低效困境到系统升级 …………………………………（118）

（一）从零探索：以疾病诊疗为中心的模式 …………………………（119）

（二）系统升级：以服务对象为中心的"2.0 模式" …………………（120）

二、医防结合：双管齐下打出艾滋病防控组合拳 …………………………（123）

（一）以"医"治艾：抗病毒治疗与个案管理模式的探索 ………………（123）

（二）以"防"控艾：非职业暴露后预防用药与男同人群的治艾探索 …（128）

三、医防结合新模式：艾滋病综合防治的多面化与高效化 ………………（131）

（一）医防结合模式下艾滋病防治成效显著 …………………………（132）

（二）经验与推广：坚持完善医防结合模式与全生命周期"一站式"服务

…………………………………………………………………………（133）

（三）展望与反思：从治疗 2.0 迈向治疗 3.0 …………………………（135）

第六章　关艾"总动员"：志愿服务与宣传教育双管齐下 …………………（137）

一、"互联网＋HIV"：隐秘而庞大的艾滋病易感人群 ……………………（138）

（一）网络时代大众的社交特征 ………………………………………（138）

（二）网络时代商业性行为人群的社会互动特征 ……………………（140）

二、"性"成温床：网络时代艾滋病传播的主要途径 ………………………（143）

（一）互联网改变了传统暗娼人群的社会网络结构 …………………（143）

（二）互联网时代男同人群成为艾滋病感染者的"主力军" …………（144）

（三）狼狈为奸的"毒"与性 ……………………………………………（147）

三、抗击武器——宣传教育从"薄弱"到"基本完备" ………………………（148）

（一）摸索中前行——宣传教育的早年轶事 …………………………（149）

（二）宣传教育的新时代征程 ……………………………………（151）

四、亮点示范——宣教成果溢满武汉 ………………………………（156）

（一）武汉市艾滋病综合防治示范区宣教工作成效显著 ……………（156）

（二）提高了社会大众的艾滋病防范意识，扩大了防艾宣传的可及性 ……（162）

（三）宣传展望——防艾之路的新方向新实践 ……………………（164）

第七章 "武汉行动"：艾滋病防控的经验与创新 ………………（167）

一、武汉市艾滋病防控的政策体系框架 ……………………………（168）

（一）总体理念 ……………………………………………………（169）

（二）重大工程 ……………………………………………………（169）

（三）具体措施 ……………………………………………………（173）

（四）保障体系 ……………………………………………………（174）

二、武汉市艾滋病防控的地方经验 …………………………………（176）

（一）保障制度环境，从利益博弈到集体协同（政府） ……………（176）

（二）建构社会基础，从舆论风口到公众认同（社会） ……………（178）

（三）嵌入亚文化群，从"他们"到"我们"（目标人群） ……………（180）

（四）严守检测预防，从"亡羊补牢"到"未雨绸缪"（指导理念）…（182）

三、武汉市艾滋病防控的特色与创新 ………………………………（184）

（一）理念创新：树立了敢为人先、敢于突破的防艾理念，走一条兼具
国家意志与武汉特色的防艾道路 ………………………………（184）

（二）模式创新：娱乐场所100％安全套使用试点项目已成为国家艾滋病
防治的重要策略之一 ……………………………………………（186）

（三）机制创新：贯彻实行"上下互通，左右互达"的项目实施运作策略
……………………………………………………………………（188）

（四）政策创新：出台了首例地方性防治条例《武汉市艾滋病性病防治
管理条例》 ………………………………………………………（190）

（五）形式创新：尝试运用"互联网＋"防艾的方式进行宣教检测动员 …（193）

第八章 挑战与展望：社会治理新格局下的武汉艾滋病防控走向 ……（197）

一、新形势下艾滋病防控工作的挑战 ………………………………（198）

（一）艾滋病感染者发现难度高 ……………………………………（198）

（二）艾滋病大流行的社会风险因素依然存在 ……………………（200）

（三）低流行地区政府部门对艾防工作的重视程度有待加强 …………（202）

（四）社交新媒体广泛使用增加了综合干预的难度 ……………………（204）

二、社会治理新格局下的艾滋病防治工作走向：多元共治与协同治理………（205）

（一）大力坚持政府在艾防工作中的主导作用 …………………………（205）

（二）持续提升社会大众对艾滋病防治活动的参与度 …………………（206）

（三）积极转变艾滋病感染者自身的观念与认知 ………………………（206）

（四）正确发挥大众媒体的引导作用 ……………………………………（207）

（五）着力形成社会力量协同治理新局面 ………………………………（208）

附录 …………………………………………………………………………（210）

导 言

2020 年"世界艾滋病日"前夕,联合国秘书长安东尼奥·古特雷斯提醒全球各国不仅要关注 COVID-19 的全球大流行,还要关注另一种全球大流行病——艾滋病。2020 年 12 月 1 日,联合国艾滋病规划署(UNAIDS)发布的《Global HIV & AIDS statistics——2020 fact sheet》中指出:自艾滋病大流行以来,全球已有约 3270 万人(预估在 2480 万至 4220 万人之间)死于艾滋病关联疾病。其中,2019 年全球存活艾滋病病毒感染者和病人约 3800 万人,新发感染约 170 万人(预估在 120 万至 220 万人之间),约 69 万人(预估在 50 万至 97 万人之间)死于艾滋病关联疾病。[①] 因艾滋病没有疫苗也无法根治,具有独特的病理特征和"身份污名"隐喻,已成为威胁人类生存的"世纪杀手",其对人类社会撼动之深、影响之大远非其他疾病可比,人类从未停止过与艾滋的"抗争"。因此,艾滋病(AIDS)与健康(health)、食物(food)、性别平等(gender equality)等被联合国共同列为重要全球议题。[②]

一、研究背景

自 1981 年在美国发现全球第一例获得性免疫缺陷综合征(acquired immune deficiency syndrome,简称 AIDS,中文名为艾滋病)之后,人类免疫缺陷病毒(human immunodeficiency virus,简称 HIV)便对全人类发出了"死亡通缉令"。此后全球多个国家、地区先后报告了艾滋病病毒感染者/病人(HIV/AIDS)。艾滋病在全球开始蔓延,人类被迫开始了与 HIV 的鏖战。1985 年 6 月 4 日,北京协和医院急诊科接治了一名阿根廷籍旅游者,患者两周后的尸检结果证实其确实患有艾滋病。至此,中国报告了第一例艾滋病输入性病例。[③] 1988 年 9 月,武汉市一名坦桑尼亚留学生在入学体检中被确诊为 I 型 HIV 感染者[④],该留学生为湖北省及武汉市首例确诊的 HIV 感染者。

"艾滋病魔"潜入国门后,这一世纪传染病的蔓延给中国带来了严峻挑战。党中央、国务院对此高度重视并采取果断措施。一方面,国家强化技术监测力量,严守国门,加大出入境口岸检疫力度,相继出台了严防艾滋病境外输入的政策法规。另一方面,国务院及相关部委、各级地方政府及有关部门先后出台了有关艾滋病预防及治疗的一系列指导性法规及政策并不断增加经费投入,建立起政府主导、相关部门协作、社会公众齐参与的艾滋病防控治理新格局。此外,国家及地方均与世界卫生组织(WHO)、联合国艾滋病规划署(UNAIDS)等国际组织和基金会多次开展深度合作,借鉴并落实了国际前沿的艾滋病防治经验。

① 联合国艾滋病规划署. Global HIV & AIDS statistics——2020 fact sheet[A/OL]. (2020-12-1). https://www.unaids.org/en/resources/fact-sheet. 最后访问时间:2021-01-10.

② 联合国. 日常议题[A/OL]. https://www.un.org/en/sections/issues-depth/aids/index.html. 最后访问时间:2021-01-10.

③ 张文康. 中国抗"艾"之路:亲历者说(一)[M]. 北京:人民卫生出版社,2015:2-5.

④ 齐小秋. 中国抗"艾"之路:亲历者说(二)[M]. 北京:人民卫生出版社,2018:376-378.

　　艾滋病病毒仍在肆虐之际,又一种全球大流行疾病——新型冠状病毒肺炎(coronavirus disease 2019,COVID-19)疫情暴发且仍在持续发酵,给全球公共卫生体系带来了巨大挑战与风险(2022年12月26日,卫健委发布公告,将新型冠状病毒肺炎更名为新型冠状病毒感染)。截至2021年2月,全球新冠肺炎确诊患者已超1.1亿例,新冠病毒(SARS-CoV-2)传播速度和确诊病例总数远超艾滋病。而在疫情发展初期,武汉市一度成为全球持续关注的"风暴眼"。为把病毒关闭在城内,把生的可能留给全世界[1],武汉市果断采取了"封城"等抗疫举措。钟南山院士含泪称:"武汉本来就是一个很英雄的城市。"[2]新冠肺炎疫情在武汉蔓延之际,全国各医院的医务人员和各级疾病预防控制中心的流行病调查队为保一方百姓平安而星夜奔赴,昼夜不眠,用血肉之躯和精诚之志为武汉人民筑起了抗击疫情的坚固防线,他们都是抗疫战斗中可歌可泣的"逆行"英雄。这些抗疫英雄不仅在新冠肺炎战役中坚守阵地,在既往的非典、艾滋病等传染性疾病的防控战役中也具有敢为天下先的精神,敢于创新且勇于探索。为了总结武汉艾滋病防控经验,反思国家公共卫生体系应对各类已知和未知传染病的功能及成效,展望武汉未来"抗艾"等传染病防控工作,课题组与武汉市疾病预防控制中心联合开展了关于武汉市艾滋病防控的历史进程、经验模式、创新及展望的研究,我们把它称为艾滋病防控"武汉行动"。

二、研究方法与过程

(一)研究方法

　　"武汉行动"课题组充分结合社会科学研究中量与质的研究方法,深入"武汉三十余年的艾滋病防控工作"这一社会经验事实,获取了丰富翔实的初始研究资料,并通过历史、医学、公共卫生及社会学等多元学科视角逐步形成实践认识和理论框架。在研究过程中,一方面,课题组对艾滋病这一"污名化"疾病采取了开放、包容、弹性的态度,开展质性研究,对武汉艾滋病防控工作运作的日常场景、历史进程、现状和机制进行了细致的田野调查,促进了研究理论价值的深入挖掘;另一方面,课题组突破"质"的研究囿于个案而难以推广的局限,从"量"的角度提取"武汉样本"与国内外其他同类型城市类比而来的共性及特色,也注重研究内容之间环环相扣的关系,以提升研究的推广应用价值。在研究过程中,课题组与武汉市疾病预防控制中心(以下简称"市疾控中心")通力合作,市疾控中心不仅为课题组提供了查阅文献资料的机会,还多次积极协助课题组联络访谈

---

　　① 知乎网.为什么在新冠肺炎发生后说武汉是一座英雄的城市[EB/OL].(2020-02-20). https://www.zhihu.com/question/371128927.最后访问时间:2021-02-21.

　　② 观察者网.钟南山含泪谈疫情[EB/OL].(2020-01-28). https://www.guancha.cn/politics/2020_01_28_533522.shtml.最后访问时间:2021-02-22.

对象并提供适合研究的访谈场所,竭尽所能地为项目顺利开展提供便利。

在研究过程中,课题组主要通过文献搜集和实地访谈等方式来收集资料,在分析资料的过程中又使用了类属分析技术、情境分析技术和定量数据统计技术,详情如下。

1. 文献搜集

文献调查法是本次调查研究的主要方法,课题组深入市疾控中心,认真阅读并搜集 1987 年以来的国家、省、市文件、简报、工作汇报、工作总结等各项原始档案及记录,得到了丰富且真实有效的一手可公开资料,为撰写本书打下了坚实的基础。

2. 实地访谈

课题组与市疾控中心通力合作,多次以个别访谈和座谈会的方式访谈了医疗及疾控部门在职、退休工作人员,以及协同单位工作人员、社会组织及大学生志愿者、艾滋病患者等武汉市艾滋病防控历程的亲历者共计 10 人。访谈人员详细信息如表 0-1 所示。

表 0-1 "武汉行动"访谈者名单

序号	访谈时间	访谈地点	姓名	职务	代码
1	2020-12-23	市疾控中心	姚中兆	市疾控中心艾防所原所长	201223YZZ
2	2020-12-23	市疾控中心	许 骏	武汉中盖艾滋病项目及全球基金项目负责人	201223XJ
3	2020-12-23	市疾控中心	刘普林	武汉市美沙酮项目及艾滋病干预检测原负责人	201223LPL
4	2020-12-25	市疾控中心	周 旺	市疾控中心原主任	201225ZW
5	2020-12-25	市疾控中心	王红方	湖北省安全套项目管理办公室主任	201225WHF
6	2020-12-25	市疾控中心	石卫东	武汉市安全套项目管理办公室主任,暗娼人群干预检测负责人	201225SWD
7	2020-12-28	市疾控中心	王 夏	市疾控中心艾防所所长	201228WX
8	2020-12-28	市疾控中心	谢年华	市疾控中心艾防所副所长	201228XNH
9	2021-01-03	市疾控中心	王 夏	市疾控中心艾防所所长	210103WX
10	2021-01-05	武汉市市民之家	魏善波	武汉市卫生健康委员会原副主任	210105WSB
11	2021-01-05	武汉市市民之家	王 夏	市疾控中心艾防所所长	210105WX
12	2021-01-05	武汉市市民之家	谢年华	市疾控中心艾防所副所长	210105XNH
13	2021-03-12	武汉市金银潭医院	阮连国	武汉市金银潭医院艾滋病科副主任医师	210312RLG

3. 资料分析方法

在资料分析过程中,课题组采用了以下分析方法:一是类属分析法,通过充分的比较,控制变量,深度挖掘武汉艾滋病防控各影响因素的独立及交互影响,进一步掌握武汉艾滋病防控的结构性特征;二是情境分析法,通过对武汉艾滋病防控进程与机制的深度分析,掌握在真实情境下武汉艾滋病防控的行动逻辑;三是定量数据统计分析方法,精确掌握武汉艾滋病防控的现状及各种因素及其权重,以期为武汉下一阶段艾滋病防控战略的制定提供指导性依据。

(二)研究"标本"

武汉简称"汉",地处长江中下游平原,江汉平原东部,江河纵横、湖港交织,在古代便有"江城五月落梅花"[①]的描述,而"江城"这一别称也被沿用至今。武汉市地域广阔,总面积达 8569.15 平方千米。全市人口基数大、结构复杂,2019 年武汉市常住人口达 1121.20 万人。[②] 武汉因优越的地理位置和通达全国及全球的陆、水、空交通条件而享有"九省通衢"和"东方芝加哥"的美誉。武汉不仅是湖北省省会,还是副省级城市及华中区域中心城市。武汉不仅经济繁荣、环境宜居,而且辖区居民生活富足,2019 年底武汉人均生产总值达 145 545 元。[③] 此外,武汉还是中国乃至全球的科研及高等教育重地,国内外学术及文化交流频繁,武汉拥有在校大学生人数位列全球第一。[④] 2016 年 3 月中共中央政治局发布的《长江经济带发展规划纲要》明确了武汉市在全国的重要战略地位。与此同时,武汉市在国际上亦有较高的地位和较大的影响力,在全球化与世界城市研究网络(Globalization and World Cities Study Group and Network,简称GaWC)[⑤]2020 年发布的《世界城市名册》中,武汉与爱丁堡、圣彼得堡、堪培拉等国际知名城市在全球参评城市排序中同步位列第二梯队(Beta)[⑥],2015 年,武汉市还被评为全球最具活力城市(第 8 位)。据此,2020 年武汉市委市政府提出加快打造"五个中心",即全国经济中心、国家科技创新中心、国家商贸物流中心、区域金融中心和国际交

---

① 出自李白《与史郎中钦听黄鹤楼上吹笛》中的"黄鹤楼中吹玉笛,江城五月落梅花"。

② 武汉市统计局.武汉统计年鉴[M].北京:中国统计出版社,2020.

③ 360 百科.武汉市简介[EB/OL].https://baike.so.com/doc/498920-528228.html#498920-528228-4.最后访问时间:2021-02-24.

④ 荆楚地理.武汉高校人数全球第一[EB/OL].(2014-06-26).http://news.cnhubei.com/ctjb/ctjbsgk/ctjb21/201406/t2966038.shtml.最后访问时间:2021-02-23.

⑤ GaWC官网.GaWC是全球城市体系研究领域的权威机构,每年会根据人口、经济、文化、进出口贸易、金融、交通系统(尤其是机场和港口)、通信系统、体育社群及举办国际体育赛事的经验、传播力及影响力等多维度对城市综合实力进行考核[EB/OL].https://www.lboro.ac.uk/gawc/group.html.最后访问时间:2021-02-23.

⑥ 国民地理.2020 年《GaWC世界城市名册》[EB/OL].(2020-08-25).https://baijiahao.baidu.com/s?id=1675868942131329141.最后访问时间:2021-02-24.

往中心的战略发展目标。①

武汉市独特而优越的地理、气候、经济、文化、交通、教育等资源禀赋在促进城市发展中固然发挥了推动性作用,但也为艾滋病等全球性流行病的传播埋下了风险与隐患。《人类大瘟疫:一个世纪以来的全球性流行病》中在描述流行病的传播与发生模式时指出,非洲刚果河上蒸汽船的航行、殖民时期修建的公路和铁路、野味买卖和卖淫嫖娼行为加速了艾滋病最初的传播。同样,西非的人们遵守传统丧葬仪式和对科学的不信任将埃博拉演变为一场导致全球卫生危机的流行病。② 因此,环境、社会和文化等因素在传染病的发生和传播中起到了关键作用。③ 在回顾武汉艾滋病防控历程时,我们发现武汉艾滋病疫情的传播亦受到上述关键因素的影响。其一,频繁的对外经济贸易往来和文化交流启动了艾滋病本土传播的引擎。武汉市首例国外输入性艾滋病病例(1988年)便是湖北医学院(现武汉大学医学部)的一名坦桑尼亚留学生。武汉市第一个本土艾滋病患者(1994年)是硚口区一名赴新加坡打工的船员。自此,艾滋病在武汉埋下了种子。其二,"九省通衢"的地理区位使得武汉一度成为中国主要的传统毒品集散地④,"五月落梅"的江城角落有"罂粟花"暗自开放。传统毒品的流通过程中,本土"以贩养吸"的吸毒者较多,导致吸毒人群基数较大。那么,此过程中的针具共用和"以性养吸"成了以传统毒品为载体的艾滋病传播新路径。其三,在社会改革过程中存在两性就业不平等问题,部分低学历、低技能、低社会支持的女性可能因缺乏就业机会而转投性产业,成为"流莺"。1997年,武汉市一名性工作者在劳教过程中被湖北省艾滋病监测中心确认为艾滋病感染者,这是武汉发现的首例感染艾滋病的性工作者。"多维度"性关系提高了性工作者感染艾滋病的概率,也增加了艾滋病通过嫖客感染普通人群,形成"二代传播"的可能性。其四,武汉高等教育发达,在校大学生总量位列全世界首位(2019年达115.62万人)。⑤ 学生处于思想和性的双重活跃阶段,该群体中还流行网络社交及"耽美"亚文化且防范意识较薄弱,在校大学生也成为艾滋病感染的风险群体。近年来武汉艾滋病呈现"两头翘"态势,艾滋病在15~24岁的青年学生中报告病例数逐年增加。

根据以上分析,"武汉行动"项目将武汉艾滋病防控经验作为研究对象具有独特的"标本"价值和宝贵的借鉴意义。第一,通过对武汉艾滋病防控历史进程的回顾,可把三十余年行之有效的经验和模式进行梳理及总结,厘清未来的艾滋病防控战略,打造

---

① 长江网.加快打造全国经济中心,推动"大武汉"向"强武汉"迈进[EB/OL].(2020-12-21). https://cbgc. scol. com. cn/news/547237.最后访问时间:2021-02-23.

② (英)马克·霍尼斯鲍姆.人类大瘟疫:一个世纪以来的全球性流行病[M].谷晓阳,李瞳,译.北京:中信出版集团,2020:22.

③ (英)马克·霍尼斯鲍姆.人类大瘟疫:一个世纪以来的全球性流行病[M].谷晓阳,李瞳,译.北京:中信出版集团,2020:21.

④ 来自201225ZW访谈内容。

⑤ 武汉市统计局,国家统计局武汉调查队.武汉统计年鉴2020[M].北京:中国统计出版社,2020.

独具武汉特色的"抗艾之路"。第二,武汉是当之无愧的全球艾滋病实验和研究中心[①],"武汉行动"模式可对全国、全球与武汉具有同质地理环境、区位特征、人口结构、社会背景和文化属性城市的艾滋病防控产生正面示范效应。第三,武汉在艾滋病防控中建立的"医疗＋社会"流行病公共卫生体系架构可对全人类应对已知和未知的流行疾病提供极具借鉴意义的参考。

(三)研究过程

1.项目工作进度安排

"武汉行动"自2020年11月立项以来,研究工作有序开展。2020年11月至12月中旬,课题组收集了前期研究文献并多次开会研讨,确定具体研究思路、研究计划及访谈提纲。12月下旬,课题组与市疾控中心多次沟通访谈安排,根据疫情防控需求安排两次集中访谈。第一次访谈工作于2020年12月下旬至2021年1月初开展(第一批访谈对象主要是参与艾滋病防控工作的在职及退休工作人员)。与此同时,课题组与市疾控中心多次沟通书稿大纲。2021年1月上旬,课题组完成组内写作分工及市疾控中心文档查阅对接工作,充分收集可公开的档案资料。2021年1月中旬,课题组开始启动经验材料梳理及各章节大纲撰写工作。2021年1月下旬至2月底完成了本书初稿撰写工作。2021年3月完成了对协同单位工作人员、社会组织及大学生志愿者、艾滋病患者等的第二次访谈工作,并将访谈内容充实至本书初稿。2021年4至5月完成了书稿修订工作并与市疾控中心商议定稿及出版事宜。项目研究工作的进度如表0-2所示。

表0-2 "武汉行动"项目工作进度

工作安排	时间
1.项目立项	2020年11月
2.前期学术文献整理	2020年11月至12月上旬
3.会议讨论研究思路	2020年11月至12月中旬
4.第一次访谈	2020年12月下旬至2021年1月上旬
5.书稿大纲制定及讨论	2020年12月下旬至2021年1月上旬
6.组内分工及文档查阅	2021年1月上旬
7.经验材料梳理及章节大纲撰写	2021年1月中旬
8.本书初稿撰写	2021年1月下旬至2月底
9.第二次访谈	2021年3月
10.本书定稿及出版事宜商定	2021年4月至5月

---

① 武汉市卫生和计划生育委员会.武汉艾滋病防控举措获得世界艾滋病大会的肯定.[A/OL].(2014-08-05).https://www.doc88.com/p-6945532807951.html.最后访问时间:2021-02-23.

2. 项目研究质量保障

为科学把控项目研究质量和进度,课题组采取横向任务分解和纵向人员分工的方式保证项目有序开展,详情见图0-1。课题组根据时间维度将全组工作任务细分为十大项(详情见表0-2),每一大项根据实际情况进一步细分并用甘特图工具落实监督到位。在纵向人员分工方面,课题组的人员工作安排本着"人尽其才"和"人人有事做,事事有人做"的原则,采用"教授→博士生→研究生"的梯队督导结构和"日汇报+周汇报"的Y式沟通模式保障项目进度、质量及效率。

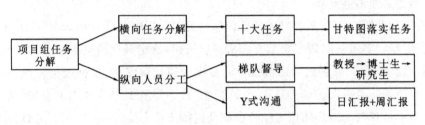

图0-1 "武汉行动"研究进度管理策略

三、研究思路及框架

本书力图从第三方的角度展示武汉市自1988年出现首例艾滋病输入性病例,到2000年艾滋病防控工作的一路筚路蓝缕,再到十八大以来防治工作全面铺开的壮阔征程。在尊重历史与客观现实的前提下,本书意图通过回顾武汉艾滋病防控的整体历程,梳理各项防治举措与创新探索,总结提炼武汉艾滋病防控的特点、经验与模式,客观评价武汉艾滋病防控工作的贡献与价值,以期为中国乃至全球艾滋病防治工作提供既具普遍性又具地方性的武汉实践经验。根据本书的定位和前期的摸底调查,课题组设计了书稿大纲。本书整体框架一共涵盖四大板块:一是武汉艾滋病疫情演变的特点与防治效果(第一章);二是以娱乐场所100%推广使用安全套试点、戒毒药物维持治疗、社会组织广泛参与、医防结合模式探索、志愿服务和宣传教育双管齐下为代表的示范区建设等武汉艾滋病防控五大亮点行动(第二至六章);三是对武汉艾滋病防控行动的总结与提升(第七章);四是新形势下武汉艾滋病防控工作的挑战与展望(第八章)。全书思路框架结构见图0-2。与此同时,本书中所有论述都是在尊重医学和社会历史规律基础上的客观表达,书稿在撰写过程中将严格遵循数据信息保密原则与学术伦理要求。书稿中涉及和采用的数据均使用可公开数据,除注释说明出处的之外,书中所有数据、资料均来源于武汉市疾病预防控制中心。

艾滋病防控工作是一场事关全人类生命健康的无声战役,是对医学与社会的巨大挑战,更是社会稳定与社会治理面临的重大考验。虽然从某种程度上说,生命科学技术和医疗技术的进步使人类从生态学、免疫学层面对艾滋病有了更为充分的认识,对其病理学和流行病学有了更为科学的解释,但如何彻底预防和治愈艾滋病依然是一个

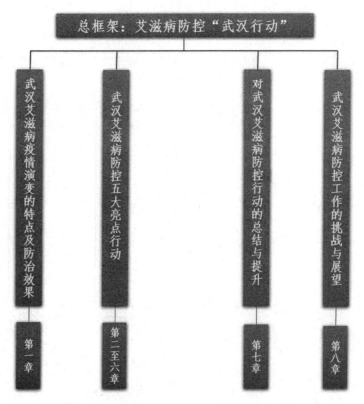

图 0-2 艾滋病防控"武汉行动"研究总体框架

悬而未决的科学难题,一代又一代的科学工作者正前仆后继地攀登这座"珠穆朗玛"。

武汉市自发现第一例病例以来,在抗击艾滋病方面经历了三十余年的艰难与曲折。虽然武汉艾滋病防控已经取得了瞩目的成就,全市艾滋病疫情控制在"低流行"水平,但是艾滋病和新冠肺炎等"世纪瘟疫"的不定期暴发,是肉眼难寻的病毒对人类自大傲慢的无声嘲弄。艾滋病防控工作是一场被动应对的无声战役,没有骄矜的胜利,只有步履维艰的应战。武汉市几代艾滋病防治工作者呕心沥血、筚路蓝缕,在与艾滋病赛跑的过程中,从医疗与社会结合的"大医疗"角度极力遏制了病毒肆意蔓延的速度和广度,值得全世界尊重,武汉市是当之无愧的艾滋病实验和研究中心。①

① 武汉市卫生和计划生育委员会.武汉艾滋病防控举措获得世界艾滋病大会的肯定[A/OL].(2014-8-05).https://www.doc88.com/p-6945532807951.html.最后访问时间:2021-02-23.

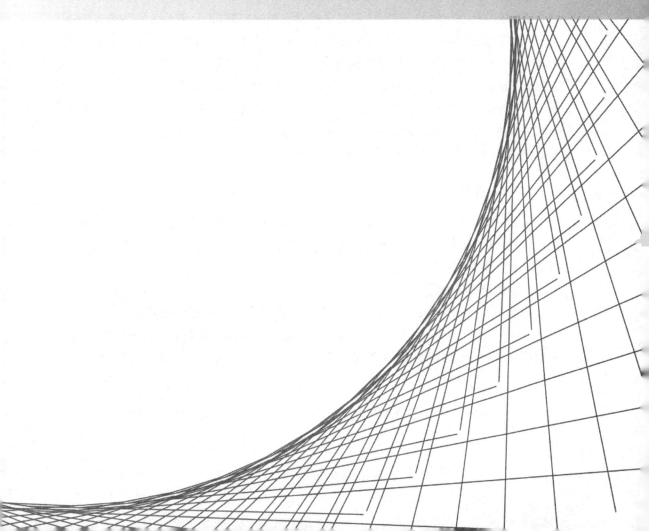

第一章　江城之"艾"：武汉市艾滋病防控的历史与成就

武汉市自 1988 年报告第一例境外输入的艾滋病病例以来,经历了输入潜伏期、扩散增长期以及稳定控制期等三个不同的时期,目前,武汉市艾滋病疫情总体呈现低流行水平。面对复杂严峻的疫情防控形势,武汉市开展了一系列的防艾行动:一是强化政府组织领导、部门各负其责、全社会共同参与的联防联控工作机制;二是多措并举,攻坚克难,多项目共同开展,紧紧围绕监测、检测、干预和抗病毒治疗等防控关键措施;三是深入推进易感染艾滋病人群防艾宣传教育,积极推进全国艾滋病综合防治示范区建设,逐步实施遏制艾滋病传播"六大工程"。目前,武汉市各项防治措施均得到有效落实,艾滋病防控工作取得了显著成效,整体艾滋病疫情持续处于低流行水平,实现每年新报告病例数增幅趋缓、母婴和血液传播得到有效控制、检测人群和数量逐步扩大、抗病毒治疗覆盖率稳步提高、社会力量参与更加广泛和深入等。武汉市在卓有成效地开展各项艾滋病防治工作的同时,也建立了具有武汉特色的艾滋病综合防治工作模式,其在艾滋病防控中所做出的努力和取得的成效也得到了国家乃至联合国艾滋病规划属(UNAIDS)的高度肯定。

一、历史回眸:武汉市艾滋病疫情与防控进程

自 1988 年武汉市出现第一例境外输入性病例到 2000 年,武汉市艾滋病疫情一直处于潜伏散发状态。2000 至 2013 年艾滋病疫情开始扩散,每年新报告的艾滋病感染人数不断增多,并逐渐在一般人群中发现艾滋病病毒感染者,全市艾滋病疫情步入扩散增长期。在严峻的艾滋病疫情形势下,武汉市卫生部门加紧疫情防控,不仅出台了多部与艾滋病防控相关的政府文件,还加大了对各类艾滋病易感染人群的监测和检测力度。与此同时,武汉市构建了"医疗+社会"的艾滋病防控体系,竭尽全力遏制艾滋病在本市的蔓延和扩散。2014 年至今,武汉市艾滋病防控的各项措施取得了显著成效,全市每年新报告艾滋病病例数增幅趋缓,整体疫情持续控制在低流行水平。

(一)输入潜伏期(1980—1999 年)

艾滋病疫情在武汉市的出现是从几个零星病例开始的,分别是 1988 年境外输入病例、1994 年本土首例感染病例、1997 年首例性传播病例、1999 年吸毒人群感染病例及单采血浆感染病例。

1. 零星病例的出现

20 世纪 50 年代,艾滋病病毒由黑猩猩传播给人类。蒸汽船在刚果河上航行以及殖民地时期公路、铁路的修建都促使艾滋病病毒从发源地非洲向世界各地传播。① 在中国改革开放大潮的影响下,武汉旅游业、对外学术交流、劳务输出等日益频繁,全市

---

① (英)马克·霍尼斯鲍姆. 人类大瘟疫:一个世纪以来的全球性流行病[M]. 谷晓阳,李瞳,译. 北京:中信出版集团,2020.

经济发展和城市建设发生了日新月异的变化。1984年,湖北省初步提出了"旅游产业"的概念,全国及全世界来汉旅游人数增多。同时,武汉作为华中地区对外贸易和高等教育重镇,留学生和海外务工归国人员人数较多,这也为艾滋病在武汉市的逐步扩散埋下了隐患。

(1)惊现国外输入病例

从20世纪50年代非洲出现艾滋病到20世纪末,全球有1400万人死于艾滋病,超过3300万人带病生存,艾滋病已成为全球大流行病。艾滋病在全球流行,武汉市也未能幸免,在1988年出现了第一例境外输入性艾滋病病例,具体详情如下。

1988年9月,一名27岁的坦桑尼亚来汉留学生在入校体检时被医生发现其颈部有淋巴结肿大等症状,疑似感染艾滋病。但当时武汉市卫生防疫站(现武汉市疾病预防控制中心)和湖北省卫生防疫站(现湖北省疾病预防控制中心)并没有实施HIV抗体检测的经验,只有湖北医学院病毒研究所姚学军副研究员的团队做过HIV抗体检测研究。因此,湖北省卫生厅和教委当即决定由湖北医学院病毒研究所姚学军副研究员牵头对该生进行HIV抗体检测。当年10月5日、10月19日,姚学军先后两次对该留学生的血液样本进行HIV抗体检测,结果均显示阳性。该留学生从而被认定为HIV疑似感染者。10月22日,姚学军受委派将该生的血清标本送至北京,经中国预防医学科学院艾滋病研究及检测中心复核,该留学生被确诊为Ⅰ型HIV感染者。湖北省公安厅、省教委、武汉市卫生防疫站、市公安局等有关单位依法迅速做出反应,按照法定程序于同年11月7日安排该生出境回国。[①]

1988年武汉市首例艾滋病病例的出现标志着艾滋病已经在武汉市浮现并不排除有本地传播的可能。武汉市卫生防疫站及相关部门也开始将艾滋病作为新发传染病对待,逐步重视艾滋病的宣传与监测工作。

(2)本土出现首例HIV感染病例

20世纪80年代末90年代初,在全国报告的艾滋病感染病例中,国外回国人员占有相当大的比例。武汉市对外交流日益频繁,进出境人员逐年增多,难免会出现从国外回国的本土居民感染艾滋病的病例。1994年武汉市硚口区报告了首例从国外回国的本土居民感染艾滋病的病例。

1994年9月,广州白云机场在对一名从新加坡回国的武汉市硚口区劳务人员进行HIV抗体检测时发现其HIV抗体呈阳性。当时武汉市对如何开展艾滋病防治知之甚少,但卫生局依然迅速组织硚口区有关人员对首例感染者进行跟踪监测并且要求该感染者每隔半年到武汉市卫生防疫站报到。同时武汉市卫生防疫站严格保护该患者隐私,只说其患有乙肝,避免引起市民恐慌。由于并没有政策规定要限制感染者的日常

---

① 齐小秋.中国抗"艾"之路:亲历者说(二)[M].北京:人民卫生出版社,2018:376-377.

行为,该感染者做过出租车司机,也做过长途车司机,后来出车时遭遇车祸去世。

(3)性传播初现端倪

性传播是艾滋病三大传播途径之一,是当前艾滋病传播的主要形式。性传播导致的艾滋病感染涉及范围广、影响因素复杂多样、防治形势严峻、防治任务艰巨。

1997年8月,一名在武汉市公安局妇教所被处以一年劳动教养的性工作者(37岁)的HIV抗体筛查结果为阳性,后经湖北省艾滋病监测中心确认为艾滋病感染者。该感染者无献血(浆)史及吸毒史,也未接受过输血或其他血液制品。与该感染者发生过性交易的本地可追踪居民的血清HIV抗体均呈阴性,但不排除未追踪性伴侣(包括嫖客)中可能存在艾滋病感染的情况。

1997年首次发现的武汉市性工作者艾滋病感染病例表明,艾滋病可能已悄然通过性传播的方式在性工作者和嫖客中传播,并通过嫖客间接威胁到普通人群。此时,艾滋病在武汉市的传播已由境外输入型逐步转为境内感染型。与此同时,武汉市艾滋病的感染可能已在某些高危人群中扩散和蔓延。

(4)吸毒群体始现HIV感染

目前一般把毒品分为传统毒品和新型毒品两类。传统毒品如海洛因、吗啡、可卡因、鸦片、大麻等,主要是罂粟等阿片原植物经加工制造的半合成类毒品,以注射方式和个体吸食为主;而新型毒品主要是指人工化学合成的致幻剂、兴奋剂等精神活性物质,又称"俱乐部毒品",主要有冰毒、摇头丸、K粉、麻古、开心水等。[1] 根据国内外大量调查,传统毒品吸食者在初始吸毒时一般以烫吸方式为主,由于吸毒剂量的逐步增加或者经济原因,吸毒人员逐渐不满足于这类吸毒方式,开始使用针具进行毒品注射,而共用针具使得艾滋病病毒在吸毒者之间通过血液传播。因此,注射吸毒时的共用针具问题是引发艾滋病感染与传播的罪魁祸首。除此之外,由吸毒衍生出的以性养吸的性传播、母婴传播等传染途径,使得艾滋病病毒进一步扩散。

1998年,武汉市卫生防疫站在对吸毒人群的监测中发现了该人群中存在艾滋病感染者。据不完全统计,1998年湖北省在册吸毒人员有2万余人,其中武汉市吸毒人群中出现了3例艾滋病感染者。这表明HIV已在吸毒人群中存在和传播,武汉市艾滋病流行形势已变得严峻起来。

2. 防"艾"应对措施

艾滋病是一种由人类免疫缺陷病毒感染引起的危害性极大的传染病,会引发严重的机会性感染和(或)肿瘤,最终导致全身各系统器官发生功能障碍或衰竭。艾滋病严重威胁人民生命和健康,给社会和家庭带来了严重的不良影响。目前,没有药物能够

---

[1] 金晔,卢洪洲.吸毒感染艾滋病的主要方式及干预措施研究进展[J].中国艾滋病性病,2020,26(07):794-797.

彻底治愈艾滋病,也没有疫苗可以预防,艾滋病感染者需终身服药维持健康。因此,武汉市根据艾滋病在本市的传播态势出台了有效应对措施:一是出台了中国首部地方性艾滋病防治管理条例;二是多方面监测艾滋病高危人群;三是向武汉市市民宣传艾滋病防治知识,提高市民的艾滋病防治意识。

(1)出台中国首部地方性艾滋病防治管理条例

1988年武汉市发现首例艾滋病后,逐渐在各类艾滋病高危人群监测中发现艾滋病感染者,且感染群体类别和感染人数有逐渐增多的趋势。为了更有效地遏制艾滋病病毒在武汉市的传播,1998年12月31日武汉市第十届人民代表大会常务委员会第八次会议通过,1999年4月2日湖北省第九届人民代表大会常务委员会第九次会议批准并颁布实施了《武汉市艾滋病性病防治管理条例》(以下简称条例)①。

该条例秉持艾滋病防治管理以预防为主、防治结合、综合治理的原则,要求市、区人民政府加强对艾滋病防治工作的领导,制定防治计划和实施方案并纳入本市经济和社会发展规划,认真组织实施,鼓励开展艾滋病防治科学研究;同时,要求市、区卫生行政主管部门对本行政区域内艾滋病防治实施统一监督管理,要求其他有关部门按照各自职责,做好艾滋病防治管理工作,要求艾滋病防治机构做好艾滋病防治、监测、技术培训等工作。这标志着中国首部有关艾滋病防治的地方性法规正式出台,为武汉市艾滋病防治工作奠定了良好的法治基础。在条例颁布之后,为认真贯彻落实条例有关要求,武汉市自1999年开始在13个艾滋病监测点相继开展了对艾滋病高危人群的监测工作,并对各艾滋病监测哨点定期检查;各级医疗机构、采供血机构和卫生防疫部门加强领导,并自2000年开始对全市戒毒场所里的戒毒人员开展艾滋病检测。同时,武汉市卫生局制定了一系列配套规范性文件,使全市艾滋病防治工作逐渐走上法制化、规范化管理的轨道。

(2)哨点监测:监测高风险易感染人群

为了加强武汉市艾滋病监测和检测工作,武汉市在1991年根据《湖北省艾滋病防治和监测方案》制定了《武汉市艾滋病防治与监测方案(试行)》②,随后开始建立艾滋病监测哨点,始建的13个监测哨点均设立在医疗机构的门诊性病科,监测的人群是性病病人。在1993年,武汉市艾滋病监测人群主要为性病门诊就诊者、暗娼、嫖客、服务场所女服务员、出国人员等5类人群;在1994年,监测人群类别达到11类,比1993年增加了6类,其中男男同性性行为人群和吸毒人群首次被纳入监测范围;1995年,武汉市各监测哨点共监测艾滋病高风险人群5.1万余人次,高风险人群主要包括吸毒者、暗娼、嫖客、性病患者、宾馆服务员及献血者6类,监测数量是1994年的4倍,监测数量

---

① 《武汉市艾滋病性病防治管理条例》(武人大发〔1999〕14号)。
② 《市卫生局关于印发武汉市艾滋病防治与监测方案的通知》(武卫〔1991〕81号)。

逐步扩大;1997年,武汉市卫生防疫站建立了符合标准的HIV确证检测实验室,并成立了武汉市艾滋病监测中心,负责全市艾滋病防治与监测工作的计划、组织和实施,同年,由于武汉市对外交流日益频繁,武汉市加强对出国回国人员的HIV抗体检测;自2000年起,武汉市进一步加强对吸毒人群的艾滋病监测。武汉市通过开展各类高风险易感染人群的HIV抗体检测,加强了对高危人群的干预,有效控制了艾滋病在高风险人群之间的传播,减少了艾滋病的危害。

(3)宣传防艾知识,提高防艾意识

艾滋病在全球范围内迅猛传播已经对人类健康和社会发展构成了严重的威胁。中国艾滋病的流行也呈现加速上升的趋势,且出现了诸多隐匿的、可能造成高传播系数的危险因素。如果相关的防治措施不力,中国将成为世界上艾滋病感染人数最多的国家之一,国家、社会和家庭均将遭受不可估量的损失。

防治艾滋病的成功经验之一便是普及艾滋病预防知识的全民教育,广泛提高人们的警醒意识,以形成自然保护屏障,阻挡艾滋病的侵袭。经调查,我国全民的艾滋病防治知识知晓率令人担忧,而艾滋病的传播范围却日益扩大。艾滋病防控问题受到党和国家领导人的高度重视,国家也将艾滋病宣教工作放在重要地位。[1]

自武汉市报告第一例艾滋病以来,民众对艾滋病相关知识了解甚少,因此武汉市把艾滋病防治工作的重点放在了宣传教育领域。艾滋病的宣传教育工作需要做到以下几点:一是开展各种形式的宣传教育和知识普及活动(包括制订宣传教育计划,通过广播、影视、报刊进行宣传),定期义务开展防治艾滋病、性病的社会宣传和性健康教育,提高群众的防病意识,减少和杜绝感染艾滋病的高危行为;二是各级医疗、防疫保健机构采取各种方式,利用多种宣传手段(包括利用现有的健康教育网和计划生育教育网)主动为基层提供服务,广泛开展预防艾滋病知识的宣传教育;三是对各级医务人员和检验人员进行培训,以提高艾滋病的诊疗和检测水平。

武汉市利用多种形式深入开展对一般人群、重点人群和高危人群的各项宣传教育、咨询活动。一是对学校教职员工进行必要的宣传教育,在中学生和大学生健康教育课程中不同程度地增加预防艾滋病的内容;二是积极开展无偿献血的宣传教育工作,对供血者定期开展血液传播疾病防治知识的健康教育,并按规定进行血液检查、监测,对医疗机构进行合理、安全用血的宣传;三是对宾馆、酒店、美容按摩院、娱乐场所的管理人员和服务人员进行定期宣传教育和检测,使其提高艾滋病防治意识,尽早发现可能的传染源;四是对医务人员进行艾滋病防治知识宣传。武汉市为提高医务人员的艾滋病防治知识水平,特邀请艾滋病研究及治疗领域的专家做艾滋病的病原学、流行病学、临床学、社会学等方面的专题讲座。同时武汉市积极抓好卫生专业人员的全

---

① 张淑华.加强艾滋病宣教工作的思考[J].中国艾滋病性病,2001(02):105-107.

员培训工作,使全体医务人员掌握艾滋病的科学防治知识,以杜绝艾滋病病毒的医源性传播。

（二）扩散增长期（2000—2013 年）

新千年伊始,艾滋病开始在武汉市悄然蔓延,每年新报告病例不断增加,艾滋病疫情开始从高危人群向普通人群扩散。武汉市为遏制艾滋病疫情的快速扩散,采取了以下强有力的措施:一是持续监测与检测各类高危人群;二是开展一系列的行为干预探索;三是全方位实施艾滋病抗病毒治疗。

1. 艾滋病易感人群逐步扩大

自 1994 年报告本土第一例艾滋病病例以来,武汉市每年新报告艾滋病感染人数不断增加且感染人群范围不断扩大。市疾控中心陆续在卖淫嫖娼人群、吸毒人群、性病就诊者、献血者中发现艾滋病病毒感染者。因此,自 2000 年开始,各艾滋病监测哨点基本上开始常态化开展对性病病人的 HIV 检测,市疾控中心也与武汉市公安局合作,加强对吸毒者、卖淫嫖娼者的监测。病例报告数据显示,2007 年之前注射吸毒和异性性传播是武汉市艾滋病的主要传播途径,但从 2007 年开始,注射吸毒病例人数呈下降趋势,而经性传播感染病例数一直呈上升趋势。其中,男性同性性行为传播病例数上升非常明显。性接触传播,尤其是同性性接触传播,已成为新报告艾滋病的主要传播途径。同时值得关注的是,60 岁及以上的老年人和 15～24 岁的青年学生报告的病例数也在逐年增加。

2. 防"艾"应对措施

在此阶段,武汉市开始针对不同艾滋病易感染人群制定精准的应对措施:一是开展不同类型人群的艾滋病哨点监测;二是快速高效排查既往有偿献血者的艾滋病感染情况;三是在娱乐场所开展 100％安全套使用试点项目;四是在吸毒人群中推广戒毒药物维持治疗项目;五是医防结合,积极实施艾滋病抗病毒治疗。

（1）持续监测（2000—2013 年）

在扩散增长期,市疾控中心通过扩大哨点监测人群类别,对武汉市艾滋病疫情有了更准确的把握,且这些监测哨点一直延续至今。

一是扩大哨点监测人群。

第一例境外输入性病例、第一例本土病例、第一例性工作者病例以及第一例吸毒者病例出现之后,武汉市开始对各类入境人员、性工作者和吸毒人群进行艾滋病监测。而在 2000 年之后,武汉市报告的艾滋病病例数不断增多且已经在普通人群中发现艾滋病感染者。市疾控中心及时调整了全市艾滋病监测策略,对全市艾滋病监测哨点的分布做了合理调整并加大监测力度。与此同时,市疾控中心对各监测哨点的职责、监测对象及数量等做出了明确规定,并增加婚检对象作为监测对象。2003 年,根据湖北省艾滋病监测工作方案所确定的六大监测对象包括既往有偿献血者、性病门诊就诊者、暗娼、吸毒者、长途卡车司机、孕产妇;2009年,武汉市根据全国艾滋病哨点监测实施方案的要求,开始对吸毒者(监管场所内和社区内)、暗娼、男男性行为者、流动人群、青年学生、性病门诊男性就诊者、男性长途汽车运输司乘人员、孕产妇八类人群进行监测并延续至今。

二是采取"三查清"行动,查清既往有偿献血者中的艾滋病感染者。

为准确掌握武汉市既往有偿供血人群艾滋病疫情,武汉市根据《湖北省人民政府办公厅关于组织做好既往有偿供血人群调查工作的通知》[①]的要求,自2004年11月中旬开始实施"三查清"工作:一是查清本市1990年1月1日至1998年12月31日期间参与有偿供血人群的底数,并开展健康检测;二是查清有偿供血人群中艾滋病病毒感染人数;三是查清艾滋病病毒感染者中艾滋病病人数(包括本人及其配偶与子女感染情况)。"三查清"工作由武汉市防艾委相关成员单位的负责人带队组成的13个督导组,对13个区实行分片包干制督导检查。为了保证"三查清"调查工作按质按量顺利完成,全市共成立446个街道(乡镇)调查队和2140个居委会(村)调查小组,对辖区区域进行线索摸排工作,并按照"区不漏乡、乡不漏村、村不漏户、户不漏人"的原则开展入户调查,最终顺利完成了"三查清"工作。

(2)干预探索(2000—2006年)

艾滋病的传播主要有血液传播、性传播、母婴传播三种方式,其中性传播和血液传播在艾滋病传播中占了相当重要的位置。为降低艾滋病经性途径和血液途径传播的风险,分别在暗娼和吸毒者这两类人群中,探索开展了娱乐场所100％安全套使用试点项目和开设戒毒药物维持治疗门诊这两种干预措施,均取得了明显效果。

一是探索开展娱乐场所100％安全套使用试点项目。

该项目是武汉市艾滋病疫情扩散增长期重要的干预措施,主要是通过在娱乐场所性工作者中推广使用安全套来降低艾滋病传播的概率。1999年下半年,武汉市卫生防疫站便开始在全市娱乐场所(桑拿房、歌舞厅、发廊等)开展艾滋病/性病感染状况的流行病学调查工作,调查摸排了全市娱乐场所服务小姐中暗娼的比例、艾滋病/性病感染状况以及其对艾滋病有关知识的掌握情况和在本市艾滋病传播中所起的作用。2000年5月,武汉市卫生防疫站针对400余名被收容的暗娼人员开展了安全套推广使用意向调查,这也为后续开展娱乐场所100％安全套使用试点项目奠定了基础。

2001年,武汉市卫生防疫站根据湖北省艾滋病监测哨点的要求对本市公安局妇教所690名暗娼进行艾滋病检测,并对其是否使用安全套进行调查。调查结果表明,该群体中安全套坚持使用率较低。因此,采取有效干预措施势在必行。2001年初,在国

---

① 《湖北省人民政府办公厅关于组织做好既往有偿供血人群调查工作的通知》(鄂政办发〔2004〕152号)。

家卫生部(现卫健委)的支持下,世界卫生组织(WHO)娱乐场所100％安全套使用试点项目在武汉市黄陂区正式启动实施。2003年底,试点区调查结果显示:娱乐场所"性工作者"安全套使用率由60.5％增至94.5％,性病感染率也从30％降至14.5％。黄陂区试点项目的圆满成功对全国艾滋病防治具有里程碑式的指导意义。2004年8月,武汉市防治艾滋病工作暨100％安全套使用项目启动会在武汉市人民政府礼堂召开,这也标志着娱乐场所100％安全套使用项目在武汉市各区正式启动推广。

二是探索利用戒毒药物维持治疗项目,降低传统吸毒人群的艾滋病感染率。

据相关资料显示,美沙酮是一种鸦片受体激动剂,与其他鸦片类毒品(包括海洛因)产生交叉依赖性和耐受性。通过美沙酮维持治疗,吸毒者可以减少对海洛因等传统毒品的渴求,抑制使用海洛因后产生的欣快感,抑制戒断症状,减少海洛因的使用,从而减少共用针具等高危吸毒行为。[①] 2006年,武汉市开设了第一家美沙酮维持治疗门诊。武汉市也是全国较早开始社区美沙酮维持治疗,且门诊数量和治疗人数最多的城市之一。武汉市这一做法不仅减少了吸毒者对海洛因的使用,遏制了吸毒病人的违法犯罪活动和艾滋病的传播,还提高了吸毒人群的就业率,改善了其生存质量、家庭环境和社会支持情况。同年,武汉市卫生局、公安局和食品药品监督管理局决定成立武汉市海洛因成瘾者社区药物维持治疗市级工作组。这一举措标志着戒毒药物维持治疗正式在武汉全面实施。随着全市禁毒和艾滋病防治工作的逐步推进,这项工作的辖区覆盖范围也进一步扩大。2012年武汉市美沙酮门诊开设数量达到最高峰,武汉市下辖的7个中心城区及1个远城区东西湖区共开设美沙酮门诊23家。截至2020年,武汉市累计入组治疗吸毒病人1.75万人,正在进行戒毒药物维持治疗的人数为2781人,保持率达到了87.51％。

(3)艾滋病抗病毒治疗探索(2003—2013年)

艾滋病是由人类免疫缺陷病毒引起的一系列免疫缺陷综合征。病毒在复制过程中会攻击人体免疫系统,使人体逐渐丧失抵御疾病的能力,患者最终并发多重感染和肿瘤,甚至导致死亡。在无有效疫苗进行预防的现实状况下,抑制HIV感染的流行和延长患者的生命是治疗的关键。[②] 武汉市针对艾滋病易感人群范围的不断扩大以及艾滋病感染人数的急速增长开展了中盖艾滋病项目、医防结合、组织社会力量参与等一系列艾滋病抗病毒治疗探索工作。这些举措促使艾滋病患者得到有效救治,防止艾滋病病毒进一步传播。

一是政府兜底,开展艾滋病抗病毒治疗。

针对艾滋病病例报告数快速增加、流行范围持续扩大、扩散趋势由高危人群逐步

---

① 武俊龙,吴尊友.美沙酮维持治疗的有效性及其影响因素[J].中国艾滋病性病,2004(01):69-70.

② 杨应俊.艾滋病抗病毒治疗探索及疗效评价[J].中国卫生产业,2013,10(12):71-72.

向一般人群扩散的现状,武汉市于 2003 年 12 月开始对艾滋病感染者进行政府兜底,免费为其提供抗病毒治疗服务。

政府搭台保障工作合理开展。武汉市认真贯彻落实国家"四免一关怀"政策和抗病毒治疗相关指导方案,并依据卫生部、国家中医药管理局印发的《关于艾滋病抗病毒治疗管理工作的意见》[①]等文件,于 2004 年起草了《武汉市抗艾滋病病毒治疗项目管理办法(试行)》。与此同时,武汉市成立了抗艾滋病病毒药物治疗项目领导小组及抗艾滋病病毒治疗技术指导组,通过政策和规范管理进一步确保了抗病毒治疗工作的顺利开展。

机构协作开展治疗工作。2003 至 2013 年间,武汉市艾滋病抗病毒治疗体系由市医疗救治中心、远城区抗病毒治疗定点医院和疾病预防控制机构组成,其中市医疗救治中心主要负责艾滋病抗病毒治疗方案的确定、治疗前后的体检、副作用的处理以及艾滋病患者的机会性感染治疗。市、区疾病预防控制中心负责给患者发药、治疗依从性教育、随访体检的预约通知及相关治疗支持工作。此阶段的抗病毒治疗工作指定专人负责。此外,建立了艾滋病患者的随访档案,以便定期随访病人、组织体检以及及时发现药物的副作用和开展抗病毒治疗效果的评估。

创新策略促进治疗方案优化升级。2010 年,联合国艾滋病规划署和世界卫生组织共同发起了"艾滋病治疗 2.0"的行动号召,并提出了全新的艾滋病防治策略。2011 年3 月,经卫生部同意,中国疾病预防控制中心确定在武汉市率先开展"艾滋病治疗 2.0"试点工作。武汉市通过咨询、检测、干预、治疗、随访等"一站式"服务,更多、更早地发现艾滋病患者,为其提供优化的抗病毒治疗药物组合方案和治疗效果监测,并采取合作支付模式来减轻患者的经济负担,为他们提供有针对性的随访、治疗和关怀服务,提高抗病毒治疗依从性和治疗效果,降低艾滋病患者的二代传播风险,从而实现"治疗就是预防"的目标。

二是中外联合,实施中盖艾滋病项目。

2004 年以后,武汉市以及全国年报告艾滋病病例呈快速增长趋势,哨点监测发现男性同性性行为人群艾滋病感染率较高。由于社会对男性同性性行为人群存在歧视和污名化现象,该群体担心隐私泄露等问题而不愿主动获得医疗部门的检测服务。[②]另外,疾控中心在该人群中的工作触及力度和覆盖面也受到人力、资源和经验等相关因素的制约。在这一背景下,国家和地方需要开展多方面资源链接和工作探索。鉴于此,中华人民共和国卫生部、国务院防治艾滋病工作委员会办公室于 2007 年与美国比尔及梅琳达·盖茨基金会联合开展了艾滋病防治合作项目,简称"中盖艾滋病项目"。

---

① 《关于艾滋病抗病毒治疗管理工作的意见》(卫医发〔2004〕106 号)。

② 陆天意,毛翔,高阳阳,张晶,楚振兴,徐俊杰.采用 HIV 自我检测策略促进男男性行为者群体 HIV 检测研究进展[J].中国艾滋病性病,2019,25(06):648-651.

武汉市科学设计、积极申报,并于 2008 年正式启动武汉"中盖艾滋病项目"。

武汉市卫生部门根据国务院防治艾滋病工作委员会办公室《关于确认"中盖艾滋病项目"实施地区及组建项目办公室的通知》①的要求快速组建了中盖艾滋病防治项目管理办公室并配备了专门的工作人员,制定了工作制度和工作计划,与此同时,武汉卫生部门开展了三大高危人群基线调查和项目人员培训工作,为制定中盖艾滋病项目的实施策略做准备。

"中盖艾滋病项目"的目标在于通过减少艾滋病新发感染数量控制艾滋病蔓延的可能性,在中国探索本土艾滋病综合防治模式。武汉市针对项目要求和目标做出了以下工作部署:一是以艾滋病高危人群为目标对象,积极实施预防干预、HIV 检测和咨询;二是扩大常规检测并进一步通过宣传教育、咨询检测、行为心理干预、随访管理和社会关怀等措施对艾滋病患者开展随访、关怀、支持和治疗,以减少艾滋病病毒的二代传播;三是与社会组织开展绩效模式的项目规划,促进社会力量参与项目实施工作。

最终,项目促成了"检测就是干预,治疗就是预防"的艾滋病防治理念,加强了社会组织和政府在艾滋病防治方面的联系,创新了艾滋病防治项目管理体系,强调了政府与医疗机构、社会组织的分工合作,鼓励了非政府机构参与,提升了社会组织力量参与艾滋病防治工作的能力。

三是资源整合,探索医防结合新模式。

武汉市自 2003 年开展艾滋病免费抗病毒治疗工作以来,一直采用的是市、区疾病预防控制中心,市医疗救治中心和远城区抗病毒治疗定点医院相结合的传统治疗服务模式。抗病毒治疗传统服务模式是指疾控/医疗机构在发现艾滋病患者后,由疾控机构开展流行病学调查并告知艾滋病患者,根据 CD_4^+T 淋巴细胞计数检测及 HIV-1 病毒载量检测结果再转介到艾滋病抗病毒治疗定点医院。传统服务模式的整体工作流程为"确证—CD_4^+T 淋巴细胞计数检测—转介—抗病毒治疗",从确证感染艾滋病至开始抗病毒治疗至少需 2 个月以上的时间,严重影响已出现机会性感染的艾滋病患者的抗病毒治疗效果。②

在"中盖艾滋病项目"的推动下,武汉市 2010 年率先探索了艾滋病抗病毒治疗的"医防结合"管理模式,实施建立了疾控中心、医疗机构、社会组织合作的"三位一体"艾滋病综合治疗关怀模式,并取得了明显效果,于 2014 年在第二十届世界艾滋病大会上做主题交流。另外,市疾控中心、湖北省预防医学会和 P-ACC(中国爱之关怀)合作,将艾滋病防治服务模式从以疾病诊疗为中心转换为以服务对象为中心的综合诊疗模式。新的模式采用两种新颖的、互为补充的策略:第一种策略是委托社区组织更为直接地

———————————

① 《关于确认"中盖艾滋病项目"实施地区及组建项目办公室的通知》(国艾办发〔2008 年〕6 号)。

② 薛黎坚,唐琴芳,陈权.艾滋病抗病毒治疗"一站式"服务模式的实践与探索[J].江苏预防医学,2018,29(05):535-536.

参与实施男男性行为者快速检测、告知检测结果、免费提供预防咨询、社会心理支持及抗病毒治疗转介工作;第二种策略是通过"一站式门诊"将艾滋病临床和社会心理支持服务整合在一个服务点。在整套艾滋病服务流程中,服务对象可以无限制地获得临床支持,社区组织和护士提供咨询服务以及抗逆转病毒治疗的相关体检服务,将疾控中心、医疗机构和社区组织工作整合在一起。与此同时,试点单位"武汉市艾滋病关爱中心"在武汉市皮肤病性病防治所内成立,并于2011年开始运作。

2013年3月,武汉市卫生局下发《关于加强医疗机构艾滋病扩大检测和抗病毒药物治疗工作的通知》[①],明确了医疗机构在艾滋病抗病毒治疗工作中的职责,将既往在市医疗救治中心接受药物治疗的艾滋病患者按照属地化管理原则逐步转诊到各区艾滋病抗病毒治疗定点医院接受治疗,这进一步发展了艾滋病防治"医防结合"新模式。武汉市通过明确定点医疗机构和市、区级疾病预防控制中心的职责、功能定位,不仅推动了抗病毒治疗工作的规范化,还确保了患者抗病毒治疗工作的有序衔接。

四是共同参与,组织社会力量齐心抗疫。

艾滋病防治工作需要社会组织和易感目标人群的广泛参与,才能起到预防艾滋病传播的作用。社会组织的灵活性使其具有独特的优势,可以动员和吸纳社会资源,直面基层,在目标人群和专业机构中发挥沟通协作的作用,并且运行成本低,工作效率相对更高[②]。相对于政府来说,社会组织更容易被民众所接受,同时对于一些一般公众难以触及的特殊群体,例如男男性行为群体、暗娼群体、吸毒群体等高危边缘人群,只有通过相关的社会组织才能深入接触到并取得信任,从而更有利于深入开展艾滋病防治宣传干预和检测动员工作[③]。武汉市疾病预防控制中心按照国家社会组织管理制度的总体要求,积极引导社会组织有序参与艾滋病防治工作,建立了防治艾滋病社会组织培育基地。与此同时,武汉市按照"公平、公开、公正"的原则将宣传教育、动员检测、干预服务、心理支持和关怀服务等防治艾滋病服务委托给条件充分、信誉良好、灵活度更高的社会组织(例如武汉馨缘、朋友爱心、楚天同盟、大城小爱等)来承担,依法有序地开展政府购买社会力量参与艾滋病防治工作。这一举措极大地提高了武汉市艾滋病检测干预的工作效率。武汉市通过购买社会组织服务,进一步补充了"抗艾"人力资源,制定了明确的防治内容和规范要求,建立了严格的监督评价机制、竞争机制和退出机制,加强了医疗卫生机构和社会组织协作,促进了艾滋病防治工作的深入开展。

---

① 《市卫生局关于加强医疗机构艾滋病扩大检测和抗病毒药物治疗工作的通知》(武卫〔2013〕28号)。

② 成慧,杜永奎.江西省社会组织参与艾滋病防治工作状况调查分析[J].中华疾病控制杂志,2014,18(12):1209-1212.

③ 杨彦玲,马艳玲,张勇,闵向东,罗红兵,霍俊丽,郭卉,张秀劼,贾曼红.云南省社会组织参与艾滋病防治工作状况分析[J].中国艾滋病性病,2014,20(06):446-448.

(三)稳定控制期(2014 年至今)

2014 年以来,武汉市持续开展娱乐场所 100％安全套使用项目以及抗病毒治疗、扩大检测干预等工作,艾滋病新报告病例数增长逐步放缓。武汉市以"减少新发艾滋病病毒感染、降低艾滋病死亡率、提高艾滋病患者生存质量"为总目标,以"五扩大、六加强"为重点[①],以积极创建第三轮全国艾滋病综合防治示范区为契机,不断整合资源、夯实基础,持续提高防治能力。目前,武汉市艾滋病疫情呈现低流行水平。

1. "艾"已可控:武汉市艾滋病感染数增长放缓

一是武汉市新报告艾滋病感染数逐步增长但增速趋缓。

武汉市进一步扩大了检测人群的范围,检测人群从高危人群向重点人群和一般人群扩展,全人群 HIV 检测率逐年上升,随着艾滋病检测人群范围扩大,新发现感染者和病人逐年增长,但整体增速趋缓。2014—2020 年,武汉市的常住居民艾滋病感染数呈较明显的缓慢增长趋势,其中 2020 年因新冠肺炎疫情检测量下降,新报告病例数也呈下降趋势。

二是血液和母婴传播得到有效控制,传播途径呈现新特征。

武汉市已连续多年无本地居民母婴传播病例报告,经输血传播的途径也基本阻断,经使用传统毒品共用针具的血液传播途径也逐步得到控制。2014 年的数据显示性接触传播在武汉市占较大比重,男男性行为人群 HIV 感染率逐年增高。

由于青年学生和老年人的自我防护意识和技能较差,青年学生和 60 岁以上老年人每年新报告病例数及占比逐步上升;50％以上的新增病例来源于医疗机构就诊者,而社会组织在男同人群中的动员检测以及咨询工作也为发现艾滋病感染者做出了突出贡献,新增艾滋病感染者的年龄逐渐呈现"两头翘"的趋势。其中青年学生以同性传播为主,老年人以异性传播为主。青年学生和老年人性教育知识匮乏且自我防护意识较差,青年学生每年新报告病例从 2010 年的 12 例增加到 2020 年的 83 例,其在当年新报告病例中占据的比例从 5.8％上升到了 12.4％,且感染途径以男性同性性途径为主[②]。60 岁及以上老年人每年新报告病例从 2010 年的 13 例增加到 2020 年的 98 例,在当年新报告病例中占据的比例从 6.3％上升到 14.6％,感染途径以异性性途径居多。

三是抗病毒治疗工作在探索中不断进步。

尽管目前世界范围内尚无有效预防艾滋病病毒感染的疫苗问世,但是相关的治疗

---

① 《国家卫生计生委办公厅关于启动第三轮全国艾滋病综合防治示范区工作的通知》(国卫办疾控函〔2014〕503 号)。

② 胡荣,罗莉,许骏,曹琳,谢年华,吴斯,周旺,王夏.武汉市青年学生与校外青年艾滋病疫情特征比较分析[J].中国社会医学杂志,2019,36(03):268-271.

探索工作一直在不断精进和发展。近年来,6大类30余种核苷逆转录酶抑制剂、非核苷逆转录酶抑制剂以及蛋白酶抑制剂获批上市。[①] 2020年,武汉市抗病毒治疗覆盖率已达到93.59%,并仍在持续扩大覆盖面。艾滋病已经成为一种可控的慢性疾病,不再等同于"谈艾色变"的"绝症"。在现阶段,及早发现并启动抗病毒治疗可最大限度降低艾滋病病毒传播率且提高治疗效果。武汉市疾病预防控制中心十余年来施行"早治疗和扩大治疗"策略,最大限度地治疗艾滋病患者,全市艾滋病感染者人数增长放缓,整体疫情基本得到控制。

2.防"艾"应对措施

面对严峻复杂的艾滋病防治形势,武汉市充分发挥"互联网+"作用,实施线上和线下综合干预,实行了多措并举、多项目共同开展的综合防治管理模式。首先,武汉市针对高危人群以及社会大众防护意识薄弱问题,全方位广覆盖地开展防"艾"志愿服务、艾滋病宣传教育工作,创新微信公众号、电视广播、短视频、地铁灯箱等线上线下和新媒体宣传手段;其次,武汉市进一步扩大监测和咨询检测力度,落实阻断母婴传播、高危人群暴露后药物预防等综合干预工作,控制和阻断各类型的传播途径;最后,武汉市进一步完善医疗救助和关怀支持,利用信息系统综合数据管理,全面落实联防联控综合防治工作机制。综上,我们不难看出武汉市率先全面实施国家的各项防治措施,并积极探索符合本土实际的艾滋病综合防治工作模式、三位一体的工作模式和以产出为导向的社会组织绩效管理模式。武汉市争创全国艾滋病综合防治示范区,吹响了艾滋病防治的先锋号。

(1)开展关"艾"防"艾"志愿服务

面对日益增长的青年学生艾滋病感染数量,武汉市疾病预防控制中心不仅全面动员并积极整合学校、社会组织等各方资源力量,还创新宣传手段,通过志愿服务形式营造良好的防"艾"志愿服务氛围。

一是开展青年学生志愿服务工作。

武汉市疾病预防控制中心联合武汉青年志愿者协会,并充分发挥高校团委、学生社团、学生志愿者等的作用,在资金、场所、技术、人员等方面为学校艾滋病防治志愿活动提供必要支持。2017年,武汉市疾病预防控制中心联合共青团武汉市委,在武汉市19所高校开展了主题为"以爱抗艾,予爱与艾"的青年学生艾滋病防治宣传教育活动,此次活动通过摆台宣传、主题比赛、文艺展示、特色活动(如"荧光夜跑")等各类防"艾"主题活动,扩大高校的防"艾"知识宣传力度;2018年,武汉市疾病预防控制中心与武汉青年志愿者协会合作开展了主题为"青春有爱,校园无艾"的青年学生防"艾"志愿服务

① 中华医学会感染病学分会艾滋病丙型肝炎学组,中国疾病预防控制中心.中国艾滋病诊疗指南(2018版)[J].新发传染病电子杂志,2019,4(02):65-84.

项目,走进15所大专院校和企业开展防艾科普讲座,共计约153.8万人次线上点亮红丝带,15.2万人次参加线上防艾知识学习和测试,10个重点联络高校组织开展"防艾校园行"活动,该项目获得2018年武汉市卫计委(现卫健委)最佳志愿服务项目;2019年,开展以"青春有爱,携手防艾"青年学生防治艾滋病宣传活动,通过线上线下宣传宣讲、"志愿者＋防艾"校园行等一系列活动,持续扩大宣传范围;2020年,开展以"青春有爱,防疫抗艾"为主题的宣传教育活动,通过线上宣传、在线培训、校园行、视频征集等多种活动方式,吸引了127个组织共计22.4万名青年参加防艾线上宣传活动,宣传影响力覆盖15万以上的青年大学生。

二是链接社会力量开展志愿主题活动。

武汉市疾病预防控制中心以流动人口多、人群密集的商圈和地区为平台,举办各类防艾宣传志愿活动,电视台、报刊等媒体均做了跟进报道,扩大了宣传活动影响力。2016年4月19日,武汉市疾病预防控制中心联合北京玛诺生物制药有限公司在光谷步行街举办"拒绝419,让爱更安全"宣传活动;2017年5月21日,在江汉路举办主题为"521真爱测出来"的防艾公益活动,武汉电视台"武汉新闻""直播大武汉"频道以及腾讯视频等多家媒体对活动进行了宣传;2017年12月1日,市疾病预防控制中心联合哈罗单车、新浪湖北开展了"蓝得相遇,骑心关艾"之拥抱陌生人主题活动;2019年12月1日,在武汉市解放公园举办"世界艾滋病日"社区居民艾滋病防治宣传活动;2020年11月30日,武汉市疾病预防控制中心"红丝带"防艾志愿者服务队与江岸区疾控中心共同开展了社区现场宣传活动,为社区居民免费提供艾滋病咨询检测和现场科普服务,《长江日报》以"共建共享'无艾堡垒' 全面防艾再出发"为题,整版报道了武汉市"十三五"期间艾滋病防控成效。这一系列的志愿行动与宣传工作,让艾滋病逐渐走进公众的视野,减轻了公众对艾滋病的恐惧和歧视。

三是"新冠"时期及时推进志愿服务,保障艾滋病感染者药物需求。

2020年新冠疫情武汉"封城"期间,艾滋病患者有一个共同的担忧,那就是艾滋病抗病毒治疗药物保障问题。艾滋病抗病毒治疗药物一般无法在非定点医院和药店购买,只能去定点医院领取,且一般情况下只能领取三个月的药量。封城后限制出行、医疗资源被挤兑,完全没办法像往常一样自行前往定点医院领药。[①]为保障患者正常用药需求,疾控中心和医疗机构的工作人员在做好新冠肺炎疫情防控的同时,克服重重困难,保障艾滋病患者抗病毒治疗药物需求。市疾病预防控制中心针对滞留在武汉市内的异地艾滋病患者,通过简便填写领药申请的方式,给予足够份额的抗病毒治疗药物;各区疾控中心还联合社会组织、志愿者组成了"爱心车队",在疫情期间义务给武汉各区艾滋病患者寄药和上门送药,解决了艾滋病感染者群体的燃眉之急,疫情期间,

---

① 武汉疫情后艾滋病人独自熬过的180天[EB/OL].(2020-8-15).https://www.wuhanews.cn/a/13498.html.最后访问时间:2021-03-14.

市、区疾控中心,医疗机构及社会组织累计为 1514 名患者送药寄药,累计药量达 4470 个月,被他们誉为"大爱感人　杏林仁医"。

(2)慧眼"识"艾:加强艾滋病宣传教育工作

武汉市疾病预防控制中心切实提高了宣传教育针对性,打造了重点人群和普通大众预防艾滋病教育工程,使全人群知晓艾滋病检测的渠道,提高了公众主动接受艾滋病检测服务意愿和艾滋病防范意识。

一是落实各主体责任,强化相关部门协同合作。

国家卫计委、教育部在湖北等 11 省、直辖市部分高校中开展艾滋病防控试点工作。为响应国家号召,同时也为了加强本土高校艾滋病防控工作,武汉市疾病预防控制中心积极推进大学生艾滋病防控试点工作,探索了预防艾滋病知识普及教育与干预服务相结合的模式。武汉市疾病预防控制中心将武汉大学、华中科技大学、华中师范大学和湖北大学等 4 所在汉的部属、省属大学设置为艾滋病防控工作试点高校,并与试点高校联合举办了"青春要设防、弹幕大讲堂"①、"青年之声——美好的青春我做主"等一系列防艾宣传特色校园行活动,加强了大学生性健康和预防艾滋病宣传教育工作。

二是坚持课堂教学主渠道,落实预防艾滋病的教学任务。

教育、卫健、共青团等多部门为提高青年学生防艾意识,将学校落实预防艾滋病教育的情况纳入教育和卫健工作检查考核范围。卫健部门一方面建立了学校艾滋病疫情通报制度和定期工作会商机制,另一方面督促学校落实艾滋病专题教育任务,具体来说,就是确保各学校落实初中学段 6 课时、高中学段 4 课时的包含青春期性健康教育、艾滋病防治知识在内的"生命安全"课程和健康教育主题活动教育时间。普通高校、职业院校不仅在新生入学体检中发放预防艾滋病教育资料,每学年还专门开设艾滋病防治专题教育讲座。

三是创新宣传方式,采取与时俱进的宣传教育方式和手段。

武汉市为了扩大宣传教育覆盖面,将日常普及宣传教育与重点时段宣传教育相结合。在日常普及宣传中,武汉市疾病预防控制中心充分发挥了微博、微信等新媒体的作用,并且利用公共交通人口流动量大的特点,加大了互联网线上和线下综合宣传力度,提高了宣传教育的广泛性和有效性。武汉市疾病预防控制中心在"世界艾滋病日"前后组织了多场线上、线下的社区艾滋病防治宣传活动,同时在微信公众号推出了多期包含预防、检测和治疗艾滋病的科普推文,还联合共青团武汉市委在其官方微信上推出艾滋病知识有奖问答。

---

① 武大学子"弹幕"问"性安全"[EB/OL].(2015-06-04). http://news.cqnews.net/html/2015-06/04/content_34404211.htm.最后访问时间:2021-03-14.

（3）建设全国艾滋病综合防治示范区

2014年，武汉市疾病预防控制中心根据原国家卫生计生委办公厅的通知，积极申报并开启了全国艾滋病综合防治示范区的建设，在卓有成效地开展各项工作的同时也探索了符合本地特色的防治模式。

一是加强艾滋病综合防治的各项制度建设。

武汉市疾病预防控制中心通过完善多部门配合协调机制，明确分工，密切合作，建立了例会制度、信息交流制度、调查研究制度等综合防治示范区配套政策体系，建立了完善的艾滋病综合防治机制，明确了艾滋病综合防治工作的主要目标和防治措施，加强了武汉市艾滋病防治绩效考核工作。

二是完善艾滋病监测和检测体系。

武汉市疾病预防控制中心按照"检测即干预"策略，扩大了检测覆盖面，最大限度发现艾滋病病毒感染者。首先，武汉市建立了方便可及的艾滋病检测网络和标准的艾滋病筛查实验室；其次，联动社区卫生服务中心/乡镇卫生院，通过基本公共卫生服务项目扩大检测人群和范围；最后，通过政府购买服务形式开展男同人群新发感染检测项目和浴池检测项目，通过娱乐场所100％安全套使用项目和戒毒药物维持治疗项目，加大了对暗娼人群和吸毒人群的检测力度。武汉市疾病预防控制中心通过高危人群检测、重点人群筛查、VCT自愿咨询检测等检测和监测措施减少了监测盲区，扩大了检测覆盖面。

三是切实提高综合干预的有效性。

武汉市疾病预防控制中心通过综合多渠道干预扩大了干预覆盖面，最大限度减少新发感染，提升了艾滋病防控的有效性。首先，通过深化娱乐场所100％安全套使用项目，重点加强对暗娼的干预工作，积极推进以社区和乡镇为基础的干预工作模式。其次，健全优化戒毒药物维持治疗工作综合管理系统，不断提高戒毒药物维持治疗工作质量。再次，为杜绝医源性感染，加强血液安全管理工作并积极宣传无偿献血知识，从源头上控制医源性感染。最后，开展全市医务人员和警务人员的培训，切实做好职业暴露预防和处置。

四是开展随访治疗关怀救助工作。

武汉市疾病预防控制中心按照"治疗即预防"策略，扩大了抗病毒治疗覆盖面，提高了治疗水平和可及性，具体情况如下：一是进一步落实武汉市各区艾滋病抗病毒治疗定点医院职责和保障措施，提高定点医院抗病毒治疗服务技能，切实提高抗病毒治疗效果，降低病死率。二是加强定点医院的艾滋病防治硬件建设，简化工作流程，提高服务质量，使所有感染者和病人都能在定点医院得到"一站式"检测、咨询、诊断和治疗服务。三是全面开展关怀救助工作，持续落实"四免一关怀"政策，改善艾滋病患者的生活质量。

五是吸纳社会组织参与艾滋病防治工作。

武汉市疾病预防控制中心推动社会组织与医疗卫生机构实现有效衔接,鼓励社会组织在艾滋病防治的宣传教育、动员检测、干预服务、心理支持和关怀救助等领域开展服务,建立了防治艾滋病社会组织培育基地,解决了现阶段防治工作的难题,不断提高艾滋病防治工作的质量。武汉市男同人群"医防结合"艾滋病防治新模式、武汉高校青年志愿者参与防治艾滋病宣传工作模式、武汉市艾滋病非职业暴露后预防用药模式等符合武汉市特点的有效模式作为典型模式材料入选全国《艾滋病综合防治模式探索典型案例汇编》。

二、深度解剖:武汉市艾滋病疫情的现状与特点

武汉市艾滋病疫情经历了输入潜伏期(1980—1999 年)、扩散增长期(2000—2013 年)和稳定控制期(2014 年至今)等三个阶段。武汉市将艾滋病列为全市疾病预防控制工作中面临的重大公共卫生问题,并根据不同阶段疫情传播特点建立了以政府为主导、各部门密切配合、全社会广泛参与的艾滋病防治工作机制。近年来,随着全市艾滋病检测力度的加强和检测人次数的增多,艾滋病报告病例数呈逐年上升的趋势,但增幅总体呈趋缓态势。课题组通过深度剖析武汉市艾滋病时间、空间和人群分布,对武汉市艾滋病疫情做了全面详细的分析,可为武汉市制定艾滋病防治政策提供参考。

(一)武汉市艾滋病疫情的时间和空间分布

通过梳理 1994—2020 年武汉市常住居民历年新报告艾滋病病毒感染者和病人数以及武汉市各区感染人数的分布,可更加清晰地了解全市艾滋病疫情分布情况。通过对全市艾滋病流行现状进行分析,可为武汉市艾滋病疫情防控提供基础性数据支撑。

1. 时间分布(1994—2020 年)

自 1988 年武汉市报告首例艾滋病病毒感染者以来,截至 2020 年底,武汉市累计报告艾滋病病毒感染者和病人 12 032 例,其中现存活 10 079 例,报告死亡 1953 例。现住址为武汉市的常住居民累计报告艾滋病病毒感染者和病人 7364 例,其中现存活 6525 例,报告死亡 839 例。

2. 区域分布

武汉市 13 个行政区(江岸区、江汉区、硚口区、汉阳区、武昌区、青山区、洪山区、东西湖区、汉南区、蔡甸区、江夏区、黄陂区、新洲区)和 2 个开发区(武汉经济技术开发区和东湖高新区)常住居民中,1994 年以来每年新报告 HIV/AIDS 数均呈上升趋势,以中心城区较为集中。截至 2020 年底,按照《中国艾滋病流行水平分类标准(试行)》(中疾控办发〔2013〕148 号),武汉市有 9 个区达到了二类县(市、区)的标准,有 6 个区达到了一类县(市、区)的标准。

(二)武汉市艾滋病病毒感染者和病人人口社会学特征

截至 2020 年底,武汉市艾滋病病毒感染者和病人年龄、性别、职业状况、文化程度4 个人口社会学特征如下。

1. 年龄结构

现住址为武汉市的 7364 例常住居民艾滋病病毒感染者和病人中,确证时年龄最小的不到 1 岁,最大的近 90 岁,中位数为 34 岁。确证时年龄 60 周岁以上的艾滋病病毒感染者和病人累计报告 866 例。艾滋病病毒感染者和病人主要集中在 25～34 岁,这一年龄段也是性活跃的主要阶段。15 岁以下的艾滋病感染者最少,主要是通过母婴传播感染艾滋病。

对武汉市艾滋病病毒感染者和病人年龄进行分析发现,近 5 年来 60 岁及以上老年人和 15～24 岁青年学生感染人数逐步增加,60 岁及以上老年人以异性传播为主,15～24 岁青年学生以同性传播为主。

2. 性别特征

在武汉市常住居民中检测出的 7364 例艾滋病病例中,男性 6629 例,女性 735 例,男女性别比为 9∶1。近几年武汉市经性传播感染艾滋病的比例高达 99.9%,其中男性同性性传播占 62.1%。一方面,在现实环境中,社会对男同人群存在不同程度的心理漠视或歧视,导致其心理自卑和性行为放纵,性活动呈现出隐秘性和即时享乐倾向。另一方面,男同人群的交友方式由主要的"首属群体"(指人际间由亲密且长久的关系形成的社会群体)向"次属群体"(指人际间由非亲密且短暂的关系构成的社会群体)集中转变,促进了"群 P"或"快餐"行为的出现。① 此外,在发生性行为过程中不注重使用安全套等原因,导致男性感染艾滋病人数占武汉市总感染人数的九成。

3. 职业情况

现住址为武汉市的 7364 例常住居民艾滋病病毒感染者和病人中,家政、家务及待业人员和商业服务人员是报告病例数最高的两个职业,其中,家政、家务及待业人员2149 例,占感染总人数的 29.2%;商业服务人员 1797 例,占 24.4%;离退休人员 691例,占 9.4%;学生 602 例,占 8.2%;工人 519 例,占 7.0%;干部职员 323 例,占 4.4%;农民 287 例,占 3.9%;其他职业分散分布。

4. 文化程度

现住址为武汉市的 7364 例常住居民艾滋病病毒感染者和病人中,大专及以上学历 3197 例,占感染总人数的 43.4%;高中或中专 1976 例,占 26.8%;初中 1603 例,占21.8%;小学 466 例,占 6.3%;文盲 116 例,占 1.6%;不详 6 例,占 0.1%。艾滋病感

---

① 岑平,王永.男男性行为人群艾滋病感染的影响因素研究进展[J].中国热带医学,2018,18(12):1269-1272.

染者中,高学历人群占了相当大的比例。对于高学历人群而言,使用、利用互联网等新媒体的频率相对于较低文化程度者要高,一些新媒体交友软件为艾滋病传播和蔓延提供了较为便捷的方式和途径,可能导致高学历人群感染艾滋病的概率增大。[①]

(三)武汉市艾滋病疫情传播途径特征

艾滋病传播途径多样且社会影响因素复杂。为了更好地掌握艾滋病防控措施的方向和防控工作的重点,正确认识武汉市艾滋病传播的主要特征和方式,课题组收集有关艾滋病疫情数据并对比分析各种传播感染途径的艾滋病病例,为艾滋病疫情精准防控提供可参考依据。

1. 感染途径构成

现住址为武汉市的 7364 例常住居民艾滋病病毒感染者和病人中,异性传播 2651例,占感染总人数的 36.0%;同性传播 4493 例,占 61.0%;注射毒品传播 154 例,占 2.1%;输血/血制品传播 30 例,占 0.4%;采血(浆)传播 16 例,占 0.2%;母婴传播 9例,占 0.1%;不详 11 例,占 0.1%。武汉市实施临床用血核酸检测全覆盖和戒毒药物维持治疗项目后,大大降低了艾滋病通过血液途径传播的风险。自 2004 年武汉市实施预防艾滋病母婴传播工作全覆盖以来,通过母婴传播感染艾滋病的风险降至较低水平。

2. 传播途径变化趋势

2007 年是武汉市艾滋病传播途径变化的转折点,武汉市艾滋病由注射吸毒和异性性行为传播为主转变为以男性同性性行为和异性性行为传播为主。其中异性性行为传播的比例历年基本保持平稳,而男性同性性行为传播上升趋势非常明显。截至 2020年,性接触传播是武汉市艾滋病新报告病例的主要传播途径,且以男性同性性行为传播为主。在 2020 年新报告病例中,经性传播占比 99.9%,其中男性同性性行为传播占62.1%。

武汉市自 2010 年起每年新报告经性途径传播感染艾滋病病例占当年新报告总病例数的 90% 以上。因此,性传播成为武汉市艾滋病传播的主要途径。但相较于其他感染途径,艾滋病通过性传播的方式更具有隐蔽性(例如性交易平台的网络化等),而且随着时代的发展,人们的观念也发生着巨大改变,婚前和婚外性行为、多性伴现象逐渐增多,这在一定程度上增加了人们经性行为感染艾滋病的风险。目前这种由既往可以通过强力的法律法规和干预手段控制的且仅局限于部分人群的传播途径转变到主要依靠道德规范约束却涉及更广泛人群的经性途径(异性和同性、商业和非商业)传播的状况,给艾滋病防治工作带来了挑战。

---

① 薛黎坚,唐琴芳,程小平,杨凯,施健,陈权.高学历人群艾滋病疫情流行病学研究[J].中国基层医药,2019(13):1620-1622.

通过对男性同性性行为传播途径的深入研究发现，自 2007 年起报告人数增长趋势明显，并在 2011 年之后感染比例居高不下。截至 2020 年 12 月 31 日，按现住址统计，武汉市累计报告经男性同性性行为感染艾滋病病例 4493 例，其中初中文化程度 619 例，占 13.8%；大专及以上 2563 例，占 57.0%；高中或中专 1178 例，占 26.2%；小学 115 例，占 2.6%；文盲 18 例，占 0.4%。

在按现住址统计的武汉市经男性同性性行为感染艾滋病病例中，年龄最小的 14 岁，最大的 87 岁，年龄中位数为 29 岁。

武汉市经性传播感染艾滋病病例中除了男性同性性行为者外，异性性途径感染艾滋病的人数也占有较大的比例且感染人数常年处于平稳态势。自 2014 年起，"传染病报告卡艾滋病性病附卡"中的异性性接触史开始区分商业和非商业性行为。商业性传播是指通过金钱交易换取异性性服务所导致的艾滋病传播，而非商业性传播是指配偶或固定性伴、临时性伴间异性性行为导致的艾滋病传播且排除商业性行为的可能。在 2015 至 2019 年期间，累计报告 1493 例异性性途径感染的艾滋病病例，其中 1041 例有非商业异性性接触史，390 例有商业异性性接触史，62 例同时有商业和非商业异性性接触史。商业和非商业异性性接触史病例均以男性为主，且商业异性性接触史病例中男性比例高于非商业异性性接触史病例中男性比例。非商业异性性接触史病例中，15～24 岁和 65 岁及以上男性病例占比最高。男性异性传播以非婚性行为为主（含商业和非商业），25～34 岁及 55 岁以上病例较多；女性以非婚非商业性行为和配偶/固定性伴传播为主，病例报告较多的年龄段为 45～64 岁。

三、成效显著：武汉市艾滋病疫情总体呈现低流行水平

截至 2020 年 12 月 31 日，武汉市常住居民累计报告艾滋病病毒感染者和病人 7364 例，其中现存活 6525 例，报告死亡 839 例，死亡比例为 11.39%。2020 年武汉市报告全人群感染率为 5.82‰，低于全国平均水平。

近年来，武汉市艾滋病防治工作进一步完善了防治体系和相关机制，强化了政府、部门、社会、个人的"四方责任"[1]，具体措施如下：一是最大限度扩大检测范围，持续推进抗病毒治疗广覆盖并提升治疗效果；二是加强艾滋病性病监测和高风险人群行为干预；三是为感染者/病人提供救助和关怀；四是对重点人群和大众人群开展针对性宣传教育。近年来，武汉市艾滋病防治工作稳步推进，年度报告病例数增幅趋缓，艾滋病经输血传播基本阻断，注射吸毒和母婴传播途径得到了有效控制，武汉市整体艾滋病疫情持续控制在低流行水平，全市艾滋病防治工作取得显著成效。

---

[1]　掌桥科研.世界艾滋病日 | 了解"艾"，拥抱爱！[J].临床研究,2021,29(01):129.

(一)年度报告病例数增幅趋缓

武汉市年度新报告艾滋病病例虽然逐年增长,但增幅逐步下降。以近五年为例(由于 2020 年武汉遭受新冠疫情,检测人数受到影响,故 2020 年不在分析对比之列),2016 与 2017 年武汉市分别新报告艾滋病病例 789、832 例,较 2015、2016 年同期增长了 9.89%、5.45%。而 2018、2019 年新报告病例数较上一年同期增速分别为 5.29%、1.71%。近五年增幅从 2016 年的 9.89%逐步下降到 2019 年的 1.71%。

武汉市扩大了检测范围,近五年全人群检测数不断扩大。2016 年完成全年高危人群艾滋病检测 6.78 万人次,2019 年完成全年高危人群艾滋病检测 7.80 万人次,五年内每年都完成了 6 万人次以上的检测。

(二)全人群感染率处于低流行水平

截至 2020 年 12 月底,武汉市累计报告艾滋病病毒感染者和病人现存活 6525 例,死亡 839 例,全区域人群的艾滋病感染率维持在较低水平。2020 年武汉市报告全人群感染率为 5.82‰。哨点监测显示武汉市艾滋病高危人群感染率维持在相对稳定的较低水平。

(三)抗病毒治疗稳步推进

艾滋病感染者如果及时被发现,通过长期规范的抗病毒治疗能提高其生存质量,延长寿命,降低死亡率。[①] 接受抗病毒治疗的时间越早,艾滋病感染者的基线 CD_4^+T 淋巴细胞计数越高,人体免疫系统重建的可能性就越大,机会性感染的概率也会减小,患者生存质量将大大提高。艾滋病正逐渐由一种病死率较高的严重传染病转变为一种可防可控的慢性病。[②] 抗病毒治疗药物的出现大大抑制了患者体内的艾滋病病毒的复制。艾滋病抗病毒治疗现在也已迈入整合酶单片剂时代。规范的抗逆转录病毒药物治疗可使患者体内的病毒载量降低到较低的水平,可帮助他们重建免疫功能并恢复机体的抗感染能力[③],从而降低艾滋病的发病率和传播风险。

武汉市严格落实国家"四免一关怀"政策,践行"发现即治疗"的策略,艾滋病病毒感染者和病人接受抗病毒治疗人数和接受治疗比例不断提升。武汉市自 2004 年开展

---

① 刘思宇,陈晓红.中国部分地区人类免疫缺陷病毒感染者/艾滋病患者合并感染 HBV 或/和 HCV 的研究进展[J].中国病毒病杂志,2020,10(03):213-218.

② 黄灿,朱晓虹.我院艾滋病门诊患者抗逆转录病毒药物知识水平现状及药学服务需求调查[J].中国临床药学杂志,2021,30(01):25-29.

③ Crum N F, Riffenburgh R H, Wegner S, et al. Comparisons of causes of death and mortality rates among HIV-infected persons: analysis of the pre-, early, and late HAART (highly active antiretroviral therapy) eras[J]. Journal of Acquired Immune Deficiency Syndromes, 2006, 41:194-200.

免费抗病毒治疗以来，抗病毒治疗覆盖率不断扩大。2010 年武汉市全市累计接受抗病毒治疗人数为 200 人，到 2020 年，存活的 6525 例 HIV/AIDS 中有 6107 例正在接受抗病毒治疗，占比达 93.59%。截至 2020 年 12 月，武汉市已累计为 6950 例成人和儿童 HIV/AIDS 提供了免费艾滋病抗病毒药物治疗。

武汉市艾防部门践行"早发现和早治疗"原则，全市艾滋病感染者抗病毒治疗覆盖率稳步上升，而病人年病死率（按全死因统计）稳步下降，受艾滋病影响人群的生活质量不断提高。

（四）血液和母婴传播得到有效控制

2005 年以前艾滋病主要以血液传播为主，因此控制血液传播也是武汉市艾滋病防治工作的重中之重。武汉市通过完善采供血机构实验室质量控制体系，实现血液中心 RNA 核酸检测、临床用血艾滋病病毒核酸检测全覆盖[①]，艾滋病输血传播基本得到阻断。

阻断艾滋病母婴传播，不仅是政府防治艾滋病工作的重要组成部分，也是保障母婴健康、维护社会稳定的大事。在武汉市卫生健康委员会的组织领导以及市、区各级妇幼保健工作者的共同努力下，武汉市预防艾滋病母婴传播网络体系日趋完善，全面落实为早期孕产妇提供艾滋病检测服务，为感染艾滋病孕产妇及所生婴儿提供阻断用药、安全分娩、人工喂养及监测、随访、转介等综合干预服务措施，实现了预防艾滋病母婴传播相关工作的全覆盖。

通过共用针具注射吸毒是艾滋病传播的主要途径之一，而美沙酮社区维持治疗可以控制海洛因成瘾者毒品滥用，减少共用针具注射吸毒高危行为，预防艾滋病在吸毒人群中传播。武汉市于 2006 年启动戒毒药物维持治疗工作，通过逐步扩充门诊数量，扩大治疗人数，加强对戒毒药物维持治疗机构的管理和能力建设等工作，逐步控制了社区吸毒人群的规模，在一定程度上抑制了吸毒人群艾滋病传播风险。截至 2020 年底，武汉市累计入组美沙酮维持治疗 17 562 人，约占在册吸毒人数的 43.9%。2020 年，武汉市戒毒药物维持治疗日均服药治疗人数 2781 人，保持率达到 87.51%；武汉市常住居民新报告的艾滋病感染者中，注射吸毒 1 例，仅占 0.1%。

从整体防控的角度来看，武汉市经输血及使用血制品传播病例基本实现零报告，母婴传播和经共用针具注射吸毒传播也得到有效控制。截至 2020 年底累计报告现住址为武汉市的 7364 例常住居民 HIV/AIDS 中，注射毒品传播 154 例，占 2.1%；输血/血制品传播 30 例，占 0.4%；采血（浆）传播 16 例，占 0.2%；母婴传播 9 例，占 0.1%。

---

① 国务院办公厅. 国务院办公厅关于印发中国遏制与防治艾滋病"十二五"行动计划的通知[J]. 中华人民共和国国务院公报，2012(07)：7-14.

(五)检测范围持续扩大

截至 2019 年,中国仍有约三分之一的 HIV 感染者尚未被诊断发现[①],检测是知晓 HIV 感染状况的唯一途径,因此检测发现也是艾防工作的重点[②]。在 HIV 感染的早期进行检测对于提高抗病毒治疗效果和阻止艾滋病二代传播非常重要,艾滋病患者可通过检测获得及时的治疗,能够取得抗病毒治疗的最大成效比。[③] 因此,武汉市疾病预防控制中心进一步完善检测策略,健全艾滋病检测实验室网络,重点加强社会组织参与男性同性性行为人群检测、医疗机构医务人员针对性病就诊者主动提供检测(PITC)、社区卫生服务中心(乡镇卫生院)针对重点人群(青年学生、流动人口和老年人群)提供检测,并利用新媒体,探索开展艾滋病互联网线上干预、自我风险评估和自我检测服务,最大限度发现和治疗艾滋病感染者。在疫情呈现"两头翘"的新特征背景下,武汉市疾病预防控制中心不断加强青年学生、老年人、流动人口等重点人群的检测,2017 年至 2020 年期间完成重点人群艾滋病检测近 80 万人次。

截至 2020 年,武汉市共有取得艾滋病检测资质的实验室 289 家,VCT 门诊 28 家。武汉市大部分区级以上医疗机构、妇幼保健机构、疾病预防控制机构均具备检测能力,部分社区卫生服务机构和乡镇卫生院也具备快速检测能力,检测对象基本覆盖了全市重点地区以及各类高危人群和重点人群。

(六)综合防治进一步完善

艾滋病防治是一项复杂的社会系统工程。为了应对艾滋病的挑战,有效地控制艾滋病的流行和蔓延,探索符合各地方实际的艾滋病综合防治工作机制,2003 年中国启动了艾滋病综合防治示范工作区创建工作。2014 年和 2019 年武汉市分别被国家卫生计生委和国务院防治艾滋病工作委员会办公室确定为第三轮和第四轮全国艾滋病综合防治示范区。武汉市在建设艾滋病综合防治示范区时,广泛吸取各地的经验教训,在高危人群干预检测、医防结合、非职业暴露后预防用药、预防艾滋病志愿服务、防艾宣传、社会组织参与、模式创新等方面进行了卓有成效的探索和实践。

一是加强组织管理体系,健全综合防治机制。

武汉市成立了艾滋病综合防治示范区领导小组,开展定期会议以落实政府各成员单位职责和任务,做到组织到位、管理到位、投入到位、保障到位、措施到位。

二是持续开展专业人员职业能力培训工作。

---

① 吴尊友.中国特色的艾滋病防治策略[J].中华疾病控制杂志,2019,23(08):885-889.
② 张渝婧,赵海鸣,黄晓枫,姚卫,李静,曹文萍,雷利,郭家勋,宋国英.2016—2018年成都市某综合性医院 HIV 抗体检测结果分析[J].中华疾病控制杂志,2020,24(08):977-980.
③ 汤后林,毛宇嵘.HIV 感染者检测晚的原因、影响及其对策的研究进展[J].中华预防医学杂志,2010(11):1049-1051.

武汉市根据实际,一方面建立健全了艾滋病检测实验室,将 VCT 门诊、戒毒药物维持治疗机构等纳入检测体系;另一方面促进了疾控中心、医疗机构与社会组织协同配合,实现了开展艾滋病防治宣传教育、高危人群干预、艾滋病病毒感染者/病人随访管理、抗病毒治疗齐抓共管的工作局面。

三是组织形式多样的艾滋病防控宣传活动。

2015 年至 2020 年,武汉市疾病预防控制中心联合武汉青年志愿者协会开展青年学生防艾志愿服务项目;2020 年开展公共场所宣传,在地铁、小区电梯投放防治艾滋病公益广告牌和科普视频;2020 年开展新媒体宣传,原创防艾手绘条漫两幅,在健康武汉、武汉疾控等 24 家微信公众号发布,总阅读量超 16 万次,8 个中央级新闻网站、9 个新闻门户网站、19 个垂直媒体、5 个新闻客户端及自媒体共计 41 个网站线上报道。

四是推进艾滋病防治领域的创新模式研究。

为了提高艾滋病防治能力,武汉市不仅增加资金投入以购置现代化设备,还创新探索了防艾新模式。其中武汉市疾病预防控制中心总结的《武汉市男男性行为人群医防结合艾滋病防治新模式探索》《湖北武汉高校青年志愿者参与防艾宣传工作机制探索》《武汉市艾滋病非职业暴露后预防用药模式探索》等三篇创新模式探索材料入选第三轮全国示范区经验交流汇编材料,武汉市是湖北省唯一入选全国示范区汇编材料的地区。武汉市 2017 和 2018 年连续两年分别被湖北省防治艾滋病工作委员会办公室和湖北省卫健委评为全省优秀示范区。

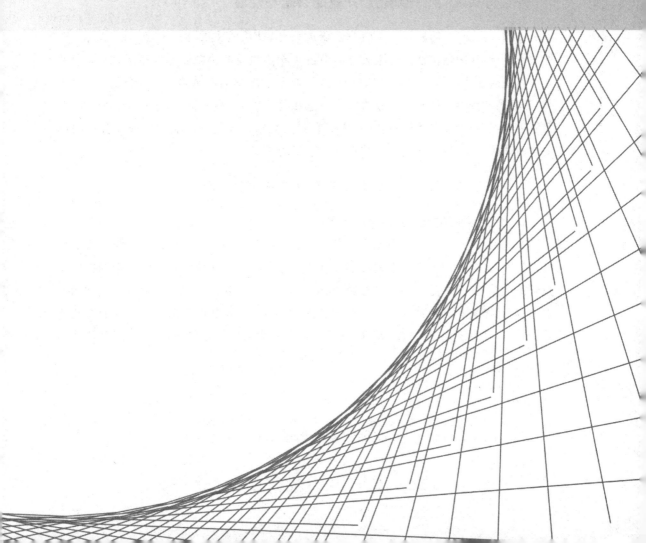

第二章 防艾"新套路"：娱乐场所100%推广使用安全套

从武汉市艾滋病疫情发展的输入潜伏期到扩散增长期,再到稳定控制期,我们看到了艾滋病防控治理手段的变化与进步。本章将要介绍的"娱乐场所100％安全套使用试点项目"就是武汉市艾滋病疫情进入扩散增长期的一个重要的干预尝试,它对武汉市艾滋病防控的总体遏制具有里程碑式的意义。所谓100％,是指娱乐场所干预覆盖率达到100％,目标人群干预覆盖率达到100％,目标人群安全套使用率达到100％。由世界卫生组织倡导,在国家卫生部的支持下,中国"娱乐场所100％使用安全套项目"最早于2001年在武汉黄陂与江苏靖江两地同时展开,在试点项目实施与推广期间,还历经了2003年的"非典"疫情。疫情暴露出了中国卫生体制内部的许多不足,从而掀起了各界对中国防治重大传染性疾病问题的讨论,这在某种程度上也对"娱乐场所100％安全套使用试点项目"的推广起到了推波助澜的作用。随着武汉黄陂试点的成功,"娱乐场所100％安全套使用试点项目"开始作为一种"武汉模式"在全国推广,时任国务院副总理吴仪在2004年全国艾滋病防治工作会议上对"武汉模式"予以高度肯定,随后卫生部等六部委共同印发《关于预防艾滋病推广使用安全套(避孕套)的实施意见》[1],"武汉模式"由此向全省及全国推广开来。

一、"方兴未艾":"性服务"产业的兴起与发展

"100％安全套"的故事要从商业性服务讲起,艾滋病主要通过血液、性、母婴这三种途径传播,其中性传播在艾滋病感染中占了相当重要的位置。数据显示,20世纪末全世界通过异性性接触感染艾滋病的感染者占全部艾滋病感染者的70％[2],由此可见,艾滋病的传播与性服务行业的发展息息相关。因此,在介绍"娱乐场所100％安全套使用试点项目"的具体运转之前,我们有必要介绍世界"性"产业的发展及其相关的艾滋病预防干预经验,使大家对其有一个宏观的认识。

(一)世界"性"产业的发展及其干预措施探索

1."性"产业的发展与艾滋病的传播

在人类历史上,"性"行为无论在哪个国家都曾经是一件不可在公共空间言说的事情,但"性"又是我们人类生存发展中不可缺少的东西。最开始"性"作为一个纯粹的生理学的概念,更多的是以一种自然的、人类原始需求的"姿态"出现,但随着人类文明发展,"性"逐渐被社会化并被赋予了更多的文化意义,于是由此衍生出了相关的文化规范、伦理以及社会制度。"性"在其自然性、生理性的基础上慢慢地被社会化、资本货币

---

① 《关于预防艾滋病推广使用安全套(避孕套)的实施意见》(卫疾控发〔2004〕248号)。
② 张孔来,左群.商业性行为与艾滋病的传播[J].基础医学与临床,2001(01):19-23.

化、消费化，"性"产业也就由此而生。性产业（色情行业）①是一个直接或间接提供与性相关的产品及服务的行业，该行业涉及与性相关的消遣活动，比如卖淫，流通色情产品、性玩具等，其中卖淫是该行业的重要组成部分。卖淫和妓院的经营在一些国家是非法的，但在另一些国家是合法的，即便是卖淫合法化的国家，也会给其设置诸多限制，比如禁止强迫卖淫、儿童参与等。但性交易场所（合法或非法）是无处不在的，并逐渐形成了具有系统规范的庞大产业链条，甚至在个别地区已经成了支柱性产业，这些地区通常被称为"红灯区"②。在一些国家，提供性服务的场所往往聚集在军事基地附近，比如19世纪的英国军港 Portsmouth 就带动了当地色情业的蓬勃发展，而都柏林的蒙托红灯区也是当时欧洲最大的性产业集聚地之一。到了20世纪90年代初，菲律宾的美国军事基地附近出现了规模较大的红灯区，20世纪70年代泰国曼谷芭堤雅市臭名昭著的 Patpong 红灯区也是因为在美军基地附近而发展起来的。由于经济、政治的原因，卖淫在亚洲极为普遍③，尤其是在印度尼西亚、马来西亚、菲律宾和泰国等东南亚地区，这些地区的妇女因为战争、贫困等原因失去制造业或其他行业的工作，为了维持家庭生活而被迫参与性服务行业，这些国家的性产业也因此逐渐发展成为其支柱性产业。与此同时，大多数的东南亚国家因为经济原因对性产业的态度一直比较宽容，这导致了这些地区的色情服务泛滥成灾，成为世界性产业的温床，这些地区性服务行业的顾客很大一部分来自北美或欧洲。

性产业蓬勃发展的同时，相伴而生的是各种各样的社会问题，性病、艾滋病的广泛传播就是其中之一。20世纪90年代，在全球所有的艾滋病患者当中，异性性行为传播占了70%，是当时世界上最主要的传播方式之一。④ 2000年，全世界因感染艾滋病而死亡的人数高达2000万，其中撒哈拉以南的非洲是最严重的地区。此外，印度在1998年就有350万人感染艾滋病，当时泰国也是艾滋病感染率快速增加的国家之一，在20世纪80年代中期艾滋病就在泰国的吸毒者、性工作者中开始流行。⑤ 有调查显示，70%的泰国北部青年以平均每年3次及以上的频次与女性性工作者交易，当时亚洲的艾滋病高发国家中，女性性工作者的感染率一直维持在很高的水平，在柬埔寨的许多地区，女性性工作者的感染率已经超过50%。⑥ 由此可见，艾滋病的性传播与商业性

---

① 维基百科：性产业[EB/OL]. https://en. m. wikipedia. org/wiki/Sex_industry. 最后访问时间：2021-02-12.

② 红灯区（red-light district）：该词首次出现于19世纪90年代的美国，当时妓女会将红色的灯放在窗前，借此吸引过客，现指一个以卖淫为主的地区。

③ Sex industry assuming massive proportions in Southeast Asia[EB/OL]. (1998-08-19). http://www.ilo. org/global/about-the-ilo/newsroom/news/WCMS_007994/lang--en/index. htm. 最后访问时间：2021-02-13.

④ Anno W D. Social, cultural and political aspects[J]. AIDS, 1998,12(suppl A):189-190.

⑤ Anon. 2001年全球 HIV 和艾滋病流行情况[J]. 国外医药(抗生素分册), 2001(06):285-286.

⑥ Mills S, Saidel T, Bennett A, et al. HIV risk behavioral surveillance: a methodology for monitoring behavioral trends[J]. AIDS, 1998(12):153-159.

行为即性服务行业的发展密切相关。

2. 泰国的 100％安全套推广使用预防干预经验

艾滋病在亚洲国家迅速传播的主要原因之一是商业性行为,因此有必要采取有效的干预措施来遏制艾滋病经性途径传播,其中娱乐场所 100％安全套使用项目就是干预措施中最为重要的方法之一。许多国家的艾滋病预防控制方案并未取得显著效果,原因之一是未能减少高危人群发生艾滋病相关的高危行为,这导致艾滋病在一些国家大规模流行。许多国家的政府为了遏制艾滋病的商业性传播,开始采取行动,试图消除商业性服务[①],然而迄今为止没有任何一个国家达成预期目标,于是娱乐场所 100％安全套使用项目作为替代方案应时而出。

娱乐场所 100％安全套使用项目于 1989 年 11 月在泰国中部的 Ratchaburi 省启动,并慢慢扩展到附近的省份,1991 年 8 月开始在全国范围内推广实施。该项目的主要做法是通过地方政府部门间的合作,以及政府与性企业主和性工作者之间的合作,在所有类型的性服务场所中推广"No condom, No sex"(没有避孕套就没有性行为)的理念。为了贯彻这一理念,泰国采取了成立性工作者自助小组、同伴教育、当地政府发放会员卡等多种办法。当性工作者在工作时能够拒绝不戴套的性行为时,她/他们就有了保护自身健康的自主权。该项目背后的工作思路与原则是解决性工作者的脆弱性问题,项目旨在赋予性工作者自主的权力,即减少嫖客的权力,这样一来就创造了一种"垄断"环境,使所有的与"性"相关的服务场所都需要使用安全套。在这种情境下,顾客别无选择,因为所有的性服务场所都是同样的规定——"No condom, No sex"。在泰国实施了该项目之后,当地的性工作者工作时的安全套使用率从 1989 年的 14％增加到 1992 年以来的 90％以上,2000 年至 2006 年间,泰国的性病发病率从 40 万例/年减少到 1.5 万例/年以下。[②] 1990 年,一个独立研究小组对该项目进行评估,评估报告显示泰国娱乐场所 100％安全套使用项目的实施使将近 200 万人免受艾滋病的感染[③],有效控制了艾滋病的传播与蔓延,娱乐场所 100％安全套使用项目在泰国取得了显著成效。

娱乐场所 100％安全套使用项目自 1989 年筹划以来,首先在泰国试点实施,总结出了一系列经验后逐渐推广到柬埔寨、菲律宾、越南、中国、缅甸、蒙古和老挝等国,各个国家的项目方案又因各自的具体国情不同而有所区别,特别是中国。中国不论是在意识形态、国家组织架构、社会文化、经济结构还是人口结构等方面,都与泰国有较大

---

① World Health Organization Regional Office for the Western Pacific. Sex Work in Asia(2001)[R]. Manila: WHO WPRO, 2001.

② Rojanapithayakorn W. The 100％ Condom Use Programme in Asia[J]. Reproductive Health Matters, 2006,14(28):41-52.

③ Rojanapithayakorn W. The 100％ Condom Use Programme in Asia[J]. Reproductive Health Matters, 2006,14(28):41-52.

差别,因此在学习泰国娱乐场所100％安全套使用项目经验的基础上,逐渐在实践中探索出了具有本土特色的"武汉模式"。

(二)中国"性"产业发展与艾滋病的传播

1. 世纪之交中国"性"产业的发展状况

1949年中华人民共和国成立初期,"卖淫嫖娼"被视作私有制剥削的产物,不论从社会伦理道德还是从现实层面来看,都是为人所不齿的,政府相关部门开始采取一系列的行动来取缔"性"产业,并于1960年初完成。但随着社会的发展,尤其是1980年改革开放之后,社会经济结构、人们的生产生活方式与价值观念都发生了巨大的变化,在市场经济快速发展的同时,"性"产业也开始死灰复燃,在一些"黑色"区域蔓延开来,成为全社会关注的社会问题之一。据公安部门统计,1984年全国查处卖淫嫖娼12 281人次,1993年增加到了24.6万人次。[①] 2001年全国已建成卖淫嫖娼收容所[②] 183个,收容教育卖淫嫖娼人员30万人,同时相关人员表示卖淫嫖娼活动往往在"地下"进行,具有隐蔽性与迷惑性,所以官方抓捕记录在案的人员只是该群体的一部分。同时,参与卖淫嫖娼的人群结构复杂,从无业游民、农民、工人到公司白领、公职人员均有涉及,并且一些固定娱乐场所中的成员大多来自社会底层。20世纪末,卖淫嫖娼活动发展快速,有逐渐公开化的趋势,这类活动在沿海开放城市和部分内陆地区较为严重,发生的场所主要集中在宾馆、饭店、公共浴池、桑拿房、路边发廊等娱乐场所。同时,卖淫嫖娼活动出于安全性的需要,往往具有组织化的倾向,当时的中国"性"产业已经具有比较成熟的体系与运行机制。

2. 中国及武汉市艾滋病性传播流行形势

中国自1985年报告首例艾滋病以来,艾滋病流行经过传入期与扩散期后,于1995年进入了快速增长时期。中国卫生部1995—1998年的艾滋病哨点监测报告显示,暗娼人群的感染率为0％～4.5％,呈现出总体低流行但持续上升的趋势,波及范围也不断扩大。[③] 据中国卫生部报告,截至2000年底,全国累计HIV感染人数达22 517例,其中艾滋病病例880例。[④] 2002年底,中国艾滋病感染趋势开始从高危人群通过性途径向普通人群蔓延(见图2-1)。2004年国务院防治艾滋病工作委员会办公室、联合国艾滋病中国专题组、联合国艾滋病规划署等对中国艾滋病疫情评估显示:截至2003年

① 魏善波.100％安全套使用项目对降低我国艾滋病性病传播的作用及其可行性研究[D].武汉:华中科技大学,2006.

② 1993年9月4日,中华人民共和国国务院令第127号《卖淫嫖娼人员收容教育办法》开始执行,2020年3月27日,根据中华人民共和国国务院令第726号,《卖淫嫖娼人员收容教育办法》予以废止。

③ 全国艾滋病哨点监测协作组.1995—1998年中国艾滋病哨点监测[J].中国艾滋病性病,2000(04):242.

④ 卫生部疾病控制司二处,卫生部艾滋病预防与控制中心.2000年全国艾滋病疫情简介[A/OL].(2001-11-29).http://www.cctv.com/special/289/1/25886.html.最后访问日期:2021-3-13.

12月,中国现存艾滋病感染者和病人约84万例,感染率为0.07%,异性传播的人群占19.8%(其中暗娼占4%,男性性病门诊就诊者占2.1%)。[①] 2005年卫生部、联合国艾滋病规划署、世卫组织对中国艾滋病疫情评估显示:中国现有艾滋病病毒感染者和病人65万人,感染率为0.05%,其中暗娼和嫖客的感染人数为12.7万人,占该人群评估总数的19.6%。[②] 上述数据说明,暗娼群体作为艾滋病的高危人群,其感染率的变化与中国商业性服务的发展密切相关,中国艾滋病的形势已经比较严峻,急需采取相应的干预措施来进行有效防治。

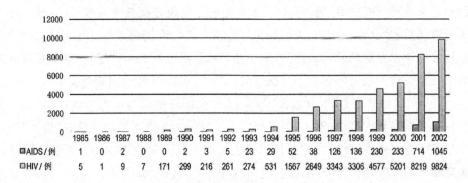

	1985	1986	1987	1988	1989	1990	1991	1992	1993	1994	1995	1996	1997	1998	1999	2000	2001	2002
■AIDS/例	1	0	2	0	0	2	3	5	23	29	52	38	126	136	230	233	714	1045
□HIV/例	5	1	9	7	171	299	216	261	274	531	1567	2649	3343	3306	4577	5201	8219	9824

图 2-1   中国艾滋病病毒感染者和病人报告数(1985—2002)

武汉市性病监测资料表明,2000年武汉市共报告6377例性病病人,其中非淋30.97%,淋病30.31%,衣原体感染25.83%,梅毒9.64%,2000年与1995年相比,性病疫情上升了272.7%[③]。1999年11月至12月,武汉市曾对29家娱乐场所的女性工作者展开调查,其中有57.2%的人表示提供商业性服务,有51.7%的人表示坚持使用安全套,33.3%的人表示很少或从不使用。[④] 从全国艾滋病流行形势来看,武汉市艾滋病疫情状况并不特殊,但武汉在艾滋病防治工作上一直有着敢为人先的创新精神,并且带有极强的人文关怀,武汉积极参与第一批赴泰国、柬埔寨的交流访问,也缘于此。武汉市于2000年获得卫生部批准,由世界卫生组织提供资金和技术支持,在全国率先开展了娱乐场所100%安全套使用试点项目。

---

①　中华人民共和国卫生部,联合国艾滋病中国专题组及联合国艾滋病规划署九个发起组织.中国艾滋病防治联合评估报告[R].北京:中华人民共和国卫生部,中国疾病预防控制中心性病艾滋病预防控制中心,联合国艾滋病规划署驻华办事处,2003.

②　中华人民共和国卫生部,联合国艾滋病规划署,世界卫生组织.2005年中国艾滋病疫情与防治工作进展[R].北京:中国疾病预防控制中心性病艾滋病预防控制中心,2005.

③　魏善波.100%安全套使用项目对降低我国艾滋病性病传播的作用及其可行性研究[D].武汉:华中科技大学,2006.

④　Wei S B, Chen Z D, Zhou W, et al. A study of commercial sex and HIV/STD-related risk factors among hospitality girls in entertainment establishments in Wuhan[J]. China Sexual Health 2004;1(3):141-144.

二、商业性传播："流莺"成为艾滋病疫情扩散的"桥梁群体"

通过上文的背景介绍与数据分析，我们对 20 世纪末 21 世纪初的"性"产业发展状况，以及国内外艾滋病的流行形势有了初步的了解。从中可以看出，当时中国艾滋病的传播途径虽然还是以注射吸毒传播为主，但通过暗娼、商业性行为等性途径感染的人数正呈持续上升趋势，女性感染者比例也有大幅增加，部分地区的感染率超过1％。[①] 商业性行为传播已成为艾滋病传播的一个重要途径，而参与商业性行为的女性性工作者成为"链接"艾滋病感染者与普通大众的重要"桥梁"，是防治工作中需要重点关注的高危人群。

（一）身处高危"结构洞"中的暗娼人群

在中国古代，娼[②]妓[③]指的是为男性提供娱乐服务的两类人群，之后经常合用，用来指代为男性提供性服务的人群，具有性交易行为的商业属性特征，即上文提到的"性"产业的主要参与人员。由于中华人民共和国成立以来禁止卖淫嫖娼活动，娼妓在中国通常以"隐性"的方式进行"地下"交易，又称为"暗娼"。改革开放之后市场经济快速发展，暗娼的卖淫活动在一些沿海开放城市呈现出蔓延扩展的趋势，暗娼人群在"隐性"与"显性"、"合法"与"非法"间徘徊。暗娼人群当中也会划分多种等级，大多数暗娼来自社会底层的贫困人口，知识文化水平整体较低[④]，具有多重边缘属性，属于典型的社会边缘人群，在科学研究和预防干预中多称作女性性工作者（female sex workers，FSWs）。女性性工作者群体往往呈现知识文化水平较低、社会流动性较大等特征，在其社会互动过程中有一人对接多个嫖客或有一个固定性伴侣[⑤]的情况。在现实社会中，多个嫖客之间本不会有交集，但如果嫖客 A 身上携带有艾滋病病毒，与女性性工作者 B 发生关系后传染给她，那么女性性工作者 B 将成为一个链接 A 与其他嫖客的"病毒"桥梁，同时这些嫖客也会将病毒传染给自己的家人或其他性工作者；此时如果 B 还有一位固定性伴 C，就又会将病毒传染给 C 并通过其传染给其他性工作者（见图 2-2）。

---

① 国务院防治艾滋病工作委员会办公室，联合国艾滋病中国专题组. 中国艾滋病防治联合评估报告（2004）[R]. 北京：国务院防治艾滋病工作委员会办公室，联合国艾滋病中国专题组，2004.

② "娼"本作"倡"，又称"俳"，释为"戏"，指的是那些擅长歌舞的乐人，有男有女。"昌"的本意为喧闹的街市。"女"和"昌"联合起来表示"站街女"，即为获取钱财在大街上揽客，以提供性服务为生的女子。

③ 在古代，"妓"的职业地位高于"娼"，直接受过训练，具备琴棋书画等技能，供男性取乐的年轻女子。现代常将"娼""妓"合用，不做区别，亦称"妓女"。

④ 兰林友. 小姐群体特征与艾滋病防治：趋势、挑战及对策[J]. 中国农业大学学报（社会科学版），2010，27（03）：80-94.

⑤ 一些性工作者渴望能有依靠、有"家"和"爱"，因此有些人会有固定的性伴，通常还会将自己所获得的报酬和其他财产交予性伴，"供养"性伴以维持关联。但这类固定性伴常常也是社会游手好闲、好赌好毒人士，还会同时找多个性工作者"供养"自己，汲取财物。（潘绥铭. 存在与荒谬：中国地下"性产业"考察[M]. 北京：群言出版社，1999：163.）

从社会网络视角看,B就处在社会网络中"结构洞"的位置上。"结构洞"指的是"社会网络中的某个或某些个体和有些个体发生直接联系,但与其他个体不发生直接联系,即无直接关系或关系间断,从整个交往结构上看好像是出现了一个空洞"①,它是非重复关系的结点。某个体在人际关系网络中所占据的结构洞越多,则该个体在人际网络中的地位就越重要。

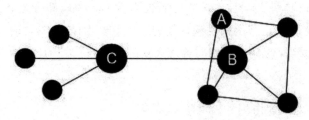

图 2-2 "结构洞"示意图

由此可见,女性性工作者 B 在艾滋病病毒传播中起到了关键性的作用,这类人群既是加害者又是受害者。而在现实社会中,处于底层的低档场所女性性工作者由于缺乏相应的安全知识与防范意识,也缺乏保护自己的能力,往往更易受到病毒或其他方面的侵害,成为感染性病、艾滋病的高危人群。于是这里存在一个悖论:最易传播病毒的"桥梁"群体在其社会关系网中却处于最弱势的地位。虽然她们是关键人群,却没有保护自己的能力,是否使用安全套或采取其他防护措施都无法由自己决定,而取决于嫖客或性伴的意愿与态度。② 另外,由于这类人群的文化水平有限,对怎样获取保护工具以及如何进行疾病自检与防护用药等卫生知识的了解也很有限,即使知晓也几乎没有能力承担相应的经济支出。据 WHO 的数据显示,全球女性性工作者中检测出 HIV阳性的比例要远高于普通人群,不同国家间的差异也十分明显。一些非洲国家的检测率在 0.2% 至 60.5% 之间③不等,东南亚地区居后,为 0.0%~38.0%,明显高于普通成年人群的 0.5%。④ 而中国的哨点监测数据也显示,女性性工作者的艾滋病病毒感染率从 1995 年的 0.02% 上升到了 2004 年的 0.93%。⑤

正是由于严峻的艾滋病流行形势与女性性工作者的弱势地位,1989 年才提出了娱

---

① (美)罗纳德·S.伯特.结构洞:竞争的社会结构[M].任敏,李璐,林虹,译.上海:上海人民出版社,2017:18.

② 林玫,陈怡,唐振柱.女性性工作者艾滋病流行现状与防控对策[J].中国热带医学,2013,13(06):765-769.

③ Bautista C T. Seroprevalence of and risk factors for HIV-1 infection among female commercial sex workers in South America[J]. Sexually Transmitted Infections, 2006, 82(4).

④ 林玫,陈怡,唐振柱.女性性工作者艾滋病流行现状与防控对策[J].中国热带医学,2013,13(06):765-769.

⑤ 中华人民共和国卫生部,联合国艾滋病规划署,世界卫生组织.2005 年中国艾滋病疫情与防治工作进展[R].北京:中国疾病预防控制中心性病艾滋病预防控制中心,2005.

乐场所100％安全套使用项目的构想，如上文所述，该项目背后的工作思路意在为该类社会边缘群体赋权，在娱乐场所采用自愿与半强制的管理方式，营造"垄断"使用安全套的社会情境，以提高高危人群在发生性行为时的安全套使用率。该项目从目标人群本身的需求与地位困境出发，有效控制了艾滋病病毒的传播与蔓延，娱乐场所100％安全套使用项目也因此从泰国推广到亚洲及世界其他国家。

（二）合法性危机：陷入舆论旋涡的武汉黄陂

1. 确定项目试点：为什么是武汉黄陂？

在泰国、柬埔寨等国成功实施了娱乐场所100％安全套使用项目之后，该项目的实践经验逐渐推广到亚洲其他国家。基于中国当时艾滋病的流行形势以及项目对控制HIV/STI的传播与流行起到的显著作用，中国也想借鉴这一项目的干预经验，为制定娱乐场所高危人群艾滋病预防控制策略提供科学依据。2000年4月，武汉市卫生局魏善波同志参加了WHO和卫生部共同组建的考察团，赴泰国、柬埔寨学习两国在娱乐场所推广100％安全套使用项目中的工作经验，也正是在这次访问学习中，魏善波同志得知WHO准备在中国进行试点。之后在魏善波同志的积极倡导与争取下，武汉市决定尝试推广这一项目。2000年11月，经过WHO和卫生部的多方考察和论证，武汉市获得国家卫生部批准，被确定为娱乐场所100％安全套使用项目在中国的首批试点城市之一，由WHO提供技术和资金支持，武汉市卫生局提供项目配套经费。项目启动后首先就是选点问题，项目实施试点需要满足几个要求：①有较好的政策支持环境，地区政府自愿支持、积极牵头，同时该区卫生与公安部门间协作配合良好；②具有一定的典型性，娱乐场所与女性性工作者比较集中；③基础医疗具有代表性，即性病诊疗机构的医疗水平处于全市平均水平；④地理位置相对独立，交通便利。在人们的印象中，中国政府如果要实施某项政策，只需要颁布相应的文件，然后各方就会主动参与、积极动员，将"完美收官"的璀璨政绩展现在世人面前。但事实远非如此，娱乐场所100％安全套使用试点项目的实施难度之大、运作之艰是局外之人难以想象的，选址的过程比较曲折，既要满足上述基本条件，还需要对各区域的领导做项目推广的思想工作，由于项目的敏感性，武汉市一些地区对此存在较大抵触。经过WHO、卫生部以及武汉市各区相关负责人的协商讨论，最终决定选址在地处武汉城郊的黄陂（见表2-1）。

之所以选择武汉黄陂，主要是因为其满足了这几个基本条件：①时任黄陂区副区长余元九同志是一位有智慧的领导，他曾在教育部门工作，对项目中健康促进、同伴教育的干预措施十分赞同，也对防治艾滋病的相关理念表示认同，认为这与他的工作价值观相契合。因此项目在被其他区多次拒绝后，十分幸运地得到了他的协助与支持。②当时黄陂区涉及地下性交易的娱乐场所大约有40家，主要有发廊、宾馆、歌舞厅等场所，较集中地分布于前川地区和木兰山、木兰湖地区。据项目组2001年4月的基线调查显示，前川地区有157家娱乐场所，其中提供性服务的有10家左右，女性性工作者 50～100 人,性交易主要在固定的发廊、美容美发厅等场所进行,该区的女性性工作者流动周期约为 4 个月,嫖客多是本地居民或流动打工人员;木兰湖地区有 45 家娱乐场所,其中提供性服务的有 25 家,人数在 100～200 人,该地区的服务存在季节性特征,5—10 月生意较好,女性性工作者较为集中;木兰山地区共有 5 家性服务场所,以餐饮、住宿等场所为主,有 40 多位相关工作人员,活动也具有明显的季节性,冬季基本处于停业状态。③黄陂区地处城郊,基础医疗条件有限,其性病诊疗机构的人力配备、设备条件、技术力量在当时的武汉均处于一般水平,这就具有一定的代表性,项目结束后的成效评估就更具有有效性和真实性。④黄陂区属于位置比较偏远的郊区,地理位置较为独立,人口流动性较小,该地区的性工作场所的选择性较少,在客观上确保了娱乐场所女性性工作者参与项目的依从性。

表 2-1　黄陂试点选址条件

序号	选址原则	黄陂的实际条件
1	政策支持环境	区域领导支持并协助颁布地方性项目条例,地区公安部门与卫生部门能够协调配合
2	娱乐场所典型性	黄陂区涉及的娱乐场所大约有 40 家,主要有发廊、宾馆、歌舞厅等场所,集中于前川地区和木兰山、木兰湖地区,较为典型
3	基础医疗代表性	性病诊疗机构、基础医疗水平一般,处于平均水平
4	地理位置优势	郊区地理位置较为独立,流动性较小

在上述几个条件中,最重要的便是区域负责人的支持与配合,即相关行政部门的支持,这样一来项目才有可能得以开展。但是仅有地区负责人的支持还不够,将试点地址确定为武汉黄陂仅仅是基于理论的理性化选择,以及地区负责人基于项目设想而做出的一个宏观决策。换句话说,我们是依据效率原则,在多方技术支持的条件下选了一个最优方案,但是一个项目真正运作起来不仅是依据"计划"与"规章",还涉及政治经济、文化伦理、社会关系与社会结构等多种复杂因素的多重影响。这些看似"剪不断,理还乱""说不清,道不明"的东西恰恰是决定一个项目能否成功的关键。特别是 21世纪初期的中国,刚刚进入多种文化、社会思想价值观交汇的经济转轨和社会转型时期,传统与现代、开放与封闭、依从与变革正以多种形式冲击着人们的生活,娱乐场所100％安全套使用项目在武汉黄陂的试点也面临着新一轮的挑战。

2.陷入合法性危机的武汉黄陂

"合法性"问题是一个项目能否正常组织运行的核心问题。这里的"合法"不仅仅指的是我们通常说的遵循法律制度,还包含了社会文化、社会观念、社会期待等多种制度环境对组织行为的影响,即如果一个组织具有合法性,那么它所涉及的法律制度、文化期待与观念制度能成为人们广为接受的社会事实,并对人的行为有强大的规范与约束作用。① 也就是说,娱乐场所100％安全套使用试点项目的组织实施,需要在法律制度、社会文化价值等方面被广大人群所接受,而非仅仅解决技术层面的问题。项目在确定试点选址后,从启动前到试点实施一直备受争议,被舆论推到了风口浪尖,陷入了合法性危机的制度僵局当中。

(1)价值伦理危机:道德败坏还是思想解放?

暗娼人群在中国的传统价值体系中被视作"不洁""肮脏"的存在,同时娼妓被认为是为了金钱或物质利益而出卖身体发肤,从事性活动的群体,与中国传统的"贞洁""妇道女德"等社会等级秩序、道德相悖,严重挑战了中国社会传统的伦理纲常,不被社会文化所认可。新中国成立后,受马克思主义思想的影响,娼妓活动被认为是私有制的剥削产物②,它最先源自以男性为主导的传统封建社会,其中女性被视作男性的附属品,成为男性消遣娱乐的对象。随着社会的发展,社会私有制出现,女性被"物化"为商品、物件,"家奴""家妓""包二奶"等现象盛行,与此同时,城市与商业的发展为性交易提供了需求市场,"性"的商品化由此发展而来。基于上述原因,中国政府及相关部门开始了禁娼运动。商业性行为以及相关的性服务活动是与"一夫一妻制"相对立的,也与中国的社会主义制度相悖,对社会价值观与法律制度产生了一定冲击。改革开放后,随着市场机制的引入,性产业逐渐发展起来,女性性工作者被看成不劳动就"月入斗金"的职业,通常与"好吃懒做""淫乱低俗"等形容词画上等号,无论男女老少,都会对该群体产生鄙视心理,这种鄙视既来自对上述"不劳而获""衰萎"意象的不齿,也来自对女性性工作者破坏婚姻、家庭的愤怒③,女性性工作者不被公序良俗、社会伦理所容纳。

我们当时实施100％安全套的项目,提倡使用安全套,涉及所有可能涉及性服务的场所。这个项目对文化传统、国情政策都是很大的挑战,还有的人当时直接说武汉要搞红灯区。(201225ZW)

在确定武汉市黄陂区为首批项目试点地区之后,项目一直备受争议。2001年初情人节前一天,湖北地区某报社在报纸头条报道了"黄陂事件",该报道以"市卫生部门拟向娱乐场所免费发放安全套"为标题,在文章中号召市民们对此做法进行讨论,并在这则报道底下列了一条"情人节示爱出猛招"的新闻④。媒体为博眼球,以极具误导性的语句报道了此事,严重偏离了项目的本意。项目组相关负责人发现后立刻与报社进行交涉,要求报纸停止具有误导性的负面宣传,但此次事件造成的影响是难以消除

① 周雪光.组织社会学十讲[M].北京:社会科学文献出版社,2003:74.
② 陈荣武.当代娼妓现象的生成与治理:以S市为例[D].上海:华东理工大学,2013.
③ 潘绥铭.存在与荒谬:中国地下"性产业"考察[M].北京:群言出版社,1999:172.
④ 齐小秋.中国抗"艾"之路:亲历者说(二)[M].北京:人民卫生出版社,2018:292.

的——人们对项目的误解不会随着报纸宣传的撤稿而消退,项目也差点因此夭折。武汉黄陂娱乐场所100%安全套使用试点项目的实施是对传统社会伦理秩序的挑战,也使武汉黄陂陷入舆论旋涡。因此该项目不论是在实施前的政策倡导,还是在实施过程中的群众动员,都面临着巨大的困难,这种社会文化价值上的阻力给项目带来了巨大的压力与挑战。

(2)内部利益冲突:坚决打击还是宽容教育?

卖淫嫖娼作为新中国成立之后要求消灭取缔的违法犯罪活动,一直是中国公安部门重点打击的对象。2006年实施的《中华人民共和国治安管理处罚法》第六十六条、六十七条规定,对卖淫嫖娼行为处以行政拘留、罚款等处罚。因此,一方面,公安部门配合卫生部门在娱乐场所推广使用安全套被认为有默许违法犯罪活动的嫌疑,可能会造成纵容卖淫嫖娼的严重后果,这有悖于公安部门依法打击卖淫嫖娼的工作规定与社会职责。另一方面,公安部门的参与也对项目实施产生了一定的干扰性,娱乐场所的女性性工作者大多行为隐蔽且极其敏感,对官方组织心存芥蒂,这增加了卫生部门推广相关活动的难度,降低了对目标人群的干预效果,不利于项目的持续开展。

当时比较有争议的一点就是这个法律层次的问题,当时有条例规定是不能有卖淫嫖娼的,所以实施安全套项目就会让人产生误解——是不是这就默许了这种场所的存在?怎么样协调这个问题,这在当时是一个很大的挑战。(201225ZW)

项目实施初期,黄陂区公安分局一直心存担忧,在此之前,黄陂区公安部门对娱乐场所的卖淫嫖娼行为进行整治时,常常以女性性工作者携带的安全套作为卖淫的佐证或线索,以安全套作为行政处罚的"关键性证据"。而项目需要公安部门协助推广安全套的使用,无异于让黄陂公安"协助"女性性工作者,为其提供"作案工具"。此举无疑给公安部门行使职权的合法性带来了巨大的挑战,增加了公职人员推广项目的难度,也造成了公安部门与卫生部门工作目标的冲突。出于以上考虑,黄陂公安对此事的态度一直十分谨慎。为了打消公安部门的顾虑与误解,项目组的魏善波同志多次和武汉市公安局治安处、黄陂区公安分局进行协商,用"就像提倡开车系安全带,并不是去鼓励肇事,同样,推广使用安全套,并不是鼓励卖淫嫖娼"这样的比喻来对公安部门进行解释,几经沟通后终于有了回应。黄陂区公安分局治安大队丁队长后来回忆说:"不应该将安全套与性交易画等号,安全套只是证据之一,而且应当满足在特定人群、特定场所和特定行为等诸多条件。"[1]即便得到了黄陂公安分局的支持,市卫生局为了降低敏感度,在与公安部门进行沟通时还是统一使用"艾滋病武汉防治项目"的说法,避免提及"安全套"的字眼。

---

[1] 齐小秋.中国抗"艾"之路:亲历者说(二)[M].北京:人民卫生出版社,2018:291.

（3）地区发展危机：历史倒退还是大胆创新？

由上文的论述可知，只要涉及"性""安全套""性工作者"等话题，人们便会联想到"不洁""淫乱""目无法纪"等词汇，这些污名化标签可能会对当地政府的形象造成极其不良的影响，也不利于当地政府开展招商引资、项目申请、区域宣传等促进本地社会经济发展的活动。与此同时，在当地生活的居民也可能会被贴上"红灯区居民""卖淫人口""性病传染者"等多种标签，可能对当地居民外出求职、儿童教育等方面都造成不良影响，从而影响当地居民的正常生产生活，也在一定程度上降低了外来人口的落户意愿。项目组最先选择试点时原本想选择城区，但世界卫生组织出于有效性考虑认为不妥，而武汉市卫生局也不赞成在城区进行试点，因为当时的氛围太过敏感，市卫生局担心选择城区过于"招摇"，对城市面貌与市政府形象有不好的影响。于是世界卫生组织与武汉市卫生局选择了两个偏远郊区作为试点备选方案，当时的最优选择并不是黄陂，而是另一个区，但被该区分管卫生的区领导拒绝了。面对该区领导的委婉拒绝，项目组也表示理解，这才选择了另一个备选区——黄陂区。黄陂区卫生局副局长张水清在得知项目组将在自己的辖区推广使用安全套时，心里其实有点打鼓："这怕不好搞吧，会不会有负面影响？"黄陂区有关负责人表示当时确实很有压力，主要是担心外界对黄陂有"当地性病、艾滋病感染者多"等负面印象，从而影响投资环境。①

当时是世卫组织、卫生局、武汉各区域领导一起开会决定的。当时很多区不太愿意接受这个事情，后来反复开会、做思想工作，黄陂区副区长是教育部门出来的，他说这个事和之前的工作有相通性，愿意支持。（201225SWD）

武汉黄陂被确定为娱乐场所100％安全套使用项目试点地区以来，历经了挑战传统纲常伦理的社会道德危机，直面了公安部门与卫生部门之间的工作目标冲突危机，引发了"有损"政府形象的地区投资发展危机。这些危机可能引发的潜在社会后果与社会大众的期待相悖，提升了项目被普通大众接受的难度，在这三重危机之下，武汉黄陂被推到了执政合法性的边缘，陷入了舆论风波的中心。

（三）危机与转机——多方会谈与政府条例的颁发

1. 政策制定与项目机构的建立

为解决项目推行过程中存在的困难与障碍，协调不同部门之间的利益冲突，落实对娱乐场所的监督与管理，在黄陂区余元九副区长的推动下，黄陂区政府于 2001 年 10 月出台了有关娱乐场所推广使用安全套的文件，也是当时全国第一个在娱乐场所推广

49

---

① 南方周末. 我国正悄悄启动娱乐场所"安全套行动"项目［EB/OL］.（2002-12-01）. http://news.anhuinews.com/system/2002/12/01/000180085.shtml. 最后访问时间：2021-03-13.

使用安全套的地方性政府文件——《区人民政府关于印发黄陂区开展100％推广使用安全套预防艾滋病性病项目试点实施方案的通知》①(见图2-3)。该文件明确了卫生、公安、工商和文化部门在项目中的职责,并制定了对不遵守安全套推广试点项目规定的娱乐场所的处罚措施。有了政府牵头,黄陂区各级公安、卫生等部门都开始动员起来,项目进入启动阶段。

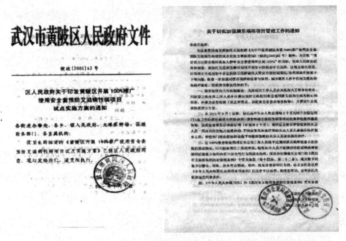

图2-3 《区人民政府关于印发黄陂区开展100％推广使用安全套预防艾滋病性病项目试点实施方案的通知》

娱乐场所业主应积极配合、支持项目工作人员在其场所内开展宣传教育,同时要主动在其工作人员中开展以坚持正确使用安全套预防艾滋病性病为核心的教育,并建立必要设施(设立销售点,安装安全套自动售套机等),方便成年公民获取优质安全套。(摘自文件第一条)

有了政府正式文件的支持,各方抓紧筹备项目的启动工作,开始建立项目的协作运行机构。首先是建立市、区的项目领导小组,主要负责提供宏观上的政策支持,发挥组织协调作用,定期召开会议讨论实施过程中遇到的问题与困难;其次是建立市、区项目办公室,主要负责制定工作实施方案,对项目的运行与管理进行理论与经验指导,组织项目的实施与运行;最后是建立项目工作小组,这是最基层也是最重要的工作阵地,主要负责进入娱乐场所,向娱乐场所业主与女性性工作者进行宣传教育,提供细致的外展服务,保证质优价廉的安全套供应渠道,对现场工作进行监测,解决具体的实际问题,与此同时积极和公安部门合作,共同开展项目督导与评估工作。

从上述一系列措施可以看出,武汉黄陂主要通过权威政府牵头,制定正式的项目

---

① 《区人民政府关于印发黄陂区开展100％推广使用安全套预防艾滋病性病项目试点实施方案的通知》(陂政〔2001〕62号)。

实施方案,从而协同组织各部门进行合作。与此同时,制定了强制性的娱乐场所100％安全套使用项目推广方案,对不施行的业主依法进行相应的行政处罚,以法律强制执行的方式对娱乐场所经营者进行组织动员。这在一定程度上解决了之前的合法性危机问题,但是运用强制性力量进行的动员始终是有限的,基于这样的考虑,项目组针对项目运行中涉及的各类主体积极进行政策倡导,以此促进项目的顺利实施与运作。

2. 对不同主体进行多方政策倡导

由于娱乐场所100％安全套使用试点项目已进入关键期,为了推动项目顺利实施,必须要克服各种困难。针对武汉黄陂面临的合法性危机问题,项目相关人员开始尝试进行政策倡导,最终形成了一套完整的倡导策略方案。

(1)充分利用现有政策,将项目定位为"政府行为"

项目组经过讨论后认为推广使用安全套是国家预防性病艾滋病等性传播疾病的"政府行为",目的是保护广大人民群众的生命健康安全,对娱乐场所的经营行为进行规范管理,维护社会稳定发展,这与国家"严打"目标一致,标本兼治。由此一来,在一定意义上解决了公安部门与卫生部门在项目实施时的工作目标冲突,以权威话语嵌入的方式协调了两者之间的矛盾,为部门间的合作与项目的顺利运行提供了合法性基础。

(2)充分利用关键人物与信息资源开展倡导

借助世界卫生组织专家的权威性对与项目相关的各类群体进行呼吁动员,充分利用医学信息资源分析现下艾滋病在国内外的流行情况及其可能造成的影响,促进社会大众正确认识相关形势。此外,针对性地学习借鉴泰国、柬埔寨娱乐场所100％安全套使用项目的成功经验,将经验理论与中国具体的社会实践相结合,有的放矢地开展倡导工作。

(3)针对不同人群,采用不同话语进行"精准有效"的动员

首先是对政府及公安等相关部门的领导进行动员。组织收集支持项目开展的相关资料,制作政策倡导宣传册,将这些宣传册在卫生部门负责人对市、区两级相关直属部门进行培训交流时下发,在肯定"扫黄打非"的基础上强调推广实施项目的重要性与有效性。邀请世界卫生组织专家介绍项目实施的原理、目的、策略、步骤等经验与教训,使相关部门统一共识。与试点区项目负责人进行交流,召开市、区领导小组协调会,使参与项目的人员了解项目进展等。其次是邀请娱乐场所经营者及女性性工作者一起参加协调政策倡导会议(见图2-4),对项目进行介绍,发挥政府、公安对娱乐场所的权威性,"恩威并施"地督促相关负责人配合项目工作的开展,遵守相应的规定。在宣传过程中,充分利用一些态度开明、愿意配合的行业带头人,让他们带动其他经营者、从业人员进行配合。以此为基础,项目工作者多次进入娱乐场所,与业主、女性性工作者进行沟通交流,实地了解该群体的现状与需求,协助解决实际问题等。

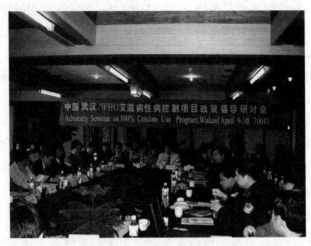

图2-4 "多方会谈"政策倡导会

　　为了协调工作,世界卫生组织官员,市、区政府领导,卫生、公安等相关部门负责人以及娱乐场所业主、女性性工作者共同讨论如何实施娱乐场所100％安全套使用试点项目。针对不同群体,项目组人员分别进行政策倡导,并集中讨论各方的利益问题等。由于当时(2001年)的国情和政策背景,该会议被比喻为"猫与老鼠"都在场的历史性会谈。

三、外展干预:娱乐场所试点推广使用安全套

　　在一系列的努力与尝试后,项目工作组成立了,并制定了一系列项目实施方案,方案最终以正式文件的形式下发。与此同时,娱乐场所经营者和从业人员也通过多次座谈渐渐接受了项目工作内容。有了政策、项目组、多方主体协作的铺垫,项目于2001年初在武汉黄陂正式启动。项目组首先制定了一系列切实可行的实施方案和活动指南,包括基线调查方案,检测、评估与督导方案,安全套供应方案,以及性病艾滋病综合诊疗服务指南、外展活动指南[①]等,在这些指导性文件的引领下,项目工作慢慢拉开了序幕。

(一)宣传与造势:前期准备与计划制定

1. 开展人员培训与能力建设

　　在项目具体实施前,对干预小组成员进行外展服务培训是关键环节之一,这些培

① 姚中兆,许骏,孙必高,丁洁,周旺,周敦金.湖北省实施娱乐场所100％安全套使用项目的工作经验问题与思考[J].中国艾滋病性病,2007(01):57-59.

训涉及以下几个方面：① STI（sexually transmitted infection）咨询技巧；② IEC（information，education，councelling)材料制作方法；③STI/HIV 综合服务技能；④外展技巧；⑤监测、监督与评估方法及指标等。由于"安全套""性"等词汇在中国传统观念中相当敏感，许多干预人员，就算是项目的策划者和实施者，在具体实践中还是会觉得尴尬，特别是在面对模拟性器具时，常常觉得"不堪入目"，在遇到女性性工作者时也常常不好意思开口，这严重影响到干预服务的开展。针对这些问题，世界卫生组织派遣专家小组来到武汉，组织项目参与人员进行脱敏培训，培训内容包括"要求每个人大声说出男女生殖器官的方言表述""在课堂上把安全套吹成大气球""用正确的方法给模拟性器具戴安全套"等。这一系列的脱敏训练打消了工作人员的心理顾虑，为后续项目的实施推进奠定了良好的基础。

2. 建立项目 STI 诊所，提供规范化性病门诊服务

项目的实施除了涉及知识性的内容以外，还需要相应的医疗机构进行支持。项目组人员首先进入黄陂区进行摸底评估，对黄陂区性病诊所的医疗水平、设备、药物等进行评估，在黄陂区卫生防疫站建立了规范化的 STI 门诊（性病门诊），为性病病人、女性性工作者及嫖客提供性病诊疗、咨询等综合医疗服务以及开展性病疫情监测，为就诊者提供安全套等。这样就建立了系统的综合医疗监测体系，可以及时了解性病艾滋病的传播动态，比如当性病门诊接到了相关的咨询、确诊对象时，能够及时开展检测治疗，同时进行流调溯源。这一系列的措施，为项目的顺利开展提供了强大的技术支持。

3. 开发与制作项目宣传材料

为了更有效地开展健康教育，项目办与专业广告公司合作，制作了以推广使用安全套为核心信息的各种宣传材料，包括张贴画、扑克牌、宣传册与咨询热线卡等。为了有针对性地进行宣传，根据不同的受众主体，项目组成员进行了认真细致的实地调查，比如在探索宣传阶段，项目组工作人员反复深入现场，发现许多宣传册与材料都被闲置，并未发挥其应有的作用。针对这一情况，工作人员仔细观察女性性工作者的生活习惯与喜好，发现她们闲暇时间喜欢打扑克牌。于是项目组将艾滋病防治与生殖健康的知识深入浅出地印在了扑克牌上，结果很受欢迎。这是当时全国首次以扑克牌形式呈现的艾滋病宣传材料，后来周边省市纷纷效仿。

4. 确定干预指标与频率

为了保障预防干预活动的质量与效果，项目制定了一系列的干预指标与频率，以此对安全套项目的实施进行监督与评估，保障项目顺利实施（见表 2-2）。

表 2-2　干预指标与频率

指标	方法	资料来源	频率
当地安全套销售量	销售量的变化趋势	药店、性保健品商店、性病诊所、安全套自动售货机、娱乐场所老板、部分商店	每月1次
娱乐场所女性性工作者性病感染率	患性病的女性性工作者比例	定期体检	每季度1次
娱乐场所女性性工作者安全套使用情况	女性性工作者最后一次性服务时使用安全套的比例	对女性性工作者和"神秘顾客"的访谈	每月1次
性病门诊男性就诊者安全套使用情况	男性就诊者最后一次商业性行为中安全套的使用比例	对在项目诊所就诊的男性病人进行访谈	每月1次

(二)多种预防干预措施并行

1.多种形式的健康教育活动

有了之前的探索式调查以及充分的前期准备,项目进入正式实施阶段,首当其冲的是各种各样的知识教育活动,如健康知识普及公益活动的开展。之所以要在知识教育方面进行如此多的投入,是因为其对普通人群的行为有着重要的引导与指导作用,同时能营造一种全社会共同"抗艾"的文化氛围,减小了项目推广的阻力,降低了项目运作的社会成本。具体包括以下方面:①召集娱乐场所的负责人和商业性行为工作者,一起参加卫生健康知识讲座,传授预防性病艾滋病的方法;②在项目诊所对性病就诊者提供咨询服务,发放健康教育处方等各类宣传资料;③利用报纸、广播、电视等大众媒体进行宣传,在人流量大的地方设置促进安全套使用的大型公益广告,在社区广场等地方设立预防艾滋病宣传栏,结合"世界艾滋病日",开展以"推广使用安全套"为核心内容的宣传活动;④进行外展干预活动,这是此次干预项目最为重要的措施之一,在下文将展开论述。

2.开展外展干预活动

外展干预活动指的是医务人员走出诊室,主动到娱乐场所接近目标人群,积极开展性病艾滋病的预防与诊疗服务。外展干预活动的目的是主动接触从事高危性行为的人群,在对她们进行性健康知识普及的同时,也为她们提供一些基础的诊疗服务,基本内容包括介绍正确使用安全套的方法、说服女性性工作者在每次发生性行为时都使用安全套、发放宣传材料、提供安全套销售地点的信息、指导高危人群去相应的项目诊所或医院就诊等。进行外展干预服务的工作人员往往接受过专门的培训，具备专业的知识与技能，为了减少工作阻力以及防止工作人员被误认为嫖客或暗娼，项目组还通过与当地派出所协调，给每名工作人员制作了工作证，并盖上派出所印章备案。

外展干预活动的意义在于提高干预工作的有效性。一方面，外展干预活动是医务人员面对面地接触女性性工作者，这有利于建立项目组与目标人群的信任关系，提高目标人群的项目依从性；另一方面，外展干预活动消除了一些女性性工作者的心理顾虑，"全方位上门服务"具有一定的隐私性和保密性，在为女性性工作者提供服务的同时也给予了她们最大的尊重。

3. 规范性病诊疗服务与保障安全套供应

为了最大限度降低女性性工作者感染性病的概率并减少其高危性行为，项目组积极推进性病诊所的规范化服务，包括整顿性病医疗市场，对性病门诊的各项指标进行监督评估。与此同时，项目组根据女性性工作者流动规律，规定娱乐场所女性性工作者每3个月必须接受1次性病体检，并在项目诊所提供治疗、咨询服务。此外，针对项目门诊覆盖范围不足的问题，争取到非政府组织的资助，建立了项目流动诊所，对偏远地区的女性性工作者开展体检与治疗。

在项目开展过程中，为保证女性性工作者可随时获取质优价廉的安全套，项目组成员积极与相关部门进行协商，联系专业安全套供应商，拓宽女性性工作者获取安全套的渠道：从药店、性用品商店购买；从部分娱乐场所安装的安全套自动售套机购买；从项目组在娱乐场所内设立的销售点购买；在开展干预活动时免费获取等。

（三）监测督导与"神秘顾客"

为了保障干预措施的效果与项目质量，项目组在前期准备阶段规划了项目的分级指标，并成立了项目监督委员会，来监督评估娱乐场所安全套使用情况，及时解决发现的各种问题。在具体实施过程中，项目组按照原先计划的各项要求与指标，定期开展调查，根据安全套销售量、娱乐场所女性性工作者安全套使用情况、性病门诊男性就诊者中嫖客的性病感染来源和安全套使用情况，以及女性性工作者性病感染率等资料反映的信息，对项目开展情况和娱乐场所依从性进行了5轮督导。根据督导评估的结果及时了解项目的运行状况，对出现的问题以及不规范或未达标的情况进行总结，指导相关人员解决问题，总结经验，及时调整工作策略与方法，保障项目有序高效地开展。在督导期间如果遇见娱乐场所不配合等相关情况，会联合公安部门协助配合督导，比如对不愿意在娱乐场所全面推广使用安全套的经营者进行警告与处罚，用强制与鼓励并行的方式对娱乐场所进行检查督导。

在对项目进行实时监测与督导时还遇到了许多困难。由于女性性工作者特殊的工作性质，项目组难以在其提供性服务时对安全套的使用情况进行实时监督。为了解决这个问题,同时也为了最大限度保障项目评估组数据的信度与效度,世界卫生组织专家与项目工作小组最后决定以假扮嫖客的方式对女性性工作者的依从性进行考察评估。在项目实施过程中,假扮嫖客的人员有一个专有代称,叫作"神秘顾客",扮演"神秘顾客"的工作人员通常接受过专业的训练与脱敏练习,他们能够很熟练地与女性性工作者进行交流,并且可以在实践过程中对安全套的使用效果进行评估。2002年3月和2002年11月,分别有专业人士和《南方周末》记者作为"神秘顾客"到5个娱乐场所进行安全套使用情况测评,均取得了不错的效果。

四、采纳"新套路":国家艾滋病防治的重要策略

从武汉黄陂娱乐场所100%安全套使用试点项目的合法性危机到政府牵头的多方主体协同,再到后来一系列具体干预措施的推行,项目经历了准备阶段(2000年11月到2001年10月)与实施阶段(2001年11月至2003年6月),历经两年多的努力,项目试点终于进入了尾声。2003年6月至9月,世界卫生组织对武汉黄陂试点的娱乐场所100%安全套使用项目开展了一系列的评估工作,肯定了项目的成效,试点项目的成功为进一步在湖北省及全国推广项目起到了重要的带头示范作用。

(一)试点项目的巨大成效

1. 有效控制了当地性病艾滋病的传播

项目从2000年11月始至2003年8月止,历时近3年的努力取得了显著成效。项目共在100余个娱乐场所和药店张贴安全套推广宣传画;通过外展,对娱乐场所女性性工作者开展3264人次健康教育,在娱乐场所内发放宣传册2500余份、宣传扑克1500余副、咨询热线卡1300余张。试点期间还进行了5轮阶段性评估,每轮阶段性评估中,90%以上的女性性工作者都接受了性病体检和调查。

据评估数据显示,项目组在2001年7月开始的第一次大规模筛查中,用3个月的时间走访了260多个女性性工作者,此时的安全套使用率只有60%,其中各类性病的感染率为非淋21%、梅毒6.9%、淋病2.9%。[①] 不仅如此,在首次对试点地区目标人群进行基线调查时发现,性服务者中有62.4%的人出现过生殖系统感染症状。在开展健康教育干预之后,2003年武汉黄陂女性性工作者自我报告的"最近一次商业性行为"中,安全套使用率从最初的60.5%增加到了94.5%(见图2-5),基本上实现了安全套推广使用的全覆盖。以上情况说明,通过项目的实施,试点地区的安全套使用率与普及率都有了很大提升。

在同一干预年度,通过对女性性工作者衣原体和梅毒感染率的调查发现,这两类

---

① 南方周末. 我国正悄悄启动娱乐场所"安全套行动"项目［EB/OL］.（2002-12-01）. http://news. anhuinews. com/system/2002/12/01/000180085. shtml. 最后访问时间:2021-03-13.

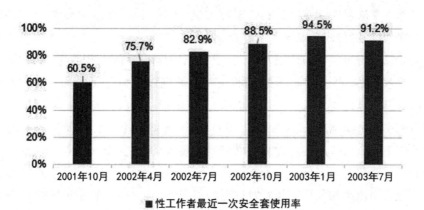

图 2-5　娱乐场所性工作者安全套使用率

性病感染率都随安全套使用率上升而呈下降趋势（见图 2-6）。衣原体感染率从干预前的 21.8％下降到了 14.5％，梅毒感染率从干预前的 6.5％下降到了 1.8％。[①] 当地的性病感染率有了显著下降，由此可见，在试点地区开展项目的成效显著。另外，对项目试点地区药店和性保健品商店的调查显示，从 2001 年到 2002 年，安全套的销量呈现出逐年增加的趋势。在上述几个核心指标的考察上，推广安全套使用和健康教育干预前后呈现显著差异，反映出武汉黄陂娱乐场所 100％安全套使用试点项目的有效性。

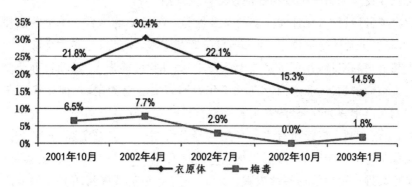

图 2-6　娱乐场所女性性工作者衣原体和梅毒感染率

2. 形成了一套系统的工作机制

在当地政府的领导和支持下，通过多方努力，依照世界卫生组织提出的工作要求，对试点地区目标娱乐场所中的女性性工作者进行了干预，形成了多部门合作、娱乐场所支持协同的格局，基本建立了适合中国国情的娱乐场所推广使用安全套示范点。在项目探索期间，通过经验积累也逐渐形成了一套完整的项目运行方案，包括娱乐场所

---

① 王红方,陈仲丹,周旺,等.外展服务方式对公共娱乐场所性服务小姐行为转变之效果评价——中国武汉/世界卫生组织 100％使用安全套试点项目[J].中国艾滋病性病,2004(04):286-287.

女性性工作者艾滋病性病感染的行为监测方案、外展指南、规范化性病诊疗服务指南等指导性文件,同时形成了系统的工作机制。

首先是以政府为主导的协同动员,在武汉黄陂区相关负责人的支持下,首部地方性100%安全套推广办法才得以实施,相关机构才能以此为行动指南正式开展项目工作。其次是卫生部门与公安部门权责清晰、分工明确、相互间沟通协作良好,卫生部门作为项目的主导和实施单位,主要负责项目设计、方案实施与总体评估等有关项目整体运转的任务。公安部门则负责协助确定目标场所、保证工作人员安全以及特殊情况下的强制性监督警告等工作。二者在工作中统一将此次行动定位为"政府行为",针对项目具体运行中出现的各种问题及时进行沟通交流,共同促进娱乐场所安全套的推广使用。最后是多部门的配合,计生部门主要关注安全套的发放问题,时刻监测安全套的数据变化与动向,定期向项目办提供安全套发放量等有关资料,协助卫生与公安部门开展行动;当地的医药公司也积极配合项目实施,专门下文通知各药店按项目办的要求做好安全套的销售记录并每月报告,多方监测安全套的使用率与普及率;宣传部门则加大预防性病艾滋病的宣传力度,制作广告牌,协助制作知识宣传手册,及时报道项目动态,积极引导社会公众对艾滋病形成正确认识,促进普通群众对项目内容的认同,减少项目实施的阻力。通过各个政府部门的分工协作,逐渐建立起了"政府领导,卫生牵头,公安配合,多部门参与"的工作格局。

3. 建立了安全套营销机制和性病诊疗服务网络

在此次项目运行中,保证安全套的可及性是一项重要的内容。为了获取质优价廉的货源,保障安全套的稳定供应,促进项目的顺利实施,项目组与多方交涉后争取到了武汉杰士邦公司的支持,在免费发放少量安全套的同时,确定了"以项目办公室向娱乐场所业主直接低价发售、业主向女性性工作者销售安全套为主,在部分场所安装自动售套机并以药店销售为补充"的安全套社会营销模式。这套较为完整的安全套营销模式的建立,不仅有利于督促所有娱乐场所的经营者主动供应安全套,鼓励女性性工作者购买质优价廉的安全套,保障了当地女性性工作者及相关人员的安全套可及性,也保证了安全套推广使用的可持续发展。2000—2002年黄陂区药店和性保健品店中的安全套销售量变化如图2-7所示。

除了建立安全套营销机制,在项目组的推动下,武汉黄陂还建立了较为完善的性病诊疗服务网络。为了保证项目点不同地区女性性工作者能够及时获得规范化的性病诊疗服务,项目办在对城关地区性病诊疗机构综合评估的基础上,确定区卫生防疫站性病门诊为项目门诊,取消私人承包门诊,根据规范化门诊要求进行改装,建立了集健康教育、体检、治疗、监测为一体的性病专科门诊。同时,为了解决偏远地区女性性工作者诊疗服务可及性问题,还争取到香港性工作者关注组织"紫藤"(非政府组织)的资助,建立了流动诊所,专门为诊疗"盲区"服务。专科门诊与流动诊所的设立,有利于定期开展健康检查和规范化的性病诊疗活动,不仅能有效控制性病艾滋病的传播,还

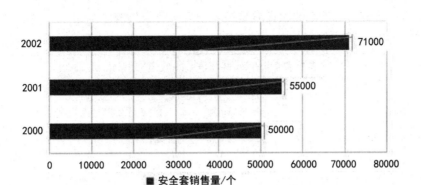

图 2-7　黄陂区药店和性保健品店中的安全套销售量变化（2000—2002）

促进了武汉黄陂地区医疗水平的提升，进一步改善了当地居民的医疗条件。

4. 提高了娱乐场所的依从性以及女性性工作者对艾滋病的认知水平

在项目开展过程中，黄陂公安分局与区卫生局多次与娱乐场所的工作人员进行座谈，开展知识教育活动，建立了良好的合作交流基础。首先，所有目标场所都能配合项目组在自己的经营场所开展各种宣教活动，放置各种健康教育材料，也积极主动地对场所内的女性性工作者宣传安全套相关知识并督促她们坚持使用；其次，在项目的阶段性评估中，90％以上的女性性工作者都接受了性病体检和调查，具有较高的依从性；最后，在项目实施过程中，目标娱乐场所与女性性工作者还参与宣传材料的预实验，参与项目组的培训并进行角色演练等。项目组在项目实施中对积极配合的营业者进行奖励，对其赋权以带动其他"圈内"人员支持，对不配合的娱乐场所进行警告，落实"三控"①工作。经过 3 年的合作互动，武汉黄陂娱乐场所女性性工作者的依从性大幅提高，当地娱乐场所的经营行为也逐步规范，形成了良好的社会风气，促进了地区的社会治理。

通过一系列的现场干预，目标场所女性性工作者性病艾滋病相关知识水平有了显著提高，项目组通过"是否听说过梅毒/非淋菌性尿道炎""坚持使用安全套能否预防性病""哪些疾病可以通过性行为传播""下列哪些途径可以传播艾滋病""下列哪些措施可以有效预防性病"等问题，在项目开展前后分别对娱乐场所的女性性工作者进行调查。结果发现，各项问题的正确率都有了显著提高（见表 2-3）②，比如干预前有 5.9％的女性性工作者表示从未听说过艾滋病，对性病艾滋病防治知识的需求量为 94.1％，干预后对几种常见的性病（如梅毒、非淋菌性尿道炎）的知晓率达到了 96.1％

———————————

①　"三控"指的是"自控""帮控""强控"，"三控"的工作思路是为了保证娱乐场所对项目的依从性而提出的。

②　王红方，陈仲丹，周旺，等. 外展服务方式对公共娱乐场所性服务小姐行为转变之效果评价——中国武汉/世界卫生组织 100％使用安全套试点项目[J]. 中国艾滋病性病，2004(04)：286-287.

与 84.3％[①]，这充分说明项目组的宣传教育是有显著成效的。

表 2-3　娱乐场所 100％安全套使用项目实施前后性病艾滋病相关知识水平变化（单位：％）

问题	基线调查 （$n=170$）	终期评估 （$n=102$）	χ^2	P
梅毒	80.6	96.1	12.485	0.000
非淋菌性尿道炎	28.2	84.3	69.142	0.000
性交	91.8	100.0	8.856	0.001
输血或血制品	86.5	94.1	3.914	0.066
共用注射针具吸毒	88.8	96.1	4.335	0.043
妇女怀孕分娩、哺乳	68.2	88.2	13.876	0.000
握手、拥抱	67.6	88.2	14.556	0.000
蚊虫叮咬等	28.2	66.7	38.495	0.000
亲吻	23.5	35.3	4.382	0.035
坚持使用安全套	84.0	96.1	9.124	0.008

（二）经验与推广：从 100％CUP 到 100％COVER

随着项目在武汉黄陂成功试点，全省乃至全国各地都希望学习这一防治经验。为了更好地推广武汉黄陂的项目经验，并消除娱乐场所女性性工作者的流动对干预效果的影响，在总结黄陂项目经验的基础上，武汉开始进行项目模式的可重复性探索工作，制定安全套的推广策略与措施。项目组在利用自身现有资源的基础上，在武汉其他地区进行项目推广，分别于 2002 年 6 月和 10 月在江夏区（远城区）和硚口区（中心城区）推广实施娱乐场所 100％安全套使用项目。之所以选择一个远城区和一个中心城区，也是为了探索在不同社会环境下的项目推广，以便能够及时发现问题并进行调整，使实施结果更具普适性。2002 年，在世界卫生组织的支持与安排下，蒙古国组团到武汉进行为期 5 天的项目考察学习。截至 2003 年 3 月，国内已有海南省、湖南省、江苏省等省份纳入项目试点。此外，实施世界银行贷款卫生 IX 项目省/自治区（福建、新疆、山西、广西）、实施中英艾滋病性病防治合作项目省（云南、四川）及柳州市政府代表团都到武汉来考察娱乐场所 100％安全套使用试点项目，相互间进行经验交流。在一系列的可重复性探索与经验交流后，武汉市总结出了一套切实可行的"武汉模式"经验方

---

① 王红方，陈仲丹，周旺，等.外展服务方式对公共娱乐场所性服务小姐行为转变之效果评价——中国武汉/世界卫生组织 100％使用安全套试点项目[J].中国艾滋病性病，2004(04)：286-287.

案，2004 年 4 月，湖北省政府出台了《湖北省人民政府关于加强艾滋病防治工作的意见》①，明确提出向全省 48 个县（市、区）推广实施娱乐场所 100％安全套使用试点项目。时任副总理吴仪在 2004 年全国艾滋病防治工作会议上对"武汉模式"的推广予以肯定，同年 7 月，卫生部、国家人口和计划生育委员会、国家食品药品监督管理局、国家工商行政管理总局、国家广播电影电视总局、国家质量监督检验检疫总局等六部局共同下发《关于预防艾滋病推广使用安全套（避孕套）的实施意见》②，娱乐场所 100％安全套使用项目开始作为一项正式的艾滋病防控干预措施向全国推广。

（三）问题与挑战：新形势下的经验反思与项目维持

1. 互联网时代下的性产业及暗娼人群

自 2004 年娱乐场所 100％安全套使用项目全面推广实施以来，中国的政治经济、文化观念都发生了巨大变化，网络时代的到来更是改变了社会经济结构，也重构了传统的社会关系与交往形式，人与人之间不再需要面对面的交流，人们通过手机可以随时随地与他人联系，信息的传递更加方便快捷，人们之间的交往呈现出不可见性和隐蔽性的特点。在这样的社会背景下，性产业与暗娼人群也呈现出了新的特点，网络已经成为卖淫通信的首选方式之一。不同于传统的需要实物媒介的广告宣传，互联网的即时性与可达性使其成为色情行业中重要的营销工具，包括利用视频软件进行宣传、在网站发布各种广告链接、通过交友 App 进行网络交易、利用微信社群进行寻友等。与曾经具有显著集聚性特征的发廊、餐馆、KTV、酒吧等娱乐场所不同，在上述这些方式中，前期的商谈都只需在网上进行，进行交易的地点可以在任何地方，既可以在酒店、自己居住的房屋，也可以在公园等场所，具有极大的流动性与不确定性，这些新的特征使得发现暗娼人群极其困难，单单依靠卫生部门的力量几乎不能完成。即便在公安部门的协助下查到一些蛛丝马迹，也很难保证不被干扰地进行宣传教育和外展活动等干预行动。互联网背景下的暗娼人群可及性大大降低，使得对此类人群的安全套使用情况、艾滋病性病感染状况等的日常监测检测难以进行，更不必说进入女性性工作者的工作场所进行知识讲授、发放安全套等预防干预。基于这种网络新形势，娱乐场所 100％安全套使用项目的维持与发展面临着新的挑战，曾经的项目经验与工作机制也急需进行创新升级。

　　最早启动安全套项目时都是到场所去干预，后来推广也是去实体店。但是现在网络发达，很多时候她们（女性性工作者）都在线上进行联系，比如微信群，十分隐蔽。她们进行活动的场所也不固定，暗娼这一块现在是一个工作难点。（210103WX）

---

① 《湖北省人民政府关于加强艾滋病防治工作的意见》（鄂政发〔2004〕19 号）。
② 《关于预防艾滋病推广使用安全套（避孕套）的实施意见》（卫疾控发〔2004〕248 号）。

2. 项目制度维持与实际运作中的问题

自 2004 年 7 月项目推广以来,武汉市在市皮肤病防治研究所成立了娱乐场所 100％安全套使用项目管理办公室,以开展相应的项目工作。在全国推广后,国家也成立了相应的项目管理办公室来对各省的安全套项目进行管理,其中湖北省项目管理办公室设在了武汉市疾病预防控制中心。自湖北省项目管理办公室成立以来,武汉市疾病预防控制中心每年依据其颁布的《湖北省娱乐场所 100％安全套使用项目工作计划》来开展相关的工作,并将结果以工作总结报告的形式进行汇报。每年工作计划中各类高危人群的干预人次、检测人次等关键性指标有任务量的要求,政府相关部门依据每年的完成情况对各市(州)工作进行评估,再依据评估结果进行下一年工作任务的安排。这样的任务安排在理论上看是合理的,但是在实际执行过程中往往会出现许多意想不到的情况——项目工作计划中的任务量会随着社会的发展而逐年提高,而暗娼人群的可及性却随着网络的发展而降低。这就会导致每年的检测任务量和实际可操作量之间存在较大的差异,为了解决这个矛盾,只有加大人群的检测力度,此时常常会将一些普通人群的检测数纳入检测量中,这种"变通"的手法在行政上虽然完成了任务,但将普通人群纳入高危人群进行艾滋病检测会使阳性率降低,每年检测数据的真实性也受到了一定影响。

暗娼这一块,随着网络新媒体的兴起,原先的外展教育已经不太适用了,如果不创新,这个人群就会有流失。现在按照以往的方法,很难找到真的暗娼人群,存在一定的偏差。从数据里可以看到这个偏差——每年上报的暗娼人群检测量很大,检测出的阳性数很少,于是数据显示暗娼人群的阳性率很低。但是我们在很多新报告的艾滋病患者人群中做流调的时候发现,他们中有一部分是通过找小姐感染上的,这就有矛盾,说明暗娼人群中很多人都没有找到。(210105XNH)

除此之外,为了解决暗娼人群的可及性难题,项目工作人员也尝试借助社会组织的力量来开展干预工作,通过社会组织接触到"圈内"人员,进行同伴教育和外展干预工作。但通过购买社会组织服务对暗娼人群进行干预也存在一些问题,比如现下合作的社会组织较为单一,可接触的关键人群也十分有限。还有一个显著的问题是老年人群体的感染率大幅上升,国家疾控中心的数据显示,我国的老年人病例数从 2010 年的 4751 例上升到 2019 年的 28 763 例,增长率为 500.0％,并且在感染的老年人群体中,商业性行为感染率为 60.0％。[①] 老年人群体中通过商业性行为感染的比例如此之高,与互联网背景下暗娼人群干预难度加大有很大的关联。武汉市针对此现象加大了社区检测的力度,但工作效果有限。在新形势下,娱乐场所 100％安全套使用项目的维持与发展面临着新的挑战,未来还需要继续调整和创新,才能进一步推动艾滋病防治工作。

---

① 中国疾病预防控制中心性病艾滋病预防控制中心. 2020 年预防艾滋病最新核心信息[A/OL]. (2020-11-3). http://ncaids. chinacdc. cn/tzgggd/202011/t20201130_222996. htm. 最后访问时间:2021-1-13.

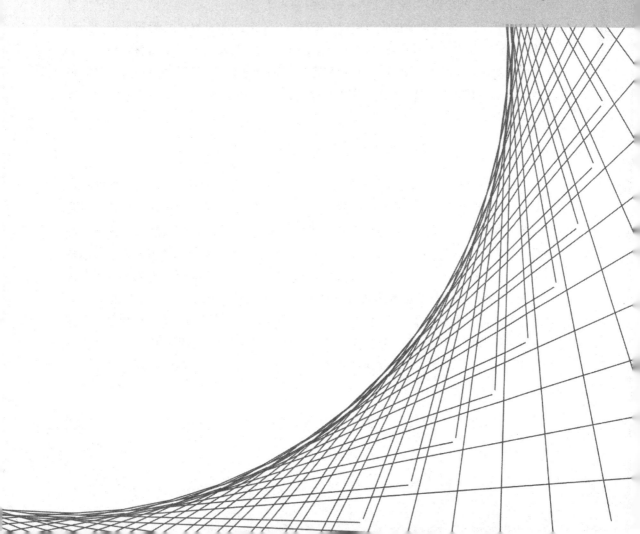

第三章 阻艾"新路径"：
　　　戒毒药物维持治疗

武汉市通过娱乐场所100％安全套使用试点项目的大胆尝试,在一定程度上控制了艾滋病经性途径传播,取得了可喜成绩。然而,性传播的主要高危人群并不仅仅局限于暗娼人群和男性同性性行为人群,吸毒人群同样不容忽视。为巩固和提升防艾成效,武汉市积极响应国家号召,于2006年在全市启动了戒毒药物维持治疗工作,通过戒毒药物维持治疗门诊提供替代药物,以缓解吸毒人员对毒品的依赖,减少毒品对其身体的损害,降低共用针具所导致的艾滋病、丙型肝炎等疾病的传播率。这一章将要谈到的戒毒药物维持治疗,是武汉市在艾滋病防控方面采取的重要的干预措施之一,是针对艾滋病高危人群之一——吸毒人群(drug users,DUs)而采取的具有较强针对性的干预措施,对武汉市早期艾滋病防控及相关防治模式的形成与探索具有重要意义。

一、毒品成为艾滋病传播新媒介

毒品问题一直是备受社会各界关注的热点问题。当前,全球毒品问题继续呈恶化态势,"金三角""金新月""银三角"三大毒源地传统毒品产能依然巨大,并与冰毒等合成毒品和新精神活性物质形成三代毒品叠加供应态势。"金三角"地区在向我国渗透海洛因、冰毒片剂的同时,冰毒晶体及氯胺酮输入量急剧上升,占据我国毒品市场主导地位。大麻、可卡因等毒品向我国渗透不断增多。《2019年世界毒品问题报告》显示,全球每年约有2.7亿人吸毒,近3500万人成瘾,近60万人直接死于毒品滥用。随着经济全球化和社会信息化加快发展,世界范围毒品问题泛滥蔓延,特别是周边毒源地和国际贩毒集团对中国渗透毒品不断加剧,成为中国近年来毒品犯罪面临的外部威胁。

(一)相伴相随:毒品与艾滋病

毒品是艾滋病传播的温床。我们知道,血液传播、性传播和母婴传播是艾滋病的三种传播途径,吸毒人群在这三种传播途径中,有着"得天独厚"的条件。据世界卫生组织的研究数据,静脉吸毒者感染率是普通人的50倍。据报道,美国纽约1987年静脉吸毒者中还无一例HIV阳性者,但到1989年就有29％的静脉吸毒者感染了艾滋病病毒,1990年比例又上升到44％,1991年—1993年,有52％的静脉吸毒者感染了艾滋病病毒。[①] 为什么吸毒者会有如此高的HIV感染率?实际上,这主要是由于他们常常采用注射方式吸毒。吸毒者毒瘾发作时总是不择手段地获得毒品,急不可待地由静脉推入海洛因溶液,所以一个注射器常常反复使用或多人共用,这其中只要有一个人是艾滋病感染者,病毒便可较容易地传染他人。

---

① 凤凰网.为什么说吸毒人员容易感染艾滋病[EB/OL].(2017-07-04).https://health.ifeng.com/c/7gMGhgKOEHC.最后访问时间:2021-03-10.

1. 针具共用：吸毒者间通过血液传播艾滋病病毒

共用针具静脉注射吸毒是艾滋病传播途径之一。注射吸毒人群常常共用针具，导致这一人群具有较高的感染率。根据相关资料显示，1998年—2003年，亚太地区注射吸毒人群中艾滋病感染率高达84%。[①] 而在西方发达国家（如芬兰、德国、希腊、冰岛、卢森堡、斯洛文尼亚、瑞士、奥地利和英国），根据2003年的数据，注射吸毒人群的艾滋病感染率超过或接近5%。这一比例在法国达到19%，意大利高达65%，西班牙高达66%。在东欧和中亚，60%～80%的注射吸毒人群属于艾滋病病毒感染者，而在东亚和太平洋地区的许多国家里，注射吸毒人群占到了艾滋病感染者的38%～77%。[②]

传统毒品如海洛因、吗啡、可卡因等的吸食方式有注射、口吸、鼻吸等。根据国内外大量流行病学调查，吸毒者在初始吸毒时一般以烫吸方式为主，后逐渐发展成为注射方式吸毒。注射吸毒者之所以是艾滋病感染的高危人群，主要是因为静脉吸毒者之间共用未消毒注射器，造成静脉吸毒者之间的血液交换。国外研究表明，静脉注射非法麻醉品能传播艾滋病病毒，其中共用针头是感染艾滋病病毒的重要原因。究其原因：一是静脉注射非法麻醉品的吸毒者并非偶然吸食者，他们对非法麻醉品的渴望很强烈，迫不及待地去注射而不愿意采取任何预防措施；二是吸毒者的生活方式实质上就是在冒险，很多时候存在侥幸心理。尽管吸毒者群体呈现出多元化趋势，但是处于社会底层的群体是其主要组成部分，极度贫困使生活如此暗淡、如此空虚，因此他们不惜冒风险，使用极危险的麻醉品去体验富有挑战和刺激的生活，以显示生命的存在。[③]

2. 以性养毒：毒品诱发的不安全性行为导致的艾滋病病毒传播

毒品滥用增加了不安全性行为的风险，使得其在艾滋病性传播途径中的作用不容忽视。目前中国艾滋病传播途径以性传播为主，其中2011年估计的78万艾滋病感染者和病人中经性传播者就达到了63.9%。在吸毒导致的经济窘迫和急于止瘾的情况下，相当比例的女性吸毒者选择了"以卖养吸"，并通过这种不安全性行为将艾滋病病毒传播给性伴。还应注意到的是，对于女性吸毒者而言，一些女性因为吸毒而感染艾滋病，又可能通过怀孕、分娩和哺乳感染胎儿或婴儿。

由此我们可以看到，吸毒与艾滋病传播是有很大关联的，吸毒人群可能通过共用针具、不安全性行为，以及女性吸毒者感染艾滋病后受孕分娩，将艾滋病逐步扩散到其他人群。

---

① UNODC，World Drug Report 2005. https://www. unodc. org/unodc/en/data-and-analysis/WDR-2005. html. 最后访问时间：2022-5-19.

② World Health Organization. Policy guidelines for collaborative tb and hiv services for injecting and other drug users. https://www. who. int/publications/i/item/9789241596930.

③ （美）亚历克斯·梯尔. 越轨社会学[M]. 王海霞，译. 北京：中国人民大学出版社，2016：176.

(二)中国的药物滥用与艾滋病传播:过往与当下

18世纪初英国向中国大量输入鸦片,使得鸦片在中国的生产和使用急剧增加。鸦片战争失败后,这种情况进一步恶化,这场战争打开了中国的大门,造成了灾难性的社会和公共卫生后果。中华人民共和国崛起后,国家通过严格的立法创造无毒氛围,吸毒人数大大减少。然而,在20世纪80年代改革开放的背景下,药物滥用再次成为受关注的社会问题。20世纪80年代,随着中国与西方建立了更紧密的联系,毒品贩运在中国重新出现,主要是通过金三角地区运往我国云南和贵州省,再至广州(广州)和香港的"隧道"。[①]

非法药物滥用,特别是海洛因滥用,在10年之内迅速蔓延并达到流行水平。中国注册吸毒人数由1990年的7万人增加到2005年底的116万人,而2004年实际吸毒人数估计为350万人。[②] 1991—2005年中国香港注册吸毒人士数量如图3-1所示。中国药物滥用的主要趋势包括静脉注射海洛因越来越受吸毒者欢迎(这导致许多吸毒者从"追龙"转向静脉注射),以及越来越多的新型滥用药物的使用。鸦片制剂(特别是海洛因)在中国仍然是最常被滥用的药物,而MDMA(亚甲二氧基甲基苯丙胺或摇头丸)和甲基苯丙胺最近在中国的大、中城市也越来越流行。

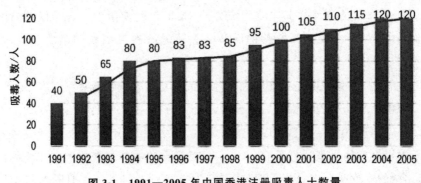

图 3-1 1991—2005年中国香港注册吸毒人士数量

随着药物滥用的增加,相关的健康问题也随之增加,特别是艾滋病的传播。2007年,中国有近100万人感染艾滋病,吸毒者占63.7%。[③] 中国艾滋病的流行可以追溯到20世纪90年代早期,当时这种疾病通过共用针头在海洛因注射者中传播。此外,许多暗娼也注射毒品,为艾滋病病毒传播提供了桥梁。

---

① Lin L, Fang Y, Wang X. Drug abuse in China: past, present and future[J]. Cellular & Molecular Neurobiology, 2008, 28(4): 479-490.

② 国家禁毒委员会办公室《2002年中国禁毒报告》。

③ Lin L, Fang Y, Wang X. Drug abuse in China: past, present and future[J]. Cellular & Molecular Neurobiology, 2008, 28(4): 479-490.

多国研究表明，戒毒药物维持治疗是控制海洛因成瘾者毒品滥用和艾滋病经吸毒传播比较有效的干预措施，它还可以减少吸毒导致的死亡和犯罪，提高吸毒者的家庭和社会功能。[①] 实际上，中国政府为降低吸毒引发的相关危害，早在 2003 年就启动了海洛因成瘾者社区药物维持治疗试点工作，并成立了国家社区药物维持治疗试点工作组。而经过多年的试点与评估，国家终于在 2008 年 6 月开始实施《中华人民共和国禁毒法》，明确了戒毒措施以自愿戒毒、强制隔离戒毒和社区戒毒为主，以社区康复戒毒和戒毒药物维持治疗为辅。至此，戒毒药物维持治疗成为戒毒的措施与手段之一。

（三）武汉之殇：毒品治理与药物戒断

1. 九省通衢：曾作为中国毒品重要中转站之一

由于历史和地理原因，2009 年以来，武汉多个城区因毒品中转集散等问题持续被国家禁毒委挂牌重点整治。2015 年，武汉一度被国家禁毒委定义为国家级毒品中转站、集散地之一。在武汉市委、市政府高度重视和市禁毒委不懈努力下，武汉警方始终保持严打涉毒违法犯罪的强劲势头，不断创新侦查理念、侦查手段，坚持科技引领，打击质量持续攀升。2018 年 4 月，武汉市公安局青山区分局侦办一起贩毒案，在梳理资金账户和关联人员时，发现一个隐藏的毒品犯罪网络，随即将案情上报，市公安局禁毒支队研判后决定深挖。历时一年有余，战场从武汉延伸到云南、湖南，武汉警方首次采用大兵团集群作战，成功打掉了这一毒枭坐镇境外，以云南为跳板，以湖南为通道，长期盘踞武汉的特大涉毒团伙，在缅甸和云南、湖南、湖北武汉等地共抓获团伙成员 107 人，缴获毒品 269.4 千克。经过武汉市政法部门的不懈努力和持续打击，经国家禁毒委实地检查验收，武汉于 2018 年退出了中转集散黑名单，再无挂牌整治的重点地区，但毒品问题并未就此消散，毒品整治仍然是武汉政法部门的重点任务，需要常抓不懈。2020 年 6 月 24 日，在第 33 个国际禁毒日来临之际，武汉警方在青山区一家专业危化物品处理厂公开销毁毒品 453 千克，这些毒品涉及武汉市近年来已审结的 2678 起毒品案件。[②]

在调研中，武汉市疾病预防控制中心的相关负责人也反映了武汉作为中国中部重要的交通枢纽，曾经是一个毒情较重、毒品贸易比较猖獗的城市，这些背景在某种程度上也加剧了武汉通过毒品传播艾滋病的风险。

武汉曾经是一个受毒品危害较多的城市，亦是中国最大的毒品集散中心之一，传

---

① Lin L，Fang Y，Wang X. Drug abuse in China：past，present and future[J]. Cellular & Molecular Neurobiology，2008，28(4):479-490.

② 法制日报.为全国毒品治理贡献武汉智慧[EB/OL]. (2020-06-30). http://epaper. legaldaily. com. cn/fzrb/content/20200630/Articel12002GN. htm. 最后访问时间：2021-03-19.

统毒品在武汉是个比较严重的问题。传统毒品以吗啡为主,其跟新型毒品的区别在于传统毒品基本上都是通过植物提取,而新型毒品是人工合成的。中国传统毒品的来源主要有金三角、阿富汗。从金三角出来的毒品都是从云南、广西进入我国境内,然后途经武汉,再到广州,直到出境。而从阿富汗进入我国的毒品基本上都是从新疆进入,也从武汉中转。所以武汉是传统毒品在我国的一个重要的中转站,并且毒情是比较严重的,有很多人既是贩毒者,也是毒品的使用者。(201225ZW)

2. 美沙酮门诊:探索与尝试

虽然许多国家在药物滥用流行程度上有着相似性,但每个国家毒品问题的性质和形成的历史环境差别很大,这些差异会转化为干预和药物治疗的差异。药物滥用问题在几个世纪前的中国首次出现,已经成为一个直接和间接影响中国发展的社会和政治问题。为了降低毒品的危害,中国对毒品成瘾者进行多层次的干预,引入了包括戒毒药物维持治疗在内的治疗方法。

武汉是全国较早开始戒毒药物维持治疗工作的城市,也是门诊数量和治疗人数最多的城市之一。在国家颁布《滥用阿片类物质成瘾者社区药物维持治疗工作方案》(卫疾控发〔2006〕256 号)并正式推广戒毒药物维持治疗工作以后,武汉市积极跟进国家的工作方案,于 2006 年 4 月启动了戒毒药物维持治疗工作。经过不断探索和尝试,到2009 年,武汉市戒毒药物维持治疗门诊累计治疗 12 559 人,且随着禁毒和艾滋病防治工作的不断推进,这一数字仍在扩大。武汉 2006 年开设了 4 家戒毒药物维持治疗试点门诊,之后逐步增加到 2012 年的 23 家,有效控制了艾滋病因静脉注射海洛因传播。2006 至 2020 年间,武汉市戒毒药物维持治疗门诊检出 HIV 抗体阳性的吸毒者逐年减少,武汉市每年新报告的因静脉注射吸毒感染艾滋病病例数快速下降并维持低水平态势。在开设戒毒药物维持治疗门诊的同时,武汉市不断针对维持治疗面临的问题展开探索实践,包括联合耶鲁大学开展中国吸毒病人美沙酮维持治疗 BDRC(behavioral drug and risk reduction counseling)研究,探索美沙酮药物外带等,逐步形成了具有武汉特色的药物维持治疗模式。

二、戒毒药物维持治疗:从社区试点到全市推广

多国研究表明,美沙酮维持治疗(Methadone maintenance treatment,MMT)是控制海洛因成瘾者艾滋病传播比较有效的干预措施,它可以减少吸毒导致的犯罪和死亡,提升吸毒者的家庭和社会功能。中国于 2003 年颁布了《关于印发〈海洛因成瘾者社区药物维持治疗试点工作暂行方案〉的通知》(卫疾控发〔2003〕37 号),启动了中国的试点工作。在总结试点经验的基础上,2006 年正式全面推广社区药物维持治疗工作。武汉市也正是在这一背景下开设了戒毒药物维持治疗门诊,成为全国较早开展美沙酮维持治疗项目和覆盖吸毒人群规模最大的城市之一,并且结合武汉市本土的实际情况

做出了一系列的探索和突破,形成了具有武汉特色的戒毒药物维持治疗模式。

(一)抗艾新途径:戒毒药物维持治疗引入中国

美沙酮维持治疗(Methadone maintenance treatment,MMT)是联合国艾滋病规划署和世界卫生组织大力倡导并向世界各国力推的禁毒防艾干预技术。其依据为"降(减)低危害"策略,即阻止海洛因成瘾者因血液途径感染艾滋病病毒和最大限度恢复海洛因成瘾者的社会功能。

美沙酮维持治疗是针对海洛因等阿片类毒品成瘾者采取的一种替代治疗方法。[1]中国自 20 世纪 80 年代以来,毒品问题死灰复燃,吸毒人数逐年递增。[2] 由此产生了诸如失业率、失学率增加,社会犯罪率升高及共用注射器感染乙肝、丙肝及艾滋病等一系列社会问题。[3] 毒品严重危害吸毒者本人的身心健康。吸毒者在躯体健康、心理调适和社会适应能力方面均存在明显的问题,生命质量全面下降。[4]

美沙酮最初是由德国 Hoechest 药物化学公司在二战期间研制合成的,当时主要用于替代吗啡镇痛。[5] 1964 年,美国科学家发现口服美沙酮能控制海洛因的戒断症状达数小时以上,且不良反应少,首次在纽约将美沙酮用于阿片类毒品成瘾者的治疗,为其在全球的推广奠定了基调。随后的研究显示,美沙酮维持治疗有助于萎缩毒品市场,减少阿片类毒品成瘾者因吸毒而引发的违法犯罪行为。1972 年,美国食品药品管理局与美国麻醉品和危险药品管制局正式批准美沙酮用于阿片类物质成瘾治疗。20世纪 80 年代后期,海洛因成瘾者共用注射器导致艾滋病流行,艾滋病成为威胁人类健康的公共卫生问题。越来越多的国家意识到针对阿片类毒品成瘾者采取切实可行的毒品危害减轻措施刻不容缓,美沙酮维持治疗逐渐在世界各国推广应用。近年来的实践证明,这是一种积极有效的方法,世界各国开展的治疗计划虽有差异,但都不同程度地使受治者减少了对海洛因等阿片类物质的使用,减少了与吸毒相关的高危行为,减少了艾滋病等经血液传播的疾病,减少了与毒品相关的犯罪,降低了吸毒引发的死亡

---

① Bonhomme J, Shim R S, Gooden R, et al. Opioid addiction and abuse in primary care practice: a comparison of methadone and buprenorphine as treatment options[J]. Journal of the National Medical Association, 2012,104(7-8):342-350.

② 李鹏程.吸毒者自尊水平、应对方式与吸毒行为的相关研究[J].中国社会医学杂志.2006,23(4):234-236.

③ Shiran M R, Lennard M S, Lqbal M Z, et al. Pharmacokinetic-pharmacodynamic modeling of mood and withdrawal symptoms in relation to plasma concentrations of methadone in patients undergoing methadone maintenance treatment[J]. Journal of Clinical Psychopharmacology, 2012,32(5):666-671.

④ Ng M H, Chou J Y, Chang T J, et al. High prevalence but low awareness of hepatitis C virus infection among heroin users who received methadone maintenance therapy in Taiwan[J]. Addictive Behaviors, 2013,38(4):2089-2093.

⑤ 许卫华,王奇,梁伟雄.慢性疾病患者服药依从性测量:量表的编制[J].中国慢性病预防与控制,2009,16(6):558-560.

风险,提高了受治者的家庭和社会功能。中国香港地区从 1976 年开始实施美沙酮维持治疗,积累了丰富的维持治疗综合干预经验。到 2007 年,香港地区共有美沙酮门诊 20 间,遍布各个地区,呈现"低廉、邻近、易人、不筛选、针对成瘾者有效的替代治疗和综合干预"的服务特点,每日有多人应诊,受治者依从性好,脱失率低。[①] 但也有研究发现,虽然各国美沙酮维持治疗的覆盖面逐渐扩大,服务质量不断改善,但面对这些特殊患者,各国依然普遍存在病人治疗依从性差、脱失率高的现实问题。如一项在美国纽约对 1989—1990 年参加治疗的 1205 名患者的调查研究结果显示,受治者 3 年保持率为 38.2%;在意大利和西班牙所做的调查表明,受治者 1 年保持率分别为 40% 和 60%;1991—1995 年日内瓦参加美沙酮药物维持治疗的患者 6 个月、1 年、2 年和 3 年的保持率依次为 91%、84%、72% 和 66%;澳大利亚新南威尔士州一项针对美沙酮药物维持治疗门诊病例入组与脱失的队列研究结果也显示,入组 3 个月、6 个月、12 个月的治疗维持率分别为 64%、51%、38%,而 5 年的治疗维持率只有不到 15%。[②]

为了遏制艾滋病流行,减少海洛因成瘾引发的违法犯罪,改善海洛因成瘾者的社会功能,减少吸毒与艾滋病给个人、家庭和社会带来的危害,中国政府积极借鉴国外成功经验。2003 年 2 月,国家卫生部、公安部及国家药品监督管理局联合下发了关于印发《海洛因成瘾者社区药物维持治疗试点工作暂行方案》(卫疾控发〔2003〕37 号)的通知,启动了中国的试点工作。2003 年 8 月,国务院防治艾滋病性病协调会议办公室成立海洛因成瘾者社区药物维持治疗试点工作国家级工作组。2004 年 3—6 月,中国首批 8 家试点单位在四川、云南、贵州、浙江省和广西壮族自治区陆续开诊。[③] 根据国务院发布的《艾滋病防治条例》,为推动海洛因成瘾者社区药物维持治疗工作的深入开展,在总结试点工作经验和广泛征求意见的基础上,卫生部、公安部、国家食品药品监督管理局对《海洛因成瘾者社区药物维持治疗试点工作暂行方案》做出修订,于 2006 年 7 月联合颁发《滥用阿片类物质成瘾者社区药物维持治疗工作方案》(卫疾控发〔2006〕256 号),标志着美沙酮药物维持治疗工作由试点转向正式推广。

不同国家的美沙酮药物维持治疗方式不同,而且政府和公众对吸毒和艾滋病的态度和看法在不同国家也有差别,这就使得不同国家的美沙酮药物维持治疗门诊绩效以及受治者的社会功能、生存质量、艾滋病高危行为等方面可能具有差异。因此,随着中国大量的资金投入和戒毒药物维持治疗门诊的广泛开诊,美沙酮药物维持治疗的实际效果是一个亟须研究的问题。

---

① 陈佳蔚.以美沙酮治疗门诊预防药物成瘾者之艾滋病病毒感染:香港的经验[J].中国药物依赖性杂志,2007(03):168-173.

② Esteban J, Gimeno C, Barril J. et al. Survival study of opioid addicts in relation to its adherence to methadone maintenance treatment[J]. Drug and Alcohol Dependence, 2003,70(2):193-200.

③ 杜存,刘志民.我国美沙酮维持治疗工作的现状及相关问题探讨[J].中国药物滥用防治杂志,2009,15(06):326-330.

（二）"橙色饮料"阻断艾滋蔓延：武汉市戒毒药物维持治疗门诊从试点到推广

1. 武汉市戒毒药物维持治疗门诊早期试点工作的开展

2006年，湖北省第一批戒毒药物维持治疗门诊在武汉市、宜昌市和襄阳市启动。同年，武汉市卫生局、公安局和武汉市食品药品监督管理局（现市场监督管理局）联合颁发《成立武汉市海洛因成瘾者社区药物维持治疗市级工作组的通知》（武卫〔2006〕123号），为探索对海洛因成瘾者进行戒毒药物维持治疗的策略、管理办法和技术措施，最大限度地减少海洛因非法使用及其相关的艾滋病传播危险行为和违法犯罪，恢复海洛因成瘾者的社会功能，决定成立武汉市海洛因成瘾者社区药物维持治疗市级工作组，负责对武汉市海洛因成瘾者社区药物维持治疗试点工作进行组织、实施、管理和监督[①]。2006年4月14日，省、市防治艾滋病工作委员会办公室相关领导出席了在武汉市精神卫生中心举办的湖北省及武汉市第一家阿片类毒品药物成瘾者戒毒药物维持治疗门诊的启动仪式，这标志着酝酿已久的戒毒药物维持治疗试点工作在武汉市正式开始实施。

戒毒药物维持治疗是指开设专门医疗门诊，由经过专业培训的医务人员根据吸毒者成瘾情况，在较长时期或者长期提供适量口服美沙酮药物来替代海洛因等阿片类毒品的一种综合治疗干预措施。美沙酮是一种长效的、人工合成的麻醉性镇痛药，与吗啡的作用类似，但作用时间更长久，属于国家严格管制的麻醉药品之一。开设戒毒药物维持治疗门诊，是为了避免海洛因成瘾者受到戒断症状的困扰，降低维持治疗者对海洛因的依赖，并减少共用针具的行为，预防乙肝、丙肝和艾滋病等疾病经血液途径传播。

开展戒毒药物维持治疗既不是社会上很多人所错误地认为的"以小毒代大毒"或单纯给药的治疗方式，也不完全是为了戒毒，而是为了减少危害。很多吸毒者起床以后就开始找钱买海洛因等毒品，甚至为了筹集毒资违法犯罪，带来很多社会问题。吸毒者服用美沙酮就好比糖尿病患者每天注射胰岛素一样，吸毒者就可以像正常人一样生活，提高生活质量。同时，戒毒药物维持治疗门诊通过与病人的沟通，可以向他们提供其他防病知识、社会支持及心理辅导，帮助患者逐渐戒除毒品，恢复患者的社会功能和家庭功能，减少其违法犯罪行为。通过对吸毒者生理、心理等诸多方面的综合干预，最终达到减少毒品危害和需求的目的。吸毒者可首先到门诊咨询，若符合以下条件可接受治疗：①经多次戒毒仍未脱瘾的阿片类毒品（如海洛因）成瘾者；②强制戒毒2次或劳教戒毒1次以上者；③年龄在20周岁以上；④当地居民且有固定住所；⑤具有完

---

① 《成立武汉市海洛因成瘾者社区药物维持治疗市级工作组的通知》（武卫〔2006〕123号）。

全民事行为能力。但对于已感染艾滋病的阿片类成瘾者,具备第 4 项和第 5 项条件即可接收治疗。经过门诊初筛后对符合条件者进行体检,体检合格者报公安机关审批,然后接受治疗。在试点门诊开诊之后,武汉市还要增加戒毒药物维持治疗门诊的数量,让更多的吸毒者能够得到这种公益性服务。戒毒药物维持治疗门诊只有形成规模,才能真正发挥遏制艾滋病在吸毒者中流行的作用。[①]

武汉市首个美沙酮社区药物维持治疗门诊——市精神卫生中心第一健康门诊营业后,收治了上百位病人,各项工作稳妥开展,脱失率较低。与此同时,武汉市第二批戒毒药物维持治疗门诊也迅速跟进,新增的 3 处门诊分别设在位于汉阳的十里铺戒毒所、位于武昌的湖北中西医结合戒毒所和位于青山的武汉市武东医院。2006 年 9 月26 日,武汉市卫生局、疾病预防控制中心和公安局禁毒处缉毒大队对新增的 3 处门诊进行了联合检查,确保武汉市第二批戒毒药物维持治疗门诊能够顺利开展工作。时任武汉市卫生局疾控处副处长潘志伟对各门诊的工作给予充分肯定,他指出:戒毒药物维持治疗是一项着力社区、为民造福的事业,工作人员要转变思想观念,打破原有"等病人"的医疗模式,要进入社区宣传咨询服务,积极主动"找病人"。他还对药品存放、治疗抢救室建设等问题提出了相关意见。时任武汉市疾病预防控制中心副主任周旺要求各门诊进一步规范工作,建立数据资料上报和信息传递网络,门诊的数据资料、报表要及时上报至市疾病预防控制中心,以便疾控部门及时掌握门诊信息,进行管理。他指出,新增 3 个门诊全部开诊后,戒毒药物维持治疗将覆盖我市三镇,在方便病人就诊的同时,实行病人资料信息网络化管理,并尽快建立一套网络信息管理系统。市公安局禁毒处缉毒大队刘教导员表示,公安部门会积极配合美沙酮维持治疗工作,做好病人入组的审批核查。[②]

武汉市戒毒药物维持治疗门诊开诊一年以来,工作质量在全国位居前列。按全省门诊在治人数(1500 人以上)、门诊日平均治疗人数(140 人以上)和粗维持率(80% 以上)这 3 个指标综合评价,陕西、江苏和湖北三省情况在全国居前。在湖北省出台具体的戒毒药物维持治疗工作方案的背景下,武汉市戒毒药物维持治疗门诊于 2007 年正式走向推广阶段。2007 年,武汉市申请新增 12 家戒毒药物维持治疗门诊,并得到省级工作组批准。从 2007 年开始,湖北省疾病预防控制中心传染病防治研究所正式对武汉市第二精神病院、汉阳十里铺戒毒所、湖北省中西医结合戒毒所等 19 个单位的戒毒药物维持治疗门诊进行督导和整改,指出其面临的实际问题,并对下一步工作提出意见。据武汉市疾病预防控制中心统计,截至 2009 年,武汉市已累计设立 20 家戒毒药

① 武汉市疾控中心. 我市首家美沙酮药物维持治疗门诊启动[EB/OL]. (2006-04-21). https://whcdc.org/view/9641.html. 最后访问时间:2021-03-16.
② 武汉市疾控中心我市首家美沙酮药物维持治疗门诊启动[EB/OL]. (2006-04-21). https://whcdc.org/view/9641.html. 最后访问时间:2021-03-16.

物维持治疗门诊，门诊数量占全省总数的 45.5％，武汉市累计入组治疗人数 14 244 人，粗保持率为 62.8％。

在武汉市试点戒毒药物维持治疗门诊的早期工作中，取得了显著的成效，控制了武汉市吸毒人群中艾滋病的传播，降低了吸毒人群对毒品的依赖性。根据 2017 年华中科技大学医药卫生管理学院的评估报告显示，经过戒毒药物维持治疗后，受治者待业或无业状态情况改善（即维持治疗前处于待业或无业状态，维持治疗后处于就业状态）的比例是 27.3％。冯献湘、黎明强等人对柳州 2006 年戒毒药物维持治疗门诊运作一年的成本及效益产出进行估计，得出参加美沙酮计划后从业人数增加了 8％的结果。而武汉市从业状况的改善比例是柳州市的 3.4 倍，说明武汉市实施戒毒药物维持治疗有益于改善海洛因成瘾者的就业状况。这也从侧面反映了戒毒药物维持治疗所取得的社会效益：随着戒毒药物维持治疗工作的推进，患者可缓解部分戒断症状，恢复或部分恢复社会功能。① 但与此同时，戒毒药物维持治疗工作也面临许多问题，为进一步完善戒毒药物维持治疗的工作模式，武汉市相关部门积极探索，不断创新，推进戒毒药物维持治疗模式进一步完善。

2. 100％MMT 计划：开创戒毒药物维持治疗与社区戒毒工作新模式

（1）100％MMT 工作计划启动：戒毒药物维持治疗模式走向成熟

2010 年，为贯彻落实国家《艾滋病防治条例》、《中华人民共和国禁毒法》和《湖北省滥用阿片类物质成瘾者社区药物维持治疗工作方案》，将戒毒药物维持治疗工作与艾滋病防治工作和禁毒工作有机结合，武汉市戒毒药物维持治疗工作进入新阶段，启动并实施 100％美沙酮维持治疗工作计划。100％美沙酮维持治疗工作计划将遏制艾滋病流行与社区戒毒工作结合起来，加大资源整合力度，卫生部门和公安部门进一步明确职责，建立工作机制，互相配合，共同促进，积极稳妥推进戒毒药物维持治疗工作。卫生部门根据吸毒人员现状、特点及规律，对现有戒毒药物维持治疗门诊划分责任片区，督促指导各门诊对所辖片区吸毒人员规范开展社区美沙酮维持治疗工作。公安部门负责向街道办事处和戒毒药物维持治疗机构提供吸毒人员的相关信息，并会同街道、社区有关机构督促吸毒人员入组社区美沙酮维持治疗。

为推进 100％美沙酮维持治疗工作，武汉市于 2011 年对全市 500 名参加戒毒药物维持治疗的人员实施救助。武汉市禁毒委员会办公室下发《关于进一步加强社区药物维持治疗人员困难救助工作的通知》，要求各区禁毒办严格按照参与社区戒毒人员总数的 12％（远城区 4％）的比例落实救助人数，并设立美沙酮维持治疗人员困难救助专项经费，在指定的药物维持治疗门诊减免美沙酮服用费用。

---

① 李红丽，黄纪琼，刘学兵．2006—2013 年武汉市美沙酮维持治疗的调查分析[J]．医药导报，2016，35（05）：530-533．

由于戒毒药物维持治疗人数逐年下降,以及市政拆迁、门诊所在医院业务调整等因素的影响,截至2020年底,全市累计有11家戒毒药物维持治疗门诊提出撤销申请。市工作组秘书处根据相关文件精神,要求门诊将撤销申请逐级上报至区、市、省工作组,并经省、市工作组同意后实施撤销工作。在此期间,市工作组秘书处积极协调公安、药监、卫生等相关部门,妥善处理药品封存转运、固定资产清理保管、病人有序分流转诊等工作,有效确保了药品安全和病人服药安全,有力维护了社会稳定。近年来,武汉市戒毒药物维持治疗门诊数量呈现下降趋势(见图3-2),从侧面说明了戒毒药物维持治疗工作的开展对于武汉市吸毒途径感染艾滋病的情况有较为良好的控制效果。而一直以来,地方政府对禁毒戒毒工作也给予了高度关注和支持,这也是戒毒药物维持治疗工作能够在武汉市顺利推进的一个主要原因。

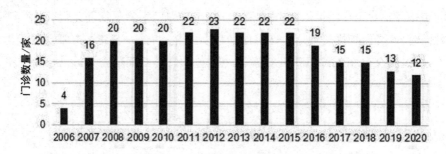

图3-2 2006—2020年武汉市戒毒药物维持治疗门诊数量

100％美沙酮维持治疗工作计划是武汉市针对戒毒药物维持治疗模式的新尝试,希望通过这项工作将阿片类物质成瘾者100％纳入戒毒药物维持治疗工作中,有效抑制吸毒途径感染艾滋病毒的情况。随着这项工作的不断推进,武汉市戒毒药物维持治疗的效果凸显。根据2017年华中科技大学医药卫生管理学院的评估报告显示,在接受调查的556名戒毒药物维持治疗的受治者中,性行为的发生率由67.27％(374/556)下降44.06％(245/556);在有性行为的人群中,性伴吸毒的比例由维持治疗前的20.0％下降到维持治疗后的9.5％;受治者处于待业或无业状况的比例由治疗前的70.9％下降到治疗后的48.7％,即就业率由维持治疗前的29.1％上升到维持治疗后的51.3％,就业情况有明显改善。

(2)建立科学评估系统:武汉市戒毒药物维持治疗综合管理系统正式运行

2010年11月15日,武汉市疾病预防控制中心与武汉盛仕网际科技有限公司签订"武汉市戒毒药物维持治疗综合管理系统集成服务"合同。第一批22家门诊的硬件于2011年3月1日全部实施完成,经过几轮的试运行,对系统的性能及安全方面进行了优化与调试。次年,对全市的戒毒药物维持治疗门诊的系统进行了数据初始化并全部投入线上运行,并且要求所有门诊采集在治病人指纹信息和入组服药方式,促进武汉市门诊病人的指纹采集以建立指纹库,作为病人确认身份及服药的凭证。

数据库建立以后，基本实现了规范病人服药秩序和门诊日常管理的功能。但由于管理系统是初次投入使用，也面临着一些问题和困难，例如历史数据混乱、药品管理流程烦琐等问题。之所以出现这些问题，主要是因为之前武汉市尚未采取线上数据库对戒毒药物维持治疗门诊进行管理，且武汉市的戒毒药物维持治疗模式还处于试点阶段初期。

因此，在100％美沙酮维持治疗模式的不断完善中，市工作组秘书处与软件公司合作，在充分考察和利用"美沙酮药物治疗数据质量和核查数据分析系统"软件的基础上，研发出适合武汉市戒毒药物维持治疗门诊的数据核查和分析软件，并在2015年正常稳定运行。武汉市戒毒药物维持治疗工作小组结合自身的特点和工作经验，不断地推进美沙酮数据管理以及对吸毒人员的监督管理、质量评估、效果考评等工作，更好地服务于武汉市戒毒药物维持治疗工作。

3. 开展示范区建设："青山模式"推进禁吸与防艾事业

在100％美沙酮维持治疗计划稳步推行的同时，根据《市卫生局关于确定2012年全市疾病预防控制和卫生应急工作示范区建设名单的通知》（武卫〔2012〕115号），武汉市江岸区、青山区的戒毒药物维持治疗工作被列入"武汉市艾滋病防治示范区"建设工作。通过戒毒药物维持治疗门诊示范区建设工作，建立卫生、公安、药监三方互相协作，齐抓共管的工作模式，从而有效促进示范区工作质量的提高，落实各项工作指标。

青山区利用示范区建设的工作契机，积极推动戒毒药物维持治疗与社区戒毒（康复）有机结合，以维持治疗工作平台为依托，开展以行为矫治、心理辅导及防病咨询为核心的综合服务；以社区（戒毒）康复工作为载体，提供集法制宣传、就业安置、救助解困于一体的帮教关怀。青山区卫生、公安部门密切协作，依托武东医院戒毒药物维持治疗门诊成立青山区矫治康复中心，并联合民政、司法、人力资源、社会保障、教育、财政等部门，为维持治疗人员落实帮扶政策，促进其回归社会。2012年，青山区每月2次在戒毒药物维持治疗门诊开展健康咨询、心理疏导、满意度调查等工作，并联合区公安缉毒大队在门诊开展大型的讲座活动——讲解新型毒品的危害性，宣传艾滋病防治知识。青山区作为戒毒药物维持治疗示范区，通过以上工作的开展得到了维持治疗人员广泛的认可和支持，使维持治疗人员偷吸毒品的现象大幅减少，有的维持治疗人员还主动要求进行艾滋病、丙肝、梅毒的检测。据武汉市疾病预防控制中心资料显示，青山区的戒毒药物维持治疗门诊每月尿检阴性率长期保持在80％以上，艾滋病检测率在69.5％，梅毒检测率在59.5％，丙肝检测率在64.9％，门诊维持治疗率在66.7％，门诊维持治疗人员满意度在95％以上。在推进100％美沙酮维持治疗工作中，青山区积极探索了社区戒毒康复与美沙酮维持治疗紧密结合的工作模式，取得了良好的社会效益。

（三）新探索：武汉市戒毒药物维持治疗的脱失问题与相关实践

中国自2003年启动海洛因成瘾者社区药物维持治疗试点工作以来，吸毒行为、高危行为、毒品滥用相关的死亡等方面都有所改善。^① 但是,偷吸和脱失现象也较为普遍,有高达 71.8% 的偷吸率和 59.3% 的脱失率^②,严重影响戒毒药物维持治疗干预的效果。武汉市从 2006 年起设立戒毒药物维持治疗门诊,治疗脱失现状鲜有报道,脱失影响因素还有待研究。脱失率/保持率是评估 MMT 工作效果的一项重要指标^③,维持治疗效果与海洛因成瘾者良好的服药依从性密切相关。相关研究表明,有固定工作的维持治疗患者脱失率较无业者低,也就是服药保持率更高。有固定工作意味着患者有稳定收入来源并保持着持续的工作状态,这为长期参与维持治疗提供了良好的基础。文化程度低的维持治疗患者脱失风险更高,其对美沙酮药效作用的不正确认知也可能更为严重。脱失者大都认为服用美沙酮就能达到与海洛因相同的效果,即满足吸毒者的"心瘾"问题,但服药后的心理落差会导致其脱失。^④ 这种不正确认知会直接影响到维持治疗患者的持续治疗。有吸毒相关传染性疾病的维持治疗患者更容易脱失,这些疾病的症状和治疗会给患者带来沉重的压力和负担,极可能影响患者的维持治疗。无业、文化程度低、患有吸毒相关传染性疾病,这些都是社会弱势群体不同方面的特征,具备这些特征的维持治疗患者脱失的风险更高。因此,戒毒药物维持治疗门诊应重点关注和帮助此类弱势群体,以预防或减少其脱失。除了戒毒药物维持治疗门诊外,社会支持也必不可少。对于无业者,可以适当引入社区帮教、就业咨询和指导等社会支持服务,帮助其掌握必要的知识和技能,以促进其就业问题的解决。这不仅能为无业者提供经济来源,还能让他们从无所事事、与毒友交往转移到工作当中,对其适应和回归社会具有重要作用。

1. 耶鲁大学与中国武汉:BDRC 项目的开展

提高受治者服药依从性一直是戒毒药物维持治疗工作的重点,也是评价维持治疗效果的最重要指标。武汉市戒毒药物维持治疗门诊服药治疗年保持率为 73.8%,高于全国平均年保持率 68.5%。这可能得益于武汉地区部分门诊自 2008 年以来接受美国国立药物滥用研究所(National Institute on Drug Abuse,NIDA)的资助,全面免费开展基于认知行为心理治疗背景的毒品及其危害行为学咨询(behavioral drug and risk counseling,BDRC)项目。

BDRC 研究项目由耶鲁大学药物滥用中心的 Marek C. Chawarski 等人创立,目

---

① 张广,刘惠,薛晖,等.海洛因成瘾者社区美沙酮维持治疗效果及其影响因素研究进展[J].中国预防医学杂志,2011,12(1):136-139.

② 高倩,钱兴才,丁蕾,等.美沙酮维持治疗者偷吸及保持状况调查[J].中国公共卫生,2008,24(12):1415-1416.

③ Upton D, Upton P. Development of an evidence-based practice questionnaire for nurses[J]. Journal of Advanced Nursing, 2010,53(4):454-458.

④ Youssef N, Alshraifeen A, Alnuaimi K, et al. Egyptian and Jordanian nurse educators' perception of barriers preventing the implementation of evidence-based practice:A cross-sectional study[J]. Nurse Education Today, 2018:33.

前仅在马来西亚麻坡和中国武汉实施,马来西亚的项目主要研究该方法对丁丙诺菲维持治疗病人的效果。2008 年,武汉市疾病预防控制中心周旺与 Chawarski 共同设计并联合申请美国国立卫生研究院(NIH)项目并获得资助,将 BDRC 用于美沙酮维持治疗病人研究。BDRC 运用了认知行为疗法、冬季疗法、医疗管理项目和其他现有的药物咨询方案中的概念和技术,是一种具有高度组织性、指导性和个体化的治疗方案。根据 2009 年第一期的干预实验结果分析可知,常规治疗(treat as usual,TAU)组和BDRC 组病人的 HIV 高危行为和毒品偷吸行为均有下降,但是 BDRC 组下降更为明显,说明 BDRC 有助于降低美沙酮维持治疗中的毒品偷吸和降低高危行为,也对治疗的保持率产生了积极影响。此外,BDRC 项目有助于克服当前戒毒药物维持治疗门诊咨询人员不足的问题,是武汉市戒毒药物维持治疗工作的重要突破。

2. 武汉市对美沙酮外带服务的探索与实践

中国自 2004 年起在局部地区开展戒毒药物维持治疗试点项目[①],之后逐步扩大至全国范围,在短短数年间建立起了全球累计覆盖吸毒人数最多的戒毒药物维持治疗干预项目。随着维持治疗时间不断增加,阿片类物质成瘾者身体功能及社会功能逐步恢复,每天必须到门诊服药的治疗方式和已逐渐恢复正常的工作、生活之间的矛盾日益显现,有些患者存在含药或偷带药行为,影响了现有的维持治疗工作秩序,并且不利于患者治疗效果的巩固。美沙酮外带服务在美国、英国、澳大利亚、德国等国家维持治疗项目中应用较为普遍,相关研究也开展较多[②],而中国针对美沙酮外带服务开展的研究很少。

为了进一步优化戒毒药物维持治疗工作,探索更加便利、更为人性化的治疗服务,2015 年 4 月至 2016 年 4 月,武汉市在某精神卫生中心附属两个门诊探索实施了美沙酮外带服务试点研究。结果发现,美沙酮外带服务是针对已经参与戒毒药物维持治疗时间较长、治疗剂量稳定的服药人员开展的优化服务。国外相关研究普遍认为,实施美沙酮外带服务利弊互现。一方面,外带服务作为一种激励干预措施可以提高患者治疗依从性,改善医患关系,提升维持治疗效果;省却了患者往返门诊的时间,有利于患者改善自身生活质量和社会功能;能让门诊医护人员集中力量诊治其他更需要关注的病例。另一方面,外带服务也可能导致以下情况发生:患者自行使用美沙酮时剂量把握不准,从而造成服药过量;美沙酮有可能分发给他人使用,从而造成药品流失;美沙酮因保管不善而被其他人特别是儿童误用等。在武汉市美沙酮外带服务的试点研究中,采用专用药瓶和外带服务包、外置密码锁及 GPS 定位设备的服务方式,尽可能保

① 陈绘景,刘普林,杨巍,江涛,张尧.武汉市美沙酮维持治疗门诊调查[J].四川精神卫生,2014,27(02):148-150.

② 刘普林,张君,刘聪,刘学兵,王夏,周旺.美沙酮维持治疗外带服务的探索与实践[J].中国艾滋病性病,2016,22(12):999-1001.

障了药品使用的安全性,降低了患者个体治疗及药品流失和误用的风险。在试点项目实施过程中,没有发生患者过量使用美沙酮或药物流失、误用等意外事件。本研究还动员患者家属积极参与外带服务项目,营造家庭支持性环境,协助门诊共同促进患者维持治疗效果的巩固,取得了较好的效果。在实施美沙酮外带服务时,需要尽可能充分发挥其有利方面并消除弊端,改善维持治疗服务水平,使参与外带服务的患者能从中受益。[①]

三、"阻艾有方":经吸毒途径艾滋病感染率快速下降并维持低水平

武汉市在贯彻落实各项工作的基础上,通过设立戒毒药物维持治疗门诊对阿片类药物成瘾者(其中包括感染艾滋病的吸毒者)进行药物维持治疗,加强对戒毒药物维持治疗机构的管理和能力建设,积极稳妥推进治疗工作,不断完善工作机制、创新管理措施,取得了一系列重大成效。下面将从戒毒药物维持治疗项目本身的成效评估,以及该项目的社会溢出效益[②]两方面,对戒毒药物维持治疗项目的显著成效进行客观合理的总结阐述。

(一)戒毒药物维持治疗的项目评估

戒毒药物维持治疗可以使阿片类物质成瘾者恢复正常的生理及心理功能,像正常人一样生活。它不同于"脱毒治疗",也不是通常所说的"戒毒",更不是以"小毒代大毒",而是像治疗高血压或糖尿病等慢性疾病的诊疗方式一样,需要治疗对象长期或终生使用药物控制症状和维持治疗。因此,从这个意义上讲,定期开展对戒毒药物维持治疗项目的考核与评估十分必要,一方面,能够在一定程度上了解和掌握前一阶段药物维持治疗的基本情况和实际效果,另一方面,能够及时发现和总结项目运行过程中的突出问题和积极经验,为及时调整和规划后一阶段的工作提供参考与依据。

1.戒毒药物维持治疗的基本成效

(1)武汉市戒毒药物维持工作成效显著

截至2020年底,武汉市仍在运转的戒毒药物维持治疗门诊有12家。从门诊的数量变化可以看出,2007年武汉市的戒毒药物维持治疗门诊项目得到了大力支持,门诊数量在2007年之后呈现出逐年增长的趋势,最后于2012年达到最高峰(23家),说明门诊的治疗效果显著,武汉市扩大了门诊的规模。2020年武汉市门诊数量减少到了

---

① 刘普林,张君,刘聪,刘学兵,王夏,周旺.美沙酮维持治疗外带服务的探索与实践[J].中国艾滋病性病,2016,22(12):999-1001.

② 社会溢出效益:溢出效应是指一个组织在进行某项活动时,不仅会产生活动所预期的效果,而且会对组织之外的人或社会产生影响。简而言之,就是某项活动的外部收益。此处的社会溢出效益是指对该项目主体、项目组织所预期的医学性结果之外的社会效益。

12家,这也从侧面说明了武汉市因吸毒感染艾滋病的形势得到了有效控制。在戒毒药物维持治疗门诊的工作当中,维持治疗的病人数和保持率是评价维持治疗效果的核心指标。2010年对武汉市戒毒药物维持治疗进行评估时,2009年武汉市累计治疗人数12 285人,年末在治人数7220人,年保持率为62.30％,各门诊保持率在41.30％～93.20％。截至2020年,武汉市正在进行戒毒药物维持治疗的人数为2781人,年保持率达到了87.51％,总体超过了市级考核78％的标准,各区所有门诊均达标。从图3-3中可以看到,从2009年到2020年,虽然接受治疗的人数在下降,维持治疗年保持率却有所提高,这充分说明武汉市戒毒药物维持治疗工作成效显著。

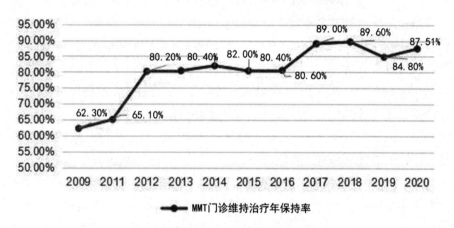

图3-3   武汉市戒毒药物维持治疗年保持率(2009—2020)

(2)药物维持治疗工作效率维持较高水平

第一,武汉市戒毒药物维持治疗资源配置的公平程度较高。截至2020年,武汉市门诊数量为12家,其中江岸区3家、江汉区1家、硚口区2家、汉阳区2家、武昌区3家、青山区1家。整体来说,戒毒药物维持治疗资源做到了在武汉市各中心城区平均分布,且保证了在每500名登记吸毒人员的区域设置一家戒毒药物维持治疗门诊。

第二,服务功能较为齐全。据2010年的评估报告显示,戒毒药物维持治疗门诊医生中,中级职称及以上的人数占到了64.53％,有职业资格的医生比例达到了97.92％。这说明武汉市戒毒药物维持治疗门诊的医师结构配置合理,基本治疗服务功能可以得到保障。

第三,宣传教育情况整体良好。2009年,各维持治疗门诊对病人开展健康教育培训次数最少为1次,最多为12次,平均达到8.74±3.86次,接受健康教育培训的人次最少20人次,最多657人次,全市累积3834人次,平均每个门诊225.53±181.46人次。说明各门诊健康教育宣传开展力度差别较大,健康教育的覆盖率还有待提高。

第四,近年来数据信息化管理水平提高。2011年,武汉市启用"戒毒药物维持治疗信息管理系统",基本实现了规范病人服药秩序和门诊日常管理功能。2015年,为进一步创新质量管理工作,市工作组秘书处委托软件公司继续完善该信息管理系统,研发出适合武汉市工作实际的"美沙酮维持治疗数据质量核查及数据分析系统",在市级建立了数据质量管理平台。该平台初步实现了病人基本信息核查、应检测人员统计、异常剂量统计、服药天数统计、部分核心工作指纹化等功能,并建立指纹服药统计模块来及时监测门诊治疗病人凭指纹服药比例。这不仅利用信息技术进行了管理创新,也为进一步提高门诊工作质量奠定了坚实基础。

(3)维持治疗工作的病人满意度较高

在 2016 年的评估报告中,针对受治者对当前治疗收费和治疗剂量的看法、对戒毒药物维持治疗工作的总体满意度等方面进行了调查和分析。在被调查的 556 例参加戒毒药物维持治疗的受治者中,有 160 人(28.8%)认为当前的收费偏高,393 人(70.7%)认为收费合适,仅有 2 人(0.4%)认为收费偏低,1 人(0.2%)未回答此问题;有 338 人(60.8%)能承受当前的收费,153 人(27.5%)勉强能承受收费,65 人(11.7%)不能承受收费;有 31 人(5.6%)觉得当前每次的治疗剂量偏高,517 人(93.0%)觉得剂量合适,8 人(1.4%)觉得剂量偏低;有 104 人(18.7%)对武汉市戒毒药物维持治疗的总体工作感到很满意,403 人(72.5%)感到比较满意,47 人(8.5%)感到一般,感到不太满意和很不满意的各有 1 人(0.2%)。由此可以看出,受治者对武汉市戒毒药物维持治疗工作的满意度总体持较高水平,显示出受治者对武汉市戒毒药物维持治疗门诊有较高的信任度,也从侧面显示出维持治疗门诊工作人员有较高的职业素养,展现了深切的人文关怀。

(4)维持治疗工作投入产出效益高

关于戒毒药物维持治疗的投入产出效益,主要通过戒毒药物维持治疗的机构成本和个人成本两个方面进行分析,以这两项投入为依据,来比对武汉市可能避免的新发艾滋病病例治疗所需的医疗费用支出。这里需要注意的是,不同于常规的投入产出效益分析,此处的投入指的是社会的整体投入,效益也指的是社会的整体效益。首先,从戒毒药物维持治疗工作的投入部分来看,机构投入成本主要包括固定资产、人员经费、机构日常开支、政府管理及政策成本等内容;个人成本投入则主要依据病人每次服药收费、门诊平均接待的服药人次、提供服务的天数三个方面来进行计算。其次,从产出效益方面来说,戒毒药物维持治疗的总效益主要包括三个部分。第一个是减少海洛因及毒资的使用情况,即节约的毒资费用;第二个是节约艾滋病新发感染所致的医疗费用;第三个是病人接受维持治疗后重新就业而增加的社会收入。据武汉市疾病预防控制中心 2010 年发布的《美沙酮社区药物维持治疗效果评估研究》显示,2009 年武汉市戒毒药物维持治疗的总成本为 3085.3 万元,总产出效益为 71 476.6 万元,效益成本比为 23.2:1。2016 年,华中科技大学医药卫生管理学院受武汉市疾病预防控制中心委托,对武汉市戒毒药物维持治疗项目再次进行了经济学评估,结果显示,2016 年武汉市全市进行戒毒药物维持治疗的总成本为 970.4 万元,总产出效益为 37 227.6 万元,效益成本比为 38.36：1。可以看出,随着戒毒药物维持治疗项目的持续开展,相比于 2010 年,2016 年武汉市的投入成本与产出效益都有所下降,效益成本比有大幅提升,并且两次评估的效益成本比都维持在较高水平。由此可见,戒毒药物维持治疗工作的产出效益远远大于治疗工作的投入成本,具有相当可观的投入产出效益。

2. 戒毒药物维持治疗艾滋病防治效果评价

(1)受治者对门诊提供辅助治疗服务的知晓度与利用度有所提高

阿片类物质成瘾者来维持治疗门诊的主要目的就是服药,而实际上维持治疗门诊除了为治疗人员提供药物外,还会开展其他的工作,比如:①开展禁毒和防治艾滋病法律法规宣传;②开展艾滋病、丙型肝炎、梅毒等传染病防治和禁毒知识宣传;③提供心理咨询、心理康复及行为矫治等服务;④开展艾滋病、丙型肝炎、梅毒和毒品检测;⑤协助相关部门对艾滋病病毒抗体阳性治疗人员进行随访、治疗和转介;⑥协助食品药品监管部门开展治疗人员药物滥用的监测工作等。据 2016 年的《武汉市社区药物维持治疗项目经济学评估》显示,在被调查的 556 例参加戒毒药物维持治疗的受治者中,受治者自述门诊提供心理咨询服务的有 424 人(76.3%),提供心理康复服务的有 259 人(46.6%),提供医疗保健服务的有 276 人(49.6%),提供社区帮助服务的有 283 人(50.9%),提供其他服务的有 132 人(23.7%)。受治者自述利用了心理咨询服务的有 361 人(64.9%),利用了心理康复服务的有 187 人(33.6%),利用了医疗保健服务的有 221 人(39.7%),利用了社区帮助服务的有 179 人(32.2%),利用了其他服务的有 80 人(14.4%)。由上述数据可知,受治者知晓戒毒药物维持治疗门诊提供心理咨询、医疗保健、社区帮助、心理康复等服务的人数比例大多维持在 40% 以上的水平。总体来说,受治者对门诊提供的辅助治疗服务的知晓度较高,其中心理咨询服务的利用度也维持在 64.9% 的中高水平,其他服务的利用度还有待加强。

(2)治疗病人减少高危行为的依从性有所提高

这里所说的高危行为的依从性,主要指治疗病人在接受戒毒药物维持治疗时进行性行为、吸食毒品及共用针具等方面的内容。据 2016 年《武汉市社区药物维持治疗项目经济学评估》显示,在被调查的 556 例参与戒毒药物维持治疗的受治者中,有 391 例(70.3%)患者在参加维持治疗后 1 个月没有复吸毒品,而有 165 例(29.7%)患者在参加维持治疗后存在复吸毒品的情况。其中在复吸人群中,有 108 例有注射吸毒行为,占复吸人群的 65.5%;其余复吸人群 57 例(34.5%)是非注射吸毒(即单纯口吸或烫吸)。在有注射行为的 108 例患者中,有 101 例(93.5%)患者虽然有注射吸毒行为,但没有共用针具;有共用针具注射行为的患者共有 7 例(见图 3-4)。

在受调查人群中,维持治疗前有性行为的有 374 例,占 67.3%,维持治疗后有性行为的有 245 例,占 44.1%(见图 3-5)。有性行为的人数在维持治疗后降低了 23.2%(P

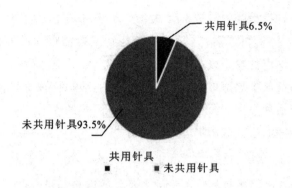

图 3-4　接受维持治疗后有注射吸毒行为病例中共用针具情况（2016 年）

＜0.05）。安全套的使用率由维持治疗前的 43.7％下降到维持治疗后的 31.7％（P＜0.05）；性伴吸毒由维持治疗前的 20.0％下降到维持治疗后的 9.5％（P＜0.05）。

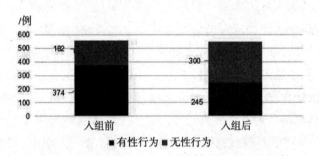

图 3-5　维持治疗病人入组前后性行为情况（2016 年）

（3）艾滋病新发感染得到有效控制

根据相关数据显示，2009 年武汉市戒毒药物维持治疗门诊病人中 HIV 抗体阳性检出率为 0.2％，新发 HIV 抗体阳性人数为 0。2011 年与 2012 年武汉市美戒毒药物维持治疗门诊 HIV 抗体阳性检出率分别为 0.1％与 0.02％，呈现出逐年递减的趋势。2013 年至 2019 年这 7 年里，武汉市戒毒药物维持治疗门诊总共只检测出 3 例 HIV 抗体阳性，分别是 2014 年 2 例，2017 年 1 例（见图 3-6）。从上述数据可以看出，随着戒毒药物维持治疗项目的开展，武汉市门诊 HIV 抗体阳性检出率呈现逐年递减的趋势，并向着零感染的目标前进。

（二）戒毒药物维持治疗的社会溢出效应

现代医学模式已由"生物医学模式"向"生物-心理-社会医学模式"进行转变，随着社会的不断发展，社会大众对健康的需求不仅仅停留在对疾病的治疗与预防层面，还注重于人际关系网络和社会心理等社会层次的需求。正是从这个意义上来说，戒毒药物维持治疗项目的社会溢出效应便显得格外重要。

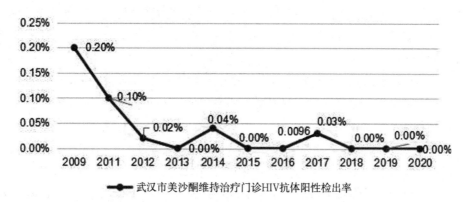

图3-6　武汉市美沙酮维持治疗门诊 HIV 抗体阳性检出率变化趋势图（2009—2020）

1. 有效降低了注射吸毒率，遏制了艾滋病的流行趋势

2006 年武汉市开展戒毒药物维持治疗项目以来，在治病人的吸毒方式发生了很大的变化，部分学者对武汉市 2006—2013 年某门诊的美沙酮维持治疗病人调查发现[①]，单纯注射吸毒比例从 2006 年的 96.0％下降到 2012 年的 32.1％，并呈现出逐年下降的趋势。同时，单纯口吸或烫吸的比例从 2006 年的 4.0％上升到 2012 年的 64.3％，呈现逐年上升的趋势。由此可见，通过针具注射毒品的比例正逐年下降，口吸或者烫吸的比例则逐年上升。注射吸毒曾一直是武汉市艾滋病传播的一个主要途径，现在已得到有效的遏制。使用美沙酮对阿片类物质依赖者进行替代治疗，这在一定程度上降低了吸毒人群共用针具的概率，减少了经血液传播感染艾滋病病毒的风险。与此同时，美沙酮替代疗法本质上是以成瘾性较小的物质替代具有较大成瘾性的物质，通过减轻吸毒者戒断症状的痛苦，最终达到减少他们对阿片类物质的依赖性的效果，这样的替代治疗方式有效地避免了经静脉注射吸毒传播艾滋病。据武汉市疾病预防控制中心的工作报告显示，在武汉市常住居民艾滋病病毒感染者和病人主要感染途径中，通过注射吸毒感染的人数占比从 2008 年的 19.1％下降到 2020 年的 0.1％。不仅如此，通过卫生部门对戒毒药物维持治疗项目的广泛宣传，以及对艾滋病相关知识的教育与普及，社会大众及高危人群的艾滋病知识知晓率得到了一定提高，防范意识也得到了增强。这在一定程度上促进了戒毒药物维持治疗病人依从性的提升，有效减少了共用针具行为的发生，遏制了艾滋病经吸毒途径传播和扩散。

2. 提高了参与戒毒药物维持治疗吸毒病人的社会支持水平

社会支持的概念来源于精神病学的研究。[②] 社会学话语中的社会支持往往可以分

①　李红丽，黄纪琼，刘学兵.2006—2013 年武汉市美沙酮维持治疗的调查分析[J].医药导报，2016，35(05)：530-533.

②　李霞，马颖，李绍奎，胡志.艾滋病患者的社会支持系统[J].医学与哲学(人文社会医学版)，2007(06)：28-29.

为两大部分:一个部分是客观可见的社会支持,包括物质资料支持、社会关系网络等;另一个部分是主观不可见的社会支持,强调的是社会主体感受到的尊重、理解与情感体验。

第一,从客观上看。戒毒药物维持治疗中使用美沙酮替代阿片类药物的做法,在一定程度上减轻了吸毒病人的经济负担。有研究指出,吸毒病人在接受治疗前平均每天吸食海洛因所需的费用为142.53~434.55元[①],相比于价格高昂的毒品,在武汉市戒毒药物维持治疗门诊,平均每天只需10元即可获得美沙酮,方便快捷。不仅如此,接受戒毒药物维持治疗的病人能够缓解戒断症状,恢复部分或全部的社会功能。他们还可以像普通人一样进行正常工作,维持日常生活,有机会拿取固定的工资,获得稳定收入,这在一定程度上大大提升了吸毒病人的生存质量。据2010年武汉市戒毒药物维持治疗的效果评估报告(下文简称"评估报告")显示,在接受调查的病人当中,有62.9%的吸毒病人是参加戒毒药物维持治疗后找到工作的,同时这些病人的主要收入来源是工资收入,占个人所有收入来源的50.7%。

第二,从主观上看。戒毒药物维持治疗在恢复吸毒病人部分社会功能的基础上,也提高了他们的自我效能感、自尊心与信心,这有利于恢复他们对生活的热情与希望,促进吸毒病人的社会融入。据评估报告显示,吸毒病人对事物的关心程度、对门诊工作的满意程度以及吸毒病人及家庭的社会支持度等都与吸毒病人的生存质量呈显著相关。而戒毒药物维持治疗可以让吸毒病人融入正常的社会生活,同时也减轻了吸毒病人亲属与家庭的负担,增加了吸毒病人与社会的联结。同时,门诊还会对吸毒病人进行心理干预,包括家庭问题、不良生活方式、情绪症状等多个方面,据评估报告显示,接受过心理干预的吸毒病人当中有50%的病人认为非常有用,认为没有用处的仅占3.6%。

不仅如此,评估报告还对接受维持治疗的吸毒病人与社区吸毒者的社会支持情况进行了比较分析,数据显示维持治疗病人的社会支持总分(主观支持、客观支持、支持利用率)显著高于社区吸毒者,其中两类人群的客观支持度呈现出显著差异。

通过以上对接受药物维持治疗的病人的分析可知,戒毒药物维持治疗项目缓解了吸毒病人的社会经济压力,增强了吸毒病人的社会联结,有利于促进吸毒者的社会融入。

3.减少了药物滥用现象与越轨行为[②]的发生

戒毒药物维持治疗能有效减少,甚至逐渐消除吸毒病人对阿片类物质的依赖与滥

---

① 李红丽,黄纪琼,刘学兵.2006—2013年武汉市美沙酮维持治疗的调查分析[J].医药导报,2016,35(05):530-533.

② 越轨行为是指违反一定社会的行为准则、价值观念或道德规范的行为,通常表现为对主流价值的反抗。广义的越轨行为指的是一切异于常规的行为,狭义的越轨行为则侧重于违法犯罪行为,此处的越轨行为偏向于后者。

用,降低毒品的复吸率,抑制或消除戒断症状。同时,戒毒药物维持治疗降低了吸食者滥用非法药物的频率和剂量,减少了吸毒病人复吸情况发生,间接萎缩了毒品消费市场。据 2016 年评估报告显示,参加戒毒药物维持治疗前,受治者平均每月吸毒次数为96.45 次。参加戒毒药物维持治疗后,受治者最近 1 个月平均每月吸毒次数为 8.25次,吸毒次数最小值是 0 次,最大值是 300 次,标准差是 23.834。受治者最近 1 个月平均每月吸毒次数由治疗前的(96.45 ± 49.12)次下降到治疗后的(8.25 ± 23.83)次($t=-40.126, P<0.05$)。由此可以看出,武汉市的戒毒药物维持治疗项目有效地降低了吸毒病人对阿片类物质的依赖性,在一定程度上减少了毒品的市场需求,有利于法治社会建设,促进了社会的和谐发展。

与毒品使用相伴而生的还有一系列的违法犯罪活动,许多吸毒者为了获取毒资,往往会进行盗窃、抢劫、贩毒等违法犯罪的越轨行为。而根据上文所述,戒毒药物维持治疗能有效地降低吸毒病人对阿片类药物的依赖,同时美沙酮低廉的价格能大大减少吸毒病人的社会经济压力与负担,降低吸毒病人为了获取毒资而进行违法行为的可能性。武汉市 2016 年的评估报告分析比较了吸毒病人在入组维持治疗前、后的违法犯罪情况,分别对"过去 3 个月被公安部门抓捕状况""过去 3 个月因吸毒而进行的偷、抢、骗行为情况""过去 3 个月犯过刑事案件的情况""过去 3 个月贩卖毒品的情况(以贩养吸)"这四个指标进行调查。结果显示,在维持治疗后,调查人群中过去 3 个月偷、抢、骗的发生率降低了 4.8%($P<0.05$);以贩毒或卖毒来供养吸毒行为的发生率降低了 3.8%($P<0.05$);被公安部门抓捕的发生率降低了 4.3%($P<0.05$);刑事案件的发生率降低了 1.8%($P<0.05$)。吸毒病人维持治疗后进行违法犯罪行为、被公安抓捕的频率、"以贩养吸"等情况均有明显下降。这说明美沙酮社区维持治疗项目对减少在治吸毒病人的越轨行为有显著作用,有利于保护社会大众的生命安全,同时维护社会的公共秩序,进一步促进了社会的有序运作与和谐发展。

(三)如何发展:戒毒药物维持治疗的相关问题探讨

1. 关于美沙酮的给药剂量

20 世纪 60 年代针对海洛因成瘾者开展美沙酮维持治疗以来,美沙酮的给药剂量呈现出由低到高的变化趋势,这也反映了学术界对给药剂量的认识由初期的不够合理到此后比较科学的过程。以美国为例,20 世纪 60 年代,DoLe 医生首先提出了美沙酮维持治疗方案,使用的有效剂量为 180~120 mg/d。20 世纪 70 年代初,美国麻醉品和危险药品管制局、食品与药品管理局相继批准了美沙酮维持治疗计划,促使美沙酮维持治疗项目在全美广泛开展。但由于社会对该项目存在一定的争议,一些门诊依照伦理、服药人员的表现等社会标准,而不是服药人员的临床需要确定给药剂量,此外,当时很多医务人员认为较低的剂量既能避免美沙酮的毒性,又有助于戒断毒品,因此,美沙酮的给药剂量普遍较低。20 世纪 80 年代的调查发现,70% 的门诊给药剂量在 50 mg/d 以下,治疗效果不理想。此后人们逐渐认识到足够剂量的美沙酮是缓解戒断症状、降低对海洛因渴求和减少复吸的基础,剂量呈现出总体增加的趋势,如 20 世纪 80 年代末至 21 世纪初的研究数据显示,美沙酮的给药剂量低于 40 mg/d 的比例从 1988 年的 44.8% 降低至 2000 年的 13.2%。研究发现,较高剂量(大于 60 mg/d)的美沙酮有利于服药人员保持在治疗中不脱失。[1]

2. 药物治疗与社会心理干预相结合

药物滥用不仅会对成瘾者的躯体造成损害,也可导致不同程度的社会心理问题。对成瘾者的药物治疗虽然可以解决躯体依赖,但成瘾者对毒品的渴求以及吸毒导致的社会心理障碍的治疗康复却不是短期内能够实现的。如仅仅停留在服药层面,成瘾者存在的社会问题、心理障碍就得不到及时有效的解决,也难达到社会期望的效果,这也是导致服药人员偷吸毒品、脱失的另一个重要因素。因此,以维持治疗为平台,在提供药物治疗的同时,为服药人员提供必要的社会心理干预,对于服药人员完成生理和心理脱毒并成功回归社会,是非常必要的。社会心理干预是美沙酮维持治疗不可或缺的重要组成部分,它在恢复服药人员的家庭和社会功能等方面起着重要的作用。国内外大量的研究表明,在开展美沙酮药物维持治疗的同时开展社会心理干预要比单纯使用美沙酮维持治疗更加有效。中国香港开展社会心理干预的经验值得借鉴,香港充分发动了社会的力量,全面加强小组辅导及支持服务,针对不同目的成立了不同的服务小组,获得了服药人员的良好反映和积极支持。调查显示,接受小组辅导及支持服务后,服药人员的健康状况、家庭关系、就业情况等都有所改善。[2]

目前,中国戒毒药物维持治疗工作在社会心理干预方面重视度不够,缺乏专业的社会心理干预队伍,但各地区在实践中逐渐摸索出一些值得借鉴的经验,如有的门诊与当地的心理研究机构合作,组织开展心理治疗,矫正服药人员的心理问题;有的门诊通过积分激励制度正性强化服药人员的良好表现;有的门诊通过树立榜样的方法,增强服药人员的信心,以及成立由专业人员指导的服药人员互助组织等。以上干预活动的开展在一定程度上提高了吸毒病人服药的积极性和依从性,取得了较好的治疗效果。建议各戒毒药物维持治疗门诊根据自身现有的条件,积极摸索适合本地区的社会心理干预模式,促进戒毒药物维持治疗工作的可持续发展。

3. 相关部门的协调与合作

尽管戒毒药物维持治疗的工作方式和内容属于医疗卫生性质,但治疗对象的特殊性,以及为达到有效治疗目标所必须同时采取的其他相关措施(如社会心理干预、协助解决服药人员就业等),决定了单纯依靠某一个部门是无法开展工作的,也无法完成戒毒药物维持治疗时公共卫生及社会期望目标。目前,中国戒毒药物维持治疗的开展主要依靠卫生部门的力量,由卫生部门管理、协调门诊的各项事务。但一个完整的戒毒

---

[1] 杜存,刘志民.我国美沙酮维持治疗工作的现状及相关问题探讨[J].中国药物滥用防治杂志,2009.

[2] 陈惠虹.香港美沙酮治疗计划的小组辅导及支持服务[J].中国药物依赖性杂志,2007,16(003):230-235.

药物维持治疗计划应体现综合性干预,即不仅是单纯服药治疗躯体戒断症状,还要开展后续的社会心理干预,进行心理、行为矫正,这涉及多个领域,需要多部门、多方面力量的共同参与。目前,在争取多部门参与的实践中,甘肃省的社区"禁毒专干"机制、上海的"禁毒社工"组织、北京的"志愿者"活动等都是在实践中逐渐摸索出的较成功的模式,为中国东西部不同地区、经济发达与落后地区开展外展支持服务提供了宝贵经验。

社区是服药人员的最终归属,随着《中华人民共和国禁毒法》中"社区戒毒、社区康复模式"的提出,社区支持在美沙酮维持治疗中的作用显得日益重要。目前,在争取社区支持方面,贵州等地区积极深入社区宣传,制定了针对社区工作人员的激励制度;重庆地区针对社区的卫生干事进行了相关培训;四川地区提出了政府主导、社区参与、公安监管、家庭配合、医院治疗的"五方联动,帮教合一"联合管理模式,取得了较好的效果。

公安部门作为中国禁毒戒毒的执法机关,在打击贩毒、吸毒、因吸毒引发的违法犯罪等方面发挥着重要的作用。实践表明,公安部门的配合和支持对戒毒药物维持治疗工作具有十分重要的作用。由于认识不到位等原因,在该项工作开展初期,一些地区公安部门的配合不足成为制约美沙酮维持治疗发展的一个重要因素,这一问题引起了国家与地方相关部门的重视,进而开展了大量自上而下的协调工作。目前大部分地区卫生部门与公安部门进行了良好的沟通和协调,并通过戒毒药物维持治疗工作的有效实施,在禁毒、防艾、减少危害方面取得了较好的成效。

> 美沙酮社区维持治疗门诊开展以后,公安部门出现过在门诊附近蹲点搜查的情况,在患者出入门诊的时候将其逮捕,在一定程度上还是影响了美沙酮门诊工作的开展。(201223LPL)

4. 对美沙酮药物本身和戒毒药物维持治疗的宣传

研究显示,包括在治病人及其家属在内的社会群体对美沙酮药物本身普遍缺乏了解或存在不正确认知,这也是导致在治病人脱失或者不愿意入组治疗的重要原因之一。根据认知行为相关理论,改变人的认知可以改变人的观念,进而纠正其情绪和行为。对吸毒者而言,帮助其树立对毒品、美沙酮的正确认知,将有助于他们坚定戒断毒品、积极参加戒毒药物维持治疗并坚持服药的信念。

从中国目前相关的文献研究和现场调查的情况看,服药人员本身、家属、社区、部分执法民警对美沙酮药物本身和戒毒药物维持治疗的认知有待提高。调查表明,服药人员知晓美沙酮的途径主要是通过吸毒朋友介绍,而目前吸毒人群整体对美沙酮或戒毒药物维持治疗普遍缺乏正确的认知,不正确的认知在服药人员之间传播,会造成一定的负面影响。近期,随着认知问题的凸显,越来越多的门诊开始重视对美沙酮药物本身和戒毒药物维持治疗的宣传,宣传渠道由单一向多元化转变,部分地区摸索出一些效果较好的宣传方式。如北京市通过同伴教育的方式开展宣传活动,由于具有相似的吸毒和治疗经历,同伴的现身说法更容易引起服药人员的情感共鸣,具有良好的可行性和接受性,宣传效果比其他方式好;甘肃地区注重新闻媒体、报刊等渠道的宣传,录制美沙酮维持治疗的相关专题节目,对市民进行普及教育;四川等地区深入戒毒场所进行美沙酮和美沙酮维持治疗的宣传,宣传对象的针对性强,宣传效果较好。①

5.新型毒品的挑战

目前一般把毒品分为传统毒品和新型毒品两类。传统毒品有海洛因、吗啡、可卡因、鸦片、大麻等,主要是罂粟等毒片原植物经加工制造的半合成类毒品,吸食方式以注射和口服为主。所谓新型毒品,主要是指人工化学合成的致幻剂、兴奋剂等新精神活性物质,又称"俱乐部毒品",主要有冰毒、摇头丸、K粉、麻古、开心水等。新型毒品滥用者常有多个性伴,更容易发生不安全性行为。根据《2018年中国毒品形势报告》,在中国240.4万名现有吸毒人员中,滥用冰毒人员135万名,占56.2%,冰毒已取代海洛因成为中国滥用人数最多的毒品;滥用海洛因88.9万名,占37%;滥用氯胺酮6.3万名,占2.6%。② 新型毒品滥用人数已经超过传统毒品。

新型毒品是由国际禁毒公约和中国法律法规所规定管制的、直接作用于人的中枢神经系统,使人兴奋或抑制,连续使用能使人产生依赖性的精神药品(毒品),其中包括一些可供医疗使用的管制药品。新型毒品的滥用方式以口服和烫吸为主,但近年来采用静脉注射方式的比例不断上升。③ 新型毒品直接作用于人的中枢神经系统,使人兴奋或抑制,它以"时尚""娱乐"为幌子,在酒吧、歌舞厅等娱乐场所流行,更易为大众所接受,吸食者相对低龄化。近年来,"神仙水""娜塔莎""0号胶囊""氟胺酮"等新类型毒品不断出现,具有极强的伪装性,更易为青少年接受。新型毒品的快速发展和蔓延是目前全球面临的突出问题。④

新型毒品与艾滋病感染关系密切。一是因为新型毒品在女性性工作者和男性同性性行为人群中流行,这些人群本身就是艾滋病传播的高风险人群。二是因为滥用新型毒品会刺激大脑释放大量多巴胺,使人异常兴奋和产生欣快感,诱发性冲动,极易发生不安全性行为。此外,新型毒品滥用者通常不是单独吸食,而是在熟悉的社交圈内进行,少则3~5人,多则10人以上成群吸食,增加了发生群交、多性伴的可能性,也极易发生无保护性行为。三是因为新型毒品会降低机体免疫力,增加艾滋病的感染率。使用新型毒品可使机体的细胞免疫和体液免疫受损,减弱机体的抵抗力,从而导致对HIV易感。⑤

---

① 杜存,刘志民.我国美沙酮维持治疗工作的现状及相关问题探讨[J].中国药物滥用防治杂志,2009.
② 中国禁毒网.2018年中国毒品形势报告(全文)[EB/OL].(2019-10-08).http://www.nncc626.com/2019-06/17/c_1210161797.htm.最后访问时间:2021-03-19.
③ 杨凤瑞.新型毒品防范手册[M].北京:法律出版社,2005:2-5.
④ 中国禁毒网.2018年中国毒品形势报告(全文)[EB/OL].(2019-10-08).http://www.nncc626.com/2019-06/17/c_1210161797.htm.最后访问时间:2021-03-19.
⑤ 陈锐,黄英华.摇头丸(MDMA)的危害及其对免疫系统影响的研究进展[J].中国误诊学杂志,2009(7):1526-1528.

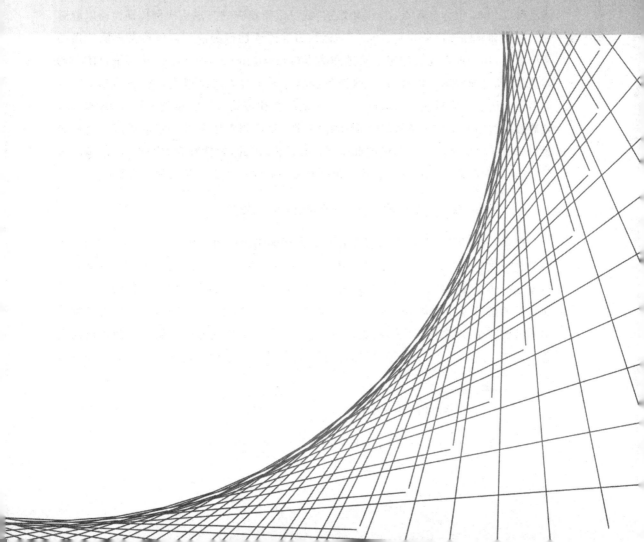

第四章 抗艾"新力量"：社会组织广泛参与

2007 年之前,武汉市艾滋病以静脉注射吸毒和异性性传播为主要传播途径。2007 年以后,经静脉注射吸毒感染艾滋病的数量在下降,经性行为感染艾滋病的数量在上升,其中经男性同性性行为感染艾滋病的上升趋势尤为明显,以疾控部门为主力军的防艾力量越来越难以满足不断变化的艾滋病防控需求。社会组织(community-based organization,CBO)具有灵活性、大众性和公益性的特点①,在高危人群的发现、干预、检测上具有独特的优势,成为武汉市抗艾的新力量。武汉市于 2008 年和 2010 年分别启动中盖艾滋病项目和全球基金艾滋病防治项目,在两个项目的推动下,武汉市从事艾滋病防治的社会组织从无到有,不断发展成熟并发挥积极作用。2014 年国际项目退出后,武汉市积极推行政府购买社会组织参与艾滋病防治服务,2015 年又启动了社会组织参与国家艾滋病防治基金项目,武汉市在抗艾路上逐步建立和完善了全社会共同参与的艾滋病防治工作机制,社会组织作为抗艾"新力量"在武汉市艾滋病防治工作中取得良好成效。

一、"断背情迷":"MSM"高危性行为加速了艾滋病病毒的传播

艾滋病在中国出现后,其主要传播方式随着男性同性性行为的增加而发生改变。武汉市以 2007 年为分界点,2007 年之前,武汉市新报告的艾滋病病例传播途径以静脉注射吸毒和异性性传播为主,2007 年以后,男性同性性行为成为武汉市艾滋病传播的主要途径,在一定程度上加速了艾滋病病毒(human immunodeficiency virus,HIV)的传播,找到男同群体(MSM)并开展干预检测等工作成为武汉市艾滋病防治刻不容缓的事情。由于人们对性少数人群存在一定的歧视和偏见,因此,该类人群较为隐蔽,这就导致疾控中心工作人员接触该群体并进行干预检测工作存在一定的难度。而社会组织相对于政府部门在接触该类群体上具有优势,因此,发挥社会组织的优势,精准定位、找到男同群体并对其进行有效干预检测成为武汉市艾滋病防治的一大举措。

(一)危机显现:男同群体患病状况不容小觑

截至 2002 年底,全球艾滋病患者和艾滋病病毒感染者大约有 4200 万人,2002 年因艾滋病死亡的人数约 310 万,艾滋病病毒新感染者约 500 万,其中 3/4 的感染者是通过性传播途径感染的。根据联合国艾滋病规划署推测,因男性同性性行为感染艾滋病病毒的感染者比例达 5%~10%,这个比例在不同国家有一定的差异。② 男同群体中无保护肛交、多个性伴侣等高危性行为比例较高,使其成为艾滋病感染和传播的高危人群之一。中国在 1989 年发现的首例经性传播途径感染艾滋病病例就同时拥有多

---

① 张宁,武沐.十年来社会组织(NGOs)参与防治艾滋病研究述评[J].西北工业大学学报(社会科学版),2011,31(02):53-58.

② 邓艳红,王明,李红卫,董海英.艾滋病与男同性恋[J].中国健康教育,2005(02):19-22.

个男性同性性伴。1992 年刘达临发现约有 7％的男大学生有男性同性性行为经历。1995 年潘绥铭发现约有 4.2％的男大学生同时具有同性恋心理和同性性行为。1998 年李银河提出我国有 3％～4％的人口是同性恋（含双性恋）。2004 年公布的数据显示，中国 HIV 感染者中经性传播途径感染约占 30％，其中男男同性传播约占 1/3。2005 年底，中国有 HIV 感染者和病人约 65 万人，其中 MSM 群体 HIV 感染者和病人数约占 7.3％。[①] 2011 年底，在 78 万 HIV 感染者和病人中，同性传播占比由 2009 年的 14.7％上升到 2011 年的 17.4％。[②] 2010—2013 年中国艾滋病哨点监测数据显示，男同人群 HIV 抗体阳性率分别是 5.7％、6.4％、6.8％、7.5％，由此可见，男同人群中艾滋病感染率呈现逐年上升的趋势。[③] 据此，男同群体在中国具有一定的数量，越来越成为中国艾滋病防治的难题，尤其在一些省会城市，该群体的规模更加庞大，对男同群体进行多方面干预以有效控制艾滋病疫情成为刻不容缓的事情。

武汉市男同群体以青壮年为主，多数为未婚者，该类群体寻找同性伴侣的场所通常有五类，分别是酒吧、浴池、互联网、公园以及其他类型。这类人群普遍存在多性伴和无保护肛交的高危性行为，且社会对该类人群包容度较低，这就导致该群体容易出现与异性结婚又与同性发生性行为的情况，这不仅增加了男同群体感染艾滋病的风险，也加大了艾滋病向普通人群扩散的风险。在武汉市采取一系列针对性措施之后，艾滋病经性工作者、吸毒人群、母婴途径传播得到有效控制，而男性同性性行为又成为武汉市艾滋病主要传播途径，也是武汉市未来艾滋病预防和干预的重点。

（二）找到"他们"：社会组织参与抗艾刻不容缓

21 世纪以来，中国男性同性性行为人群艾滋病感染率较高，报告病例数呈快速上升趋势，由于男性同性性行为易感染艾滋病，且相当一部分男同人群因担心受歧视或者隐私暴露，不敢或不愿到疾控或医疗机构接受 HIV 检测，这些"无症状"感染者往往在进入艾滋病晚期时才被确诊，这给艾滋病早发现早治疗带来了难题。[④] 2007 年之前艾滋病预防和控制工作的开展主要依靠政府和疾病预防控制中心的力量，但这远远不够。艾滋病防治不仅仅是医学问题，更是重要的社会问题，需要全社会的共同参与。社会组织凭借其自身优势，成为艾滋病防治中重要的、不可或缺的力量。[⑤] 其优势主要

---

① 钟柳青,吕繁.我国男男性接触人群的特征及艾滋病流行状况[J].中国艾滋病性病,2006(05):484-486.

② 谢年华,吴斯,许骏,刘普林,周旺,王夏.武汉市男男性行为者扩大 HIV 检测和治疗的效果分析[J].中国艾滋病性病,2018,24(04):361-364.

③ 李东民,葛琳,王岚,郭巍,丁正伟,李培龙,崔岩.中国 2010—2013 年男男性行为人群艾滋病及相关行为变化趋势分析[J].中华流行病学杂志,2014,35 (5):542-546.

④ 许骏,刘聪,杨连第,周旺,姚中兆,王夏,吴斯.社会组织参与艾滋病病例发现与管理的实践及探讨[J].公共卫生与预防医学,2012,23(04):49-52.

⑤ 张广,王芃,李锦峰,金军怡,杨伟华,杨维中,韩孟杰.社会组织参与男男性行为者艾滋病防治工作评价[J].中国艾滋病性病,2019,25(01):67-69＋73.

体现在：一是作为艾滋病专业防治机构的补充，是目标人群和专业机构联系的重要桥梁[1]；二是其与目标人群有着天然的联系，容易与目标人群建立信任关系；三是工作内容、时间、方式具有灵活多样性，可满足目标人群的多样化需求[2]。社会组织既可以单独开展防治工作，也可以与各类防治机构合作，发挥各自的优势，互为补充，全方位地服务于目标人群。

1. 容易接触服务对象

由于社会歧视的存在，易感染艾滋病人群如男性同性性行为人群、吸毒者、性工作者为了避免身份暴露，往往组成类似亚群体的小团体，互相抱团取暖，这能够减轻他们身心的痛苦，激起个人生活的信心。但此类小团体排斥与外界过度接触，圈子具有很强的隐蔽性和封闭性。政府部门作为"圈外人"，没有足够的社会关系网络及其他有效渠道接触他们，缺乏以主动出击的形式直接开展艾滋病防治工作的良好条件。服务对象往往只是在个人有检测需求时才主动上门寻求疾控中心或医院的帮助。这种等服务对象主动上门的工作方式使政府艾滋病防治工作环节多集中于高危性行为发生以后的检测和治疗，难以扩大服务对象群体范围，难以深入该群体进行高危性行为事前的广泛宣传干预，从而降低了艾滋病防治工作预防环节开展的有效性。[3]

政府工作人员与服务对象之间大多是单纯的工作关系，而与政府部门"圈外人"身份不同的是，致力于艾滋病防治的社会组织往往诞生于服务对象所在群体，其工作人员大多是"圈内人"，群体内部有着广泛的社会关系网络，群体内部成员有极高的同质性，有利于减少艾滋病防治在决策和执行中的矛盾与冲突，能够促进艾滋病防治信息在组织内部的传递，降低决策和执行成本，提高统一行动的协调性。社会组织可以利用组织内部的关系网络自然而然地深入目标群体，以主动出击的方式迅速、准确地找到服务对象，多频率、高效率地在群体范围内进行宣传、检测和干预，不仅可以减少高危性行为发生的概率，还可以尽早发现阳性对象，及时进行转介治疗。这种易接触服务对象的优势，弥补了政府在艾滋病预防环节中的功能缺失和资源不足，极大地提高了工作准确性和活动实施的可行性及有效性。

2. 具有较强信任关系

在同性恋、艾滋病被"污名化"的社会舆论下，身份的暴露会严重影响艾滋病易感人群的日常工作生活，因此隐私保护对艾滋病易感人群来说极其重要，其所在的亚群体及艾滋病易感者自身都有极强的封闭性。一方面，疾控中心、医院等官方组织具有高度权威性，对于带有排他性质的亚群体来说，这种权威性身份是极其特殊的，容易产

① 成慧,杜永奎.江西省社会组织参与艾滋病防治工作状况调查分析[J].中华疾病控制杂志,2014,18(12):1209-1212.

② 王瑞,董丽芳,李恒新,卫晓丽,安然.西安市社会组织参与艾滋病防治工作现况[J].中国艾滋病性病,2013,19(11):828-831.

③ 赵梦瑶.社会组织参与艾滋病防治的个案研究[D].苏州:苏州大学,2019.

生心理隔阂，因此该类人群本能地排斥与官方过多接触，而服务对象去"圈外"的疾控中心、医院做检测，仍然属于某种程度上的身份暴露。另一方面，政府对艾滋病感染者身份的保密只是属于外部制度的约束，并非工作人员内在的行为要求，因此服务对象并不认为政府可以完全对自己的身份保密。所以，政府工作人员很难取得服务对象的信任，给艾滋病防治带来困难。政府部门作为"圈外人"，与该群体有较大异质性，不能真正接受和融入该群体所形成的亚文化圈，在心理上达到共情的难度很大，操作不当甚至会给服务对象带来极大的心理创伤，从而增加政府工作人员和服务对象之间的疏离感。

社会组织是某种性质的"熟人社会"，该小团体是"自己人"的组织，成员大多本身就是艾滋病易感人群，与服务对象群体有着共同的思想和行为方式，有较高的同质性，为服务对象提供服务则是某种意义上的"圈内人"的互帮互助。社会组织对服务对象身份的保密是群体内部对"自己人"的保护，属于一种内在约束的机制，因此服务对象认为自己的个人隐私能得到更好的保护，对社会组织有着自然而然的信任。这种小团体里相对亲密的社会关系有利于建立起广泛的群体内部信任网络，这种信任关系相对于其他群体来说更加坚固。

3. 满足多样化需求

艾滋病的防治工作坚持"预防为主，防治结合"的原则，预防环节包括宣传教育、行为干预、检测诊断等，治疗环节包括转介服务、随访管理、临床治疗及后续关怀服务等方面。2007年以前，由于政府部门目标多样、任务繁重、工作人员精力有限，不能灵活应对艾滋病易感人群的多样化需求。与政府部门不同的是，社会组织的任务较为单一，能够全身心服务于目标人群，可以集中精力和资源，针对服务对象的不同需求开展不同形式的活动，进行更为有效的宣传教育及预防干预。这些形式多样的宣传干预活动对寻找目标人群、传播艾滋病预防知识、降低艾滋病高危行为具有重要作用。

艾滋病患者不只是生理上需要治疗，其"边缘化"的社会地位所导致的心理问题更需要得到重视。社会组织在艾滋病防治中不仅能够及时发现艾滋病病毒感染者，还能够开展多样化的社会服务，满足患者的生理、心理等多种需求。组织内部工作人员对服务对象的经历有较强同理心，基于亲身经历对阳性服务对象进行心理干预和情感支持，更有说服力和有效性。除了工作人员是"自己人"，社会组织也为广大的服务对象提供了一个认识更多"自己人"的平台。在一个同质性高的群体内部，情感支持的功能得到最大程度的发挥，给群体成员带来了极大的归属感，弥补了他们在圈外受到的心理创伤。这些社会组织不仅可以专注于"快速检测"等程序性环节，更为人性化的是，会针对服务对象不同需求，安排志愿者对接不同的心理关怀服务，对于服务对象身份认同、消除恐艾心理、早期检测、积极治疗、建立健康的心理状态有着巨大的作用。

二、抗艾"新力量"：社会组织参与艾防工作

社会组织在发现艾滋病高危人群和关怀艾滋病患者上具有独特优势,以男性同性性行为传播报告病例数上升为转折点,武汉市积极动员和支持社会组织参与艾滋病防治工作,利用社会组织的优势寻找目标人群并开展针对性干预检测。从中盖艾滋病项目到全球基金艾滋病防治项目再到政府购买社会组织服务的推行,社会组织在这一过程中从无到有,并有序发展起来,在艾滋病行为干预、动员检测、宣传教育、关怀救助等方面发挥着不可替代的作用。下面主要介绍武汉市艾滋病流行新形势下实施的中盖艾滋病项目、全球基金艾滋病防治项目和政府购买社会组织服务三大举措。

(一)中盖艾滋病项目实践模式的探索

2007年,中华人民共和国卫生部和国务院防治艾滋病工作委员会办公室与美国比尔及梅琳达·盖茨基金会签署了艾滋病防治合作项目,即中盖艾滋病项目,旨在中国项目实施地区降低艾滋病流行,探索大规模艾滋病综合防治模式,通过减少艾滋病新发感染,抑制艾滋病蔓延。

1. 中盖艾滋病项目实施

《中国遏制与防治艾滋病"十二五"行动计划》中,极力倡导建立政府组织领导、部门各负其责、全社会共同参与的艾滋病防治工作原则,中盖艾滋病项目的工作模式与中国政府倡导建立的艾滋病防治工作原则相吻合。湖北武汉中盖艾滋病项目于2008年5月正式启动,在武汉市实施期间,在国家艾滋病防治工作的整体框架下,针对武汉市艾滋病疫情特点和防控现状,以扩充防艾力量、探索武汉市防艾模式为具体目标,通过促进疾控中心、医疗机构及社会组织之间的合作,针对高危行为人群,在外展干预、动员检测、流调、随访关怀和抗病毒治疗等方面开展了积极探索。

中盖艾滋病项目提出了"治疗就是预防"的艾滋病防治理念,武汉项目团队提出了"检测就是干预"的思想,二者相结合,将我国男同人群艾滋病防治以及艾滋病病毒感染者和病人管理的重要性和水平提升到了全新的高度,并促进了社会组织参与艾滋病防治工作能力的提升以及组织自身的发展。在国家项目办公室和省、市卫生行政部门的指导下,结合武汉市艾滋病疫情特点,因地制宜,整合资源,通过加强社会组织、疾控中心和医疗机构的合作,促进"干预动员—检测咨询—治疗关怀"一体化服务,逐步建立起武汉市疾控中心、医疗机构与社会组织"三位一体"的实践模式,以及干预动员、检测告知与治疗关怀"三位一体"的社会组织有效参与艾滋病病例发现、管理、治疗和关怀的工作模式,有效地解决了武汉市阳性病例发现和管理中存在的一些问题与挑战。

中盖艾滋病项目策略包括:第一,最大限度地发现艾滋病病毒感染者;第二,通过管理和治疗艾滋病病毒感染者来预防二代传播。目标人群为艾滋病高风险人群(男同人群、暗娼和注射吸毒者)以及艾滋病病毒感染者和病人。项目拟通过促进疾控、医疗

等部门与社会组织（小组）之间的合作，针对目标人群开展预防干预（动员、检测与咨询）和阳性管理（流调、随访、关怀、抗病毒治疗等），尽可能多地发现艾滋病病毒感染者和病人并强化干预与管理，从而有效控制艾滋病的蔓延。在中盖艾滋病项目启动之前，武汉市仅有个别草根组织参与艾滋病防治工作，此类组织人数较少、能力弱，且未建立规范的组织管理制度。在中盖艾滋病项目的推动与支持下，武汉市参与艾滋病防治工作的社会组织数量和质量都得到了明显的提升，社会组织在高危人群的干预、动员及检测，艾滋病病毒感染者和病人的发现，协助疾控部门完成随访和关怀等方面发挥了有目共睹的作用。同时，按照中盖艾滋病项目的要求，项目启动之初武汉就成立了武汉市中盖艾滋病项目办公室，由武汉市疾病预防控制中心和湖北省预防医学会组成，分别负责武汉中盖艾滋病项目政府部分和非政府部分的管理工作，形成了"两条腿走路"的管理模式（见图4-1）。

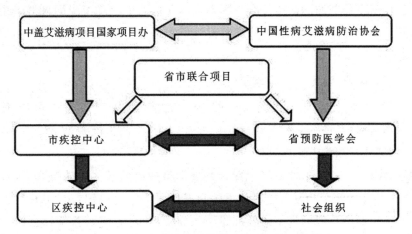

图4-1　武汉市中盖艾滋病项目管理机构工作模式

2.实践模式成型

（1）"三位一体"工作模式

自2009年开始，武汉市通过加强社会组织、疾控中心、医疗机构合作，充分发挥各自优势，向艾滋病病毒感染者和病人提供适合高危人群特点、易于接受、方便可行的一体化、连续性医学服务。2010年，武汉市为加强艾滋病的防治，提高艾滋病病毒感染者及病人随访、治疗和关怀工作的质量，促进艾滋病防治工作的可持续发展，开展了"三位一体"艾滋病防治模式的探索，在两个层面摸索并建立了武汉市社会组织有效参与艾滋病病例发现、管理、治疗和关怀的"三位一体"模式——不仅有疾控中心、医疗机构与社会组织"三位一体"的组织结构，而且有干预动员、检测告知与治疗关怀"三位一体"的工作流程。

"三位一体"工作模式明确了各机构的分工及职责，将疾控中心、医疗机构、社会组织有效整合，充分发挥各自领域优势。社会组织作为"三位一体"工作模式中的一环，承担着重要的工作:负责协助疾控中心、医疗机构完成 HIV 检测前后的咨询;负责为高危人群提供外展服务,动员男同群体接受 HIV 相关检测;负责协助疾控中心完成随访、流调;负责督促艾滋病病毒感染者定期接受 $CD_4{}^+T$ 淋巴细胞计数检测、病毒载量检测和提供心理支持、人文关怀。疾控中心负责支持在男同群体中的 HIV 初筛、确诊以及相关检测;负责结果告知、咨询、流调和随访、$CD_4{}^+T$ 淋巴细胞计数检测和抗病毒治疗;负责向社会组织提供相关技术支持以及向艾滋病病毒感染者和病人推介相关社会组织。医疗机构负责本机构 HIV 检测前后咨询;负责艾滋病感染者和病人的抗病毒治疗、机会性感染预防和治疗、抗病毒治疗副反应处理等;负责向社会组织提供一定的技术支持。

"三位一体"模式的精髓在于形成有实质意义的多部门合作,在政府主导的前提下充分发挥社会组织和医疗机构的作用,以便提高干预、检测以及治疗的覆盖面。实践表明,"三位一体"的艾滋病防治综合干预模式不仅扩大了武汉市男同人群干预检测覆盖面,提高了 HIV 抗体阳性发现率,而且提升了武汉市艾滋病病毒感染者和病人管理数量及质量。

(2)男同人群干预及动员检测模式

2008—2013 年,武汉市对男同人群进行了大规模的行为干预工作,坚持"检测就是干预"的工作策略,开展了两种工作模式的实践,累计检测男同人群 22257 人次,发现艾滋病病毒感染者和病人共 770 例。

一是区疾控中心主导,社会组织配合开展动员检测的模式。该模式下,各区疾控中心联合社会组织进入男同人群活动场所开展检测。社会组织在现场开展干预和动员活动,疾控中心负责现场采集血样并带回疾控中心检测,然后告知社会组织和受检者相关检测结果,并在社会组织配合下对 HIV 抗体阳性者进行告知、咨询和流调等后续工作。

二是社会组织独立开展 HIV 快检,疾控中心提供技术支持的模式。2012 年武汉市社会组织作为 HIV 检测点之一提供 HIV 初筛检测服务,疾控中心在提供确诊检测服务的同时,为社会组织提供技术支持和监督。社会组织为男同人群提供 1 次 HIV 快检服务(手指血或唾液检测),然后社会组织志愿者陪同快检阳性者到对接区疾控中心进行确诊,对确诊阳性者进行转介和关怀。

如表 4-1 所示,第一种模式下疾控中心工作人员深入现场对男同人群进行动员和静脉抽血检测,由于该类人群的活动特点,动员检测工作经常在夜间及节假日开展,疾控中心需要投入大量的人力、物力和财力;2012 年后主要采取第二种模式,通过社会组织进行快速检测,疾控中心工作人员大大节省了工作时间,减轻了工作负担,便于将更多时间及精力投入到后续感染者的管理及关怀上。

表 4-1 两种不同模式下社会组织动员检测男同人群 HIV 阳性发现成本

模式	动员检测人数	阳性发现数	阳性检出率/(%)	经费投入总数/元	阳性发现成本/(元/例)
模式一	5184	167	3.22	404908	2424.5
模式二	7123	228	3.20	555626	2436.9

注：经费投入总数仅包括 CBO 动员检测及阳性发现奖励经费，未包括购买试剂经费、CDC 人员投入及管理费用等。

（3）以产出为导向的社会组织绩效考核管理模式

中盖艾滋病项目实施期间，项目经费直接用于社会组织（小组）开展项目活动。在项目实施前期，主要注重结果导向，强调实施机构获得的经费直接与工作量挂钩，这虽然推动了社会组织积极开展动员检测，以尽可能多地检出阳性，但在项目执行过程中也逐渐产生新的挑战。随着项目的开展，社会组织管理和合作模式已经不能更进一步扩大男同人群 HIV 检测的覆盖面以及促进社会组织咨询、检测服务能力的提升。为确保项目质量，武汉市积极探索成本效益更佳的、可持续运作的艾滋病防治绩效管理模式，探讨建立以绩效为基础的项目资助机制，逐渐形成社会组织绩效考核管理模式，为今后对社会组织的管理提供了范式。社会组织绩效考核管理模式兼顾社会组织工作的结果和过程，分为以下两个方面。

一是过程的绩效管理：将社会组织工作经费分为开展活动所需费用和人员劳务费两个部分。人员劳务费基于社会组织工作人员的工作情况发放，专职人员完成最低工作量发放基本工资。

二是结果的绩效管理：基于社会组织小组工作完成情况发放绩效奖励。根据检测指标的完成情况和日常工作情况进行综合考核，两者所占比例不同。检测指标主要包括检测人数、检出阳性数、CD_4^+ T 淋巴细胞计数检测数、新发现病人接受抗病毒治疗人数四项内容；日常工作情况则从表格填写、数据录入、工作操守等方面进行打分。同时，将全年男同人群检测总经费的 30% 单独列出，作为年终绩效奖励。

该模式在符合经费管理总要求的情况下支配项目经费，将以志愿者为核心的松散型管理转变为以专职工作人员为核心的量化型管理，最大限度地发挥了社会组织工作人员的工作热情，促进了社会组织参与艾滋病防治工作的积极性。同时，在项目开展的过程中对社会组织工作人员的行为进行约束，促使其更准确地锁定目标人群，不仅有利于扩大动员检测覆盖面，而且有利于社会组织服务质量的提升，从而更好地提供综合干预和关怀服务。

3. 典型案例——综合性医院扩大 HIV 检测咨询综合服务模式

在综合性医院开展扩大 HIV 检测咨询综合服务模式试点，主要是为了扩大检测覆盖面,加强医疗机构在发现艾滋病感染者中的作用,提高临床医生对艾滋病的认知度,同时探索建立"检测转介(临床医生)—检测咨询、心理疏导(社会组织)—随访、流调、抗病毒治疗(疾控中心)"三位一体的综合性服务模式,以发现传染源,控制艾滋病传播,减少感染者流失。

项目选定中国人民解放军中部战区总医院、华中科技大学同济医学院附属协和医院和武汉大学中南医院为试点医院。湖北省卫生厅对综合性医院开展扩大 HIV 检测咨询综合服务给予大力支持,于 2012 年 5 月下旬下发《省卫生厅办公室关于协助省预防医学会开展医务人员主动提供 HIV 检测咨询项目试点的函》(鄂卫函〔2012〕71 号),要求医院为中盖艾滋病项目的实施提供支持。一方面,试点项目聘请专职咨询检测员,引入社会组织,从社会组织里聘请具有医学或心理学专业背景,及个人综合素质较高的咨询员进行培训。另一方面,为提高参与试点项目的医务人员对艾滋病的认知度及对 HIV 疑似病例进行排查的敏感性,项目邀请我国资深艾滋病防治专家桂希恩教授向医务人员介绍艾滋病的一些临床症状,以提高临床医生对艾滋病的敏感性。同时,通过纸质媒体和网络媒体,对市民进行宣传,并制作宣传展架和宣传手册,加大对医务人员和医院就诊者的宣传力度。

试点项目工作流程为:门诊医生对症状或体征疑似 HIV 感染的病人进行评估,对有检测必要的就诊者开具"人类免疫缺陷病毒检测转介单",就诊者持"转介单"到医院设立的 HIV 检测咨询室,项目咨询检测员对其进行检测前咨询,并提供免费的 HIV 初筛检测试剂(胶体金快检试剂),15～20 分钟后告知检测结果。若初筛为阴性,则项目咨询检测员对就诊者进行艾滋病知识宣教及行为干预;若初筛为阳性,则项目咨询检测员及时完成流调,与医院感染控制科联系,按医院既定的流程进行 HIV 确诊。随后市疾控中心对送检样本进行确诊,对确诊阳性者完成 $CD_4^+ T$ 淋巴细胞计数及 HIV 病毒载量检测等后续工作。

从表 4-2 中可见,项目周期内后三个月的检测数是前三个月检测数的 3 倍,HIV 抗体阳性检出数也是如此。项目共查出的 25 例 HIV 抗体阳性者中,有 16 例是门诊医生开转介单查出的,这说明通过项目的推动,提高了医疗机构医务人员的艾滋病检测意识,促进了医防结合。

表 4-2　试点工作前后期扩大 HIV 咨询检测情况对比

	检测数	HIV 抗体阳性检出数	阳性检测率/(%)
6—8 月	669	6	0.89
9—11 月	2082	19	0.91
合计	2751	25	0.90

（二）全球基金艾滋病防治项目中社会组织广泛参与艾防工作

全球基金是为应对人类共同的敌人——艾滋病、结核病和疟疾而建立的基金组织，其中，全球基金艾滋病防治项目旨在从资金、技术、地域覆盖等方面补充目前国家艾滋病防治工作的不足，推广各国在防治艾滋病领域的经验和模式。2010 年，武汉全球基金艾滋病防治项目启动，项目总目标是扩大武汉市艾滋病预防、治疗和关怀服务，促进艾滋病综合防治服务对高危人群、艾滋病病毒感染者和病人的全面普及。全球基金艾滋病防治项目为武汉艾滋病防治工作提供了良好的技术和资金支持，项目不断探索控制艾滋病疫情蔓延的良好模式，积极动员社会组织参与艾滋病防治，提升了社会组织参与艾滋病防治的积极性和持久性。

1. 全球基金加持防艾工作

全球基金是由联合国前秘书长安南倡导建立的，利用各国政府、企业、财团、私人等捐款形成的财务机制。中国于 2002 年成立了全球基金国家协调委员会（CCM），中国疾病预防控制中心被中国 CCM 指定为全球基金中国项目中央执行机构（简称"中国PR"），负责全球基金项目的申请和实施。2004 年，湖北省全球基金艾滋病防治项目启动，2010 年，武汉市成立全球基金艾滋病防治项目办公室，启动了武汉全球基金艾滋病防治项目。

2010 年前武汉市艾滋病防治主要存在以下问题。一是男性同性性行为传播比例较高且呈上升趋势，2010 年武汉市疾病预防控制中心监测数据显示，经男性同性性行为感染艾滋病人数约占武汉市所有传播途径的 50.7%，报告数比 2009 年上升 39.3%，男性同性性行为人群是今后预防和干预的重点。[①] 二是根据首次 $CD_4{}^+$ T 淋巴细胞计数检测时间和检测值推断，武汉市艾滋病病毒感染者和病人确诊时的感染时间最近五年没有显著变化，表明武汉市艾滋病早发现和早诊断工作需要进一步加强。三是武汉市艾滋病死亡病例每年仍然呈现上升趋势，发现时病程较晚是武汉市艾滋病病人死亡的主要原因。

中国全球基金艾滋病防治项目旨在减轻由艾滋病造成的社会影响，并控制艾滋病传播，总目标是扩大中国艾滋病预防、治疗和关怀服务，促进艾滋病综合防治服务对高危人群、艾滋病病毒感染者和病人的全面普及。2010 年，根据湖北省项目办要求和武汉市疾病预防控制中心部署，武汉市全球基金艾滋病防治项目办公室成立。3 月，武汉全球基金艾滋病防治项目和武汉中盖艾滋病项目合署办公，并开设独立银行账户，实行专款专户，采用独立账户管理经费。4 月下旬，以全球基金艾滋病防治项目为契机，结合各部门承担工作，整合中央、省级、市级和中盖艾滋病防治项目经费，将全球基金

---

① 　这里的国家数据来源于武汉市艾防所《武汉市全球基金艾滋病防治项目 2011—2013 年项目工作资料》。

项目活动的实施整合到相关艾滋病防治活动中。

2. 项目主要活动及产出

2010年,武汉全球基金艾滋病防治项目正式启动。武汉市项目办按照工作要求,认真组织、落实各项工作,努力开展全球基金艾滋病防治项目。

第一,日常工作有序展开。积极参加上级组织的各类项目活动,按照要求完成项目联系人的上报,认真记录武汉市防艾活动,收集各区艾防信息,将信息分类存档并及时上报,2010—2012年,项目办上交工作通讯共计152篇。同时,严格按照财务管理规范和要求,组织发放省项目办下发的项目物资,制定资产辅助账,按项目要求规范管理全球基金项目物资和试剂。

第二,定期完成督导。在认真完成各项工作指标的同时,项目办不定期与各实施机构联系,了解项目进展情况,双方就项目工作中获取的经验与遇到的问题及时沟通协商,共同确定下一步工作计划以保证项目工作的顺利开展。按照项目职责,配合完成上级对本级和各区的项目督导和审计工作,根据项目情况,项目办组织对实施项目的各区开展5次督导,并召开项目会议,反馈项目督导情况。

第三,科学管理社会组织。按照项目要求,组织社会组织参与项目投标工作,在招标过程中,科学合理评估各个组织的综合能力,对中标的社会组织进行协调和管理,集中进行现场反馈和督导,按时完成社会组织的项目中期考核和完工验收工作。

第四,核心指标超额完成。2012年,在三类人群干预方面,暗娼干预计划(月均干预)6900人,实际完成月均干预7206人,计划完成率104.4%;男同人群干预计划(月均干预)8605人,实际完成月均干预11 885人,计划完成率138.1%;吸毒人群干预计划(月均干预)7950人,实际完成月均干预16 334人,计划完成率205.5%。

(三)政府购买社会组织服务运作模式的不断完善

继武汉中盖艾滋病项目和全球基金艾滋病防治项目之后,社会组织在艾滋病防治工作上积累了一定的经验。社会组织聚难散易,2014年国家项目退出后,如果不及时启动购买服务项目,那么社会组织就会因为缺乏资金支持而难以维系,而艾滋病高风险人群的检测干预也会成为政府需要面对的一个重要问题。为了转变政府部门的工作职能,促进社会力量更好地参与艾防工作,武汉市于2014年开始推行政府购买社会组织的服务。

1. 政府购买服务推行——第一批艾滋病防治社会组织培育基地组建

武汉中盖艾滋病项目和全球基金艾滋病防治项目为社会组织进一步发育成熟奠定了基础。国际项目退出后,在国家政策的支持下,武汉市社会组织参与艾滋病防治的工作进入一个新阶段。自2014年起,中国在全国范围内全面推广政府购买服务工作,根据《国务院办公厅关于政府向社会力量购买服务的指导意见》(下文简称《意见》),财政部将多个中央部门纳入2014年度政府购买服务工作计划,购买服务内容涉及医疗卫生、住房保障、教育、残疾人服务等基本公共服务领域。[①] 为了贯彻落实《意见》要求,切实推进武汉市政府购买公共服务措施,武汉市发布的《市人民政府办公厅关于加快推进政府向社会力量购买服务的意见(试行)》中列出了武汉市政府向社会组织购买服务的种类和名称,其中向社会组织购买艾滋病防治服务是购买服务内容之一。[②] 从 2014 年起,武汉市每年都会从艾滋病防治经费中划拨一部分经费用于购买社会组织参与男同人群艾滋病防治服务,减少武汉市男同人群高危行为和艾滋病新发感染数量,降低男同人群艾滋病病毒感染者和病人病死率。

为了深化医疗卫生体制改革,探索卫生计生领域的政府购买服务模式,经国务院批准,国家卫生计生委(现卫健委)、财政部和民政部联合下发了《关于建立社会组织参与艾滋病防治基金的通知》,建立社会组织参与艾滋病防治基金(简称"社会组织防艾基金"),该基金主要用于支持社会组织根据国家和当地艾滋病防治规划和政策,开展高危人群的宣传教育、预防干预、检测咨询以及感染者和病人的关怀救助工作。[③] 在国家卫计委下发了建立社会组织防艾基金的通知后,湖北省积极响应国家的号召,引导和动员社会组织科学、有序、规范参与艾滋病防治工作。为了鼓励社会组织参与艾滋病防治基金项目,2015 年,湖北省疾病预防控制中心、武汉大学中南医院、武汉市医疗救治中心(现武汉市金银潭医院)、武汉市疾病预防控制中心等 20 家医疗卫生机构和湖北省性病艾滋病防治协会、湖北省预防医学会等 2 家已在省民政厅登记的社会组织建立了湖北省第一批艾滋病防治社会组织培育基地。[④] 社会组织培育基地的组建为武汉市社会组织的发展提供了良好的环境,使社会组织能更好投入到艾滋病防治工作中。从 2014 年武汉市推行政府购买社会组织服务到 2015 年第一批艾滋病防治社会组织培育基地建立,武汉市社会组织迎来发展的黄金时期。

2. 湖北省预防医学会组织管理社会组织参与艾防工作概况

政府购买社会组织参与艾滋病防治服务的工作内容主要包括两大方面:其一,组织具备条件、信誉良好的社会组织积极参与男同人群艾滋病防治活动,防治活动的主要内容为男同人群的动员检测,将检测发现的艾滋病病毒感染者和病人有效转介至疾控或医疗机构,开展包含 CD_4^+T 淋巴细胞计数和病毒载量检测及抗病毒治疗的咨询与关怀服务。其二,对社会组织参与的男同人群艾滋病防治活动进行绩效管理,并根据绩效管理情况进行经费核算和划拨,同时对社会组织参与的男同人群艾滋病防治活动进行质量控制。

如图 4-2 所示,政府购买社会组织服务的机构框架分为四个部分,作为监督管理机

---

① 《国务院办公厅关于政府向社会力量购买服务的指导意见》(国办发〔2013〕96 号)。
② 《市人民政府办公厅关于加快推进政府向社会力量购买服务的意见(试行)》(武政办〔2014〕24 号)。
③ 《关于建立社会组织参与艾滋病防治基金的通知》(国卫疾控发〔2015〕74 号)。
④ 《关于明确全省第一批艾滋病防治社会组织培育基地的通知》(鄂卫生计生函〔2015〕369 号)。

构的武汉市卫生计生委员会(现卫生健康委员会),负责项目监督管理和协调;作为组织管理机构的武汉市疾病预防控制中心在市卫生计生委的统一协调下,负责项目组织实施和质量控制;作为日常管理机构的湖北省预防医学会和中心城区疾病预防控制中心在市疾病预防控制中心的协调下,分别负责社会组织的日常管理和项目质量控制;作为实施机构的社会组织,主要负责具体活动项目的开展。自从武汉市推行政府购买服务后,2014年到2020年期间先后有五个社会组织参与艾滋病防治工作,分别是武汉馨缘工作组、朋友爱心工作组、楚天大学生同盟、大城小爱工作组和武汉市武昌区为先社会工作服务中心,五个社会组织开展服务的目标人群都是男同人群。

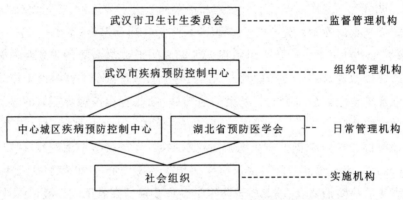

图 4-2 政府购买社会组织服务的机构框架

图4-3列出了2014—2020年每个年度所有参与艾滋病防治的社会组织对男同人群的总体检测情况。从图可知,2020年之前社会组织每年的检测数都高达一万多人,2017—2019年检测数趋于平稳,2020年受新冠肺炎疫情的影响,政府购买社会组织参与艾滋病防治服务项目的实施时间大幅缩短,5月下旬才正式启动,故检测数有所减少。在项目推行的最初阶段,新发阳性数较高,而后经过连续几年的检测,新发阳性数减少,但2017年新发阳性数有所回升,由此可见,男同群体仍然是今后艾滋病防治工作的重点与难点。

3. 形成的运作管理模式

武汉市在推行政府购买社会组织参与艾滋病防治服务后,鉴于前期工作经验以及每年工作开展的实际情况,逐步从以下五个方面形成项目运作与管理模式,使社会组织更加科学有序地开展工作。

(1)"两次快速检测+强化感染者管理"的项目运作模式

从2014年起,武汉市开始以政府购买社会组织参与艾滋病防治服务的形式开展对高危人群的干预、动员检测,项目运作模式延续了武汉中盖艾滋病项目所使用的"两次快速检测+强化感染者管理"的模式,即在疾控部门的技术支持与监督下,由社会组织为男同人群提供两次HIV快速检测服务,将两次快速检测结果均为阳性者转介至

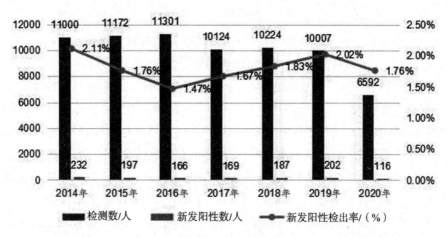

图 4-3　2014—2020 年湖北省预防医学会组织管理社会组织检测数和新发阳性数统计情况

区疾控中心或医院接受确诊检测、CD_4^+T 淋巴细胞计数、HIV 病载检测及抗病毒治疗前咨询与评估工作，及早为新发现感染者开展抗病毒治疗服务。该模式一方面发挥了社会组织易于深入目标人群并获取信任的优势，另一方面将疾控部门从繁重的咨询、检测、干预工作中解放出来，有利于疾控部门将更多的专业力量转移至扩大检测，以发现更多的感染者。因此，该模式对社会组织的工作能力要求极高，社区组织需要深入目标人群活动场所，有针对性地开展检测前后的咨询、检测、结果告知、转介等服务。武汉市的五个社会组织对浴池、酒吧、公厕、广场等场所进行不同程度的介入，基本涵盖了全市较活跃的男同人群活动场所，除此之外，还加强网络干预的力度，采用网络聊天室、QQ 群、微信等方式加强对青年和不活跃的男同人群的干预。

　　(2)完善社会组织初筛阳性转介服务

　　社会组织在以往的工作中直接对接区级疾控中心，社会组织将检出的初筛阳性转介到对接的疾控中心，由疾控中心完成确诊检测血样的采集和送样等后续工作。但由于区级疾控中心人手少、工作繁重，且社会组织开展工作时间通常在晚上或者周末，因此，区疾控中心无法满足社会组织在非正常工作时间对初筛阳性者的血样进行采集和送样等需求。为了解决此问题，及时对两次快速检测阳性者提供转介服务，2014 年武汉市疾控中心协调武汉市金银潭医院(江北门诊部)参与社会组织初筛阳性转介环节的工作。在征求了区疾控中心、武汉市金银潭医院、社会组织等机构的意见后，制定了《武汉市政府购买社会组织参与艾滋病防治服务项目采样送检及检测流程》，明确各方工作的内容和要求，清理工作环节，保证了社会组织对初筛阳性者提供确诊检测等转介服务，确保项目工作有序开展，基本满足周末和节假日对男同人群的初筛阳性确诊检测及血样的采集工作，为新发阳性者提供高质量的后续服务奠定基础。

（3）非政府组织携领社会组织的管理模式

为了强化对社会组织的项目工作管理,使社会组织参与武汉市艾滋病防治工作规范化,武汉市疾控中心和湖北省预防医学会共同制定了《武汉市政府购买社会组织参与艾滋病防治服务项目绩效管理办法》,并根据每年工作开展的情况不断修改和完善该办法。该办法明确了项目工作的策略、内容、方法、核心指标、核算方法等,将"绩效管理"引入艾滋病防治项目工作的管理中,对社会组织的工作指标进行"量化管理",每项指标与工作经费挂钩,一方面调动社会组织的工作积极性,另一方面保证了工作质量,实现社会组织的优胜劣汰。此外,为了加强对社会组织项目工作指标质量的追踪管理,湖北省预防医学会每个月都会召开项目工作例会,了解社会组织项目指标的情况,讨论并解决项目实施过程中的疑难问题并制定下一阶段的工作计划。除了定期召开例会,湖北省预防医学会还会对社会组织的工作进行督导,深入社会组织工作场所了解工作开展情况,与服务对象交谈,了解社会组织提供的服务质量。

（4）建立和运用目标人群指纹采集系统

为了准确了解武汉市男同人群规模,了解男同人群接受 HIV 检测的频次,武汉市疾控中心组织开发了"男同人群指纹采集系统",对接受 HIV 咨询检测的目标人群进行指纹采集,该项工作于 2015 年下半年试运行,于 2016 年全面推广。通过指纹采集,可以了解男同人群接受 HIV 检测频次和抗体阳转等情况。

（5）组织社会组织工作人员参与培训

工作能力的提升是保障项目有效开展的基础,湖北省预防医学会每月针对社会组织存在的技术问题提供专业技术指导,还鼓励社会组织工作人员参与相关培训和知识讲座,如邀请专家为社会组织的骨干成员进行培训,为社会组织工作人员提供参加每年的全国艾滋病学术大会的机会等。这为社会组织工作人员提供了良好的学习平台,使其能够了解与艾滋病相关的较为前沿的信息,学习国内外较好的艾滋病干预、治疗等方面的经验,为武汉市更好开展艾滋病防治工作,特别是为男同人群的艾滋病防治工作提供经验与方法。

4. 典型案例——男同人群浴池扩大检测项目

由于浴池较其他男同人群活动场所更容易传播艾滋病,因此联合社会组织在浴池开展 HIV 检测对降低艾滋病传播风险具有重要意义。下面以武汉市男同人群浴池扩大检测项目为典型案例,介绍社会组织对男同人群的干预工作。

根据寻找性伴侣的地点和方式的不同,武汉市的男同人群可以划分为酒吧型、公园型、浴池型、互联网型和其他型。浴池型男同人群的无保护肛交发生率、艾滋病与性病的感染率都较高。由于浴池的特殊环境,男同人群更容易发生多性伴、无保护性行为、群交和商业性行为等高危性行为,且浴池人流量较大,一旦出现感染就会导致大面积传播。一些调查数据显示，浴池是很多城市的男同人群的活动场所①，一些报道显示，在浴池为男同人群提供 HIV 咨询检测服务、提高安全套的可及性以及建立浴池经营者、医疗机构和社区志愿者的艾滋病性病预防合作机制等措施已经被证明是有效的。② 为了加强对男同人群重点活动场所的干预力度，降低经男性同性性行为传播艾滋病的风险，2014 年 4 月武汉市开始筹备男同人群浴池扩大检测项目方案，于 6 月启动该项目并在 11 月结束，该项目主要内容是在武汉市较活跃的 4 个浴池（汉林春浴池、东华园浴池、1069 浴池、留恋浴池）进行干预、健康咨询和免费的 HIV 检测。在该项目开展期间，活动内容主要有以下四点：

（1）建立贴近目标人群的艾滋病综合预防服务站

综合预防服务站的选址一般应满足两个要求：一是需要靠近男同浴池或在男同浴池内；二是具有一定规模的男同人群。服务站除了要满足相应的条件，还需配备合格的 HIV 快速检测工作人员以及固定的场地、检测台和充足的物资，物资包括消毒与污物处理设备、一次性消耗品、安全防护用品和资料柜等。社会组织在浴池具体开展的工作涉及男同人群的 HIV 检测动员和干预；在疾控部门的监督与支持下，为男同人群提供 HIV 快速检测和咨询服务并合理规划咨询和检测流程；为接受咨询的浴客提供宣传材料、安全套和润滑剂等。

（2）为目标人群提供 HIV 快速检测服务

快速检测服务包括干预动员、HIV 检测、咨询和转介。首先，社会组织的工作人员在浴池开展 HIV 检测动员，对参与检测的目标人群发放安全套、润滑剂等礼品；其次，在服务站设置独立的隔间，使用 HIV 口腔快速试剂对男同人群开展 HIV 快速筛查，同时工作人员需要接受相应的培训；再次，等 HIV 快速筛查检测结果出来后，工作人员根据当时的场景评估是否适合当面告知求询者检测结果，并根据不同情况（筛查结果为阴性或阳性）决定进一步提供咨询的内容；最后，确保 HIV 筛查为阳性者转介至区疾病预防控制中心或市金银潭医院江北门诊部接受 HIV 复核和确诊检测。

（3）在浴池内安装瓶装润滑剂，提高润滑剂可及性

为了减少目标人群肛交出血的情况以及提高润滑剂和安全套的可及性，在浴池内的按摩床、休息躺椅、沙发、床铺等周围放置瓶装的润滑剂，润滑剂放置范围以起身 2～3 步内可获取为准，并由专门人员负责巡查，以便及时补充。在浴池周围、休息室等地方设置安全套摆放点，且为了保障安全套质量不受浴池内湿热环境的影响，每天适量

①　厉成梅，齐金蕾，付晓静，胡翼飞，吴迪，张大鹏.与社区组织合作在男同浴池开展 MSM 的 HIV 抗体检测促进试点[J].中国艾滋病性病，2016,22(06)：460-463.

②　闫红静，张敏，李建军，管文辉，胡海洋，刘晓燕，还锡萍，赵金扣.男男性接触者艾滋病性病感染状况及行为特征和干预策略[J].中国预防医学杂志，2010,11(12)：1249-1252.

摆放,及时补充。

(4)提高目标人群艾滋病感染风险及检测意识

提高目标人群的艾滋病感染风险和检测意识需要加大宣传力度,在服务中心粘贴宣传画,强调男同人群高危性行为的危害,提高目标人群的自我保护意识。可针对男同人群开发相关宣传材料,在浴池内设置宣传材料摆放点供目标人群自取,并由工作人员负责宣传和讲解,在宣传期间,根据受众的反馈意见进一步修改和完善宣传材料。工作人员还需做好检测前后的咨询工作,以提高目标人群的艾滋病风险意识。

本项目覆盖了武汉市男同浴池中较为活跃的4个浴池,项目开启前制定了四大目标:其一,至少在2个男同浴池建立艾滋病预防工作站,提供综合干预、检测、咨询与转介等服务;其二,至少1500人接受HIV快速检测;其三,HIV初筛检测阳性者接受复核和确诊的比例不低于70%;其四,完成约1500份"武汉市男同人群浴池扩大检测项目调查问卷"。项目结束后,在4个开展服务的男同浴池中,建立起1个人气较旺且稳定的服务站,即汉林春浴池男同健康咨询检测室,约对1800人次进行干预和宣传工作,完成对1500人的HIV检测以及1500份问卷,发放约4100人份的安全套或润滑油。根据朋友爱心工作组和武汉馨缘工作组于2014年6—8月在男同浴池进行检测的情况来看(表4-3),初筛阳性有69例,接受确诊检测55例,接受确诊的比例为79.7%,已经达到项目初期设定的目标,但仍然有近20%的初筛阳性者未接受确诊检测。分析其原因主要有三方面:第一,初筛阳性者当时未充分做好进行确诊的心理准备;第二,浴池人员流动性较大,停留时间短,存在初筛检测阳性者为外地人,急于返回本地而未能完成确诊检测服务的情况;第三,部分既往阳性者基于检测免费、便捷等原因重复进行初筛检测。

表4-3　2014年6—8月男同浴池检测情况统计

社会组织	检测数	初筛阳性数	确诊阳性数	排重后阳性数
朋友爱心工作组	700	26	21	20
武汉馨缘工作组	800	43	34	33
总计	1500	69	55	53

三、注入"新活力":社会组织参与艾防工作卓有成效

武汉市中盖艾滋病项目、全球基金艾滋病防治项目和政府购买社会组织服务的实施,使武汉市男同人群艾滋病疫情得到了一定控制,为艾滋病防治工作提供了武汉经验。从中盖艾滋病项目的初步探索,到全球基金艾滋病防治项目不断发展,再到政府购买社会组织服务的不断完善,社会组织参与艾防工作的重要性越来越高,并取得了巨大成效。

（一）初步探索：社会组织参与中盖项目初显成效（2008—2013 年）

中盖艾滋病项目实施的 6 年间，将社会组织引入艾防工作中，为艾防工作注入了新的活力，探索了三种实践模式。实践证明，武汉市中盖艾滋病项目取得了显著的成效，尤其是社会组织在男同人群的干预、动员检测、协助疾控部门完成艾滋病病毒感染者和病人随访关怀等方面发挥了十分重要的作用。

1. 参与艾防工作的社会力量得到引导

2008 年中盖艾滋病项目启动，在项目实施的 6 年中，先后有 20 个社会组织参与到武汉中盖艾滋病项目中，开展了男同人群（MSM）、静脉注射吸毒人群（IDU）及暗娼人群（FSW）这三类高危行为人群的行为干预及艾滋病病毒感染者和病人的随访关怀等工作。

（1）社会组织参与艾防工作的积极性不断提高

在中盖艾滋病项目之前，武汉市只有少数草根组织参与艾滋病检测工作，没有为艾滋病病毒感染者和病人提供随访关怀的社会组织。在中盖艾滋病项目的推动下，为艾滋病病毒感染者和病人提供随访关怀的社会组织得以成立并发展，主要工作为：在高危人群中提供检测服务并发现艾滋病病毒感染者，为既往和新发现的艾滋病病毒感染者及病人提供心理疏导、关怀等服务。

2007 年之前，武汉市尚无社会组织参与艾防工作，至 2012 年，参与艾防工作的社会组织达到 8 个，其中 4 个参与男同人群干预动员检测，4 个参与艾滋病病毒感染者及病人随访关怀。同时，社会组织工作人员的组织实施和沟通协调能力较 2008 年有大幅度提高，志愿者对艾滋病的认知及干预、动员能力、关怀帮扶能力有较大提升。

从表 4-4 可以看出，首先，中盖艾滋病项目最开始主要是对 MSM、IDU、FSW 这三类艾滋病高危人群进行重点干预、动员检测。因此 2008 年和 2009 年，社会组织的工作覆盖了这三类人群，而且组织数量相对较多，这与项目最初的工作策略相适应。2010 年上半年对项目策略进行调整，项目只支持对 MSM 人群进行干预、动员检测。因此，2011—2012 年，项目主要开展对 MSM 人群动员检测及感染者和病人随访关怀工作，不再支持 IDU 和 FSW 人群干预和动员检测工作。其次，随着项目工作的开展，艾滋病病毒感染者和病人随访关怀组织的个数由 2009 年的 2 个增加到 2012 年的 4 个，说明武汉市社会组织工作内容不断丰富，从干预、动员检测到随访关怀，工作内容有效衔接且不断完善。最后，2008—2012 年，有 2 个社会组织参与了 5 年的项目工作，主要开展对 MSM 人群的干预、动员检测工作，有 2 个社会组织参与了 4 年的项目工作，主要开展对感染者和病人的随访关怀工作。而且在中盖艾滋病项目中期调整之后，社会组织的数量并没有明显减少，可以看出，社会组织持续参与艾防工作的能力不断增强。

表 4-4 2008—2012 年武汉市参与艾防工作的社会组织数量情况

社会组织开展 的工作	2008 年社会 组织数量	2009 年社会 组织数量	2010 年社会 组织数量	2011 年社会 组织数量	2012 年社会 组织数量
HIV/AIDS 随访 关怀	0	2	3	4	4
IDU 动员检测	2	4	3	0	0
FSW 动员检测	4	5	1	0	0
MSM 动员检测	2	2	2	5	4
合计	8	13	9	9	8

(2)社会组织参与艾滋病病例发现和管理的力度不断增强

中盖艾滋病项目的目的在于通过社会组织与疾控部门的合作,提高对艾滋病高危人群的阳性发现,强化对阳性病例的管理,以减少二代传播,最终实现遏制艾滋病蔓延的目的。在中盖艾滋病项目的推动下,社会组织充分发挥同伴教育员的作用,深入高危人群的活动场所进行干预和动员检测。

从表 4-5 可以看出:①社会组织按照项目计划时间对 IDU 和 FSW 人群干预、检测效果显著。2008—2010 年,累计干预 IDU 人群 17 075 人次,累计检测 10 037 人次,检出阳性 26 例,阳性检出率为 0.26%;累计干预 FSW 人群 12 115 人次,累计检测 7788人次,检出阳性 4 例,阳性检出率为 0.05%。②社会组织动员检测 MSM 人群的覆盖面不断扩大。2008—2012 年,社会组织动员检测 MSM 人群的干预人数和检测人数逐年递增,累计干预 47 538 人次,累计检测 22 457 人次,检出阳性 775 例,阳性检出率为3.45%。③社会组织动员检测 MSM 人群 HIV 阳性检出率相对稳定。通过社会组织参与服务的外展机制,确保行为干预和 HIV 咨询及检测的质量,最大限度地发现艾滋病病毒感染者和病人,2008—2012 年,社会组织动员检测 MSM 人群 HIV 阳性检出率分别为 2.81%、3.17%、4.43%、3.22% 和 3.20%。

表 4-5 2008—2012 年中盖艾滋病项目三类高危人群检测情况

项目	2008 年	2009 年	2010 年	2011 年	2012 年	合计
MSM 干预数	5500	7981	9626	10 185	14 246	47 538
MSM 检测数	1818	3185	5147	5184	7123	22 457
MSM 阳性数	51	101	228	167	228	775
MSM 检出率/(%)	2.81	3.17	4.43	3.22	3.20	3.45

项目	2008 年	2009 年	2010 年	2011 年	2012 年	合计
IDU 干预数	5802	9623	1650	0	0	17 075
IDU 检测数	2627	6380	1030	0	0	10 037
IDU 阳性数	10	13	3	0	0	26
IDU 检出率/(%)	0.38	0.20	0.29			0.26
FSW 干预数	5400	5715	1000	0	0	12 115
FSW 检测数	2938	4367	483	0	0	7788
FSW 阳性数	0	3	1	0	0	4
FSW 检出率/(%)	0	0.07	0.21			0.05

从表 4-6 来看,社会组织动员检测 MSM 人群阳性发现成为武汉市男同人群艾滋病病毒感染者和病人主要发现来源。2008—2012 年,武汉中盖艾滋病项目支持社会组织动员检测报告的 MSM 人群中,HIV 阳性人数占全武汉市当年按现住址统计经男性同性性行为感染的艾滋病病例的 50%～80%。截至 2012 年,武汉中盖艾滋病项目支持社会组织动员检测的 MSM 人群累计阳性发现人数占全市累计报告的 MSM 感染者人数的 58.03%。

表 4-6 2008—2012 年项目支持 CBO 动员检测 MSM 新报告 HIV 阳性人数占武汉市
当年新报告经同性性途径感染 HIV 阳性总人数的比例

项目	2008 年	2009 年	2010 年	2011 年	2012 年	合计
CBO 动员检测 MSM 人群 HIV 阳性人数	51	101	223	167	228	770
武汉市报告 MSM 人群 HIV 阳性人数	91	149	276	328	483	1327
比例/(%)	56.04	67.79	80.80	50.91	47.20	58.03

从图 4-4 可以看出,社会组织的工作内容有所扩展,从寻找潜在感染者到参与随访关怀工作,接受社会组织随访关怀的艾滋病病毒感染者和病人人数持续上升。在中盖艾滋病项目之前,武汉市没有开展关怀工作的社会组织,从 2009 年开始,武汉市社会组织协助区疾控中心开展相关工作。2010 年,中盖艾滋病项目向开展关怀工作的社会组织提供技术及经费支持,社会组织随访关怀的人数有了大幅度增加,由 2009 年的 148 人增长到 2012 年的 565 人,增幅达 282%。

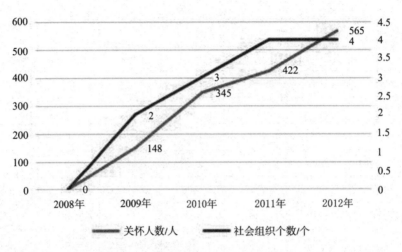

图 4-4 2008—2012 年开展艾滋病病毒感染者和病人随访关怀社会组织数及接受随访关怀人数

2. CBO、CDC、医疗机构的合作程度加深

中盖艾滋病项目主要通过社会组织(CBO)来加强 HIV 阳性病例的发现,病例管理和治疗则利用现有工作体制和平台,由市疾病预防控制中心(COC)统一管理,参与的医疗机构具体实施。在医疗机构途径方面,通过政策倡导,促进其按照项目要求落实 HIV 确诊结果的告知和首次随访咨询服务。

第一,病例管理质量,随访、治疗和关怀比例得到了显著提高。

项目围绕艾滋病病毒感染者和病人发现、随访、治疗与关怀开展全程管理,建立了 CBO、CDC、医疗机构共同参与的"三位一体"工作模式,不仅整合了各部分的优势资源,提高了工作效率,及时为感染者和病人提供随访关怀和医疗服务,提高了感染者和病人的治疗信心及服药的依从性,同时也减少了阳性病例流失。如表 4-7 所示,2008—2012 年武汉市艾滋病病毒感染者和病人接受随访和 CD_4^+ T 淋巴细胞计数检测比例在不断上升。

表 4-7 2008—2012 年武汉市艾滋病病毒感染者和病人随访管理情况

项目	2008 年	2009 年	2010 年	2011 年	2012 年
接受随访比例/(%)	97.5	97.4	98.4	98.5	99.5
CD_4^+ T 淋巴细胞 计数检测比例/(%)	77.8	87.7	93.6)	96.7	96.9
存活患者抗病毒 治疗比例/(%)	22.6	31.6	71.0	75.0	75.2

注:数据来源于每年 12 月 31 日艾滋病综合防治数据信息系统。

第二,策略调整有利于武汉市病例发现成本降低。

2008—2011 年,通过项目策略调整,加大参与男同人群干预检测相关社会组织的投入和管理,鼓励医疗机构进一步加强阳性发现工作。随着各方合作机制的建立和运行,武汉市项目支持的病例发现成本不断降低,从 2008 年到 2012 年,分别为 4717.49 元/例、4475.19 元/例、1466.93 元/例、1207.03 元/例和 1152.73 元/例。

第三,合作社会组织参与艾防工作的能力不断提高。

社会组织的艾滋病防治工作能力直接决定着项目工作的成效,社会组织几乎都是基于社区人群而自发成立的草根组织,基本上是在中盖艾滋病项目的推动下成立的,成立之初专业能力相对较差。在 5 年项目周期内,武汉市项目管理机构对社会组织进行了 23 次大型的能力培训,培训对象包括社会组织骨干成员及骨干志愿者,涉及综合能力培训 11 次,艾滋病防治知识培训 12 次。

第四,强化项目管理,加强项目工作追踪。

中盖艾滋病项目实施以来,项目办定期召开工作例会,包括组织专家咨询例会、项目指标月报例会等,召集社会组织专家、社会组织负责人一起讨论解决项目工作中存在的问题,并对项目指标进行月报分析和追踪管理,5 年以来共召开工作例会 30 余次。除例会外,还对社会组织进行工作督导 80 次,及时了解、分析社会组织项目工作进展情况。同时,项目办还接受国家级督导共 13 次,包括对省级管理机构和社会组织的督导。

(二)持续发力:全球基金艾滋病防治项目助力社会组织参与艾防工作(2010—2013 年)

随着中盖艾滋病项目的不断推进,越来越多的社会组织参与到艾防工作中。2010 年武汉全球基金艾滋病项目启动,为武汉市艾防工作注入了新的资金、技术支持。在武汉全球基金艾滋病防治项目中,社会组织力量不断壮大,且项目开展过程中定期对社会组织进行督导,保证了社会组织参与艾防工作的良性发展。

1. 社会组织力量不断壮大

2010 年 4—5 月,按照湖北省项目办安排,武汉市疾控中心作为社会组织申请项目的初审机构,积极组织动员相关社会组织并认真做好咨询指导工作。最终有 10 个社会组织中标,工作领域涉及艾滋病防治知识宣传普及,吸毒人群、男同群体和暗娼人群干预,美沙酮维持治疗病人行为干预,艾滋病病毒感染者和病人支持等多个方面,如表4-8 所示。

全球基金艾滋病防治项目为社会组织提供资金,以保障组织工作的顺利开展,使不同的社会组织按照自己的特点开展工作,拓宽了社会组织参与艾滋病防治的领域,促进了武汉市艾防工作不断发展。通过招标的方式寻找社会组织参与艾防工作,可以保证社会组织参与艾防工作的积极性和主动性,且各部门的审核保障了社会组织的质量。

表 4-8 2010 年武汉全球基金艾滋病防治项目中标社会组织

序号	项目名称	申请组织名称	是否注册	活动领域	支持金额/元
1	社会组织参与艾滋病反歧视活动	武汉小洪山自愿戒毒所	是	反歧视	20 000
2	以少数民族大学生为对象开展艾滋病反歧视宣传教育	中南民族大学红丝带协会	否	反歧视	23 000
3	放飞红丝带——湖北省高校携手艾滋反歧视巡回演讲活动	武汉艾滋病预防干预中心	否	反歧视	25 000
4	武汉市高校 MSM 大学生艾滋病干预模式探索	武汉纺织大学大学生心理健康教育中心	否	MSM 人群干预	27 000
5	武汉市城中村 CSW 人群艾滋病预防知识普及项目	中国民间女权工作室	否	CSW 人群干预	26 864
6	组织 IDU 艾滋病同伴教育骨干开展社区外展服务	武汉艾滋病预防干预中心	否	IDU 人群干预	33 000
7	HIV 感染者/病人抗病毒治疗的教育与社会支持	同济医学院艾滋病宣教协会	否	服药依从性健康教育	32 000
8	培训同伴教育员,开展服药依从性等健康教育	武汉金色港湾	否	服药依从性健康教育	37 000
9	艾滋病防治志愿者服务及关怀感染者活动	湖北省志愿者协会	是	服药依从性健康教育	42 000
10	运用社会工作方法对艾滋病感染者/病人实施心理关怀与社会支持	武汉性学会	是	AIDS 关怀与支持	30 000
合计					295 864

2. 规范项目管理督导

为确保社会组织项目活动进度、工作质量及项目目标的实现，武汉全球基金艾滋病防治项目办公室联合湖北省全球基金艾滋病防治项目办公室，根据项目要求和武汉市各个社会组织项目开展的实际情况制定了详细的督导方法。督导内容包括组织建设、活动开展情况、财务管理和信息档案管理等四个方面，通过听取汇报、查看资料、组织座谈来了解被督导组织项目开展的详细情况。针对项目执行中的亮点与不足，互相沟通，讨论出今后的工作重点及要注意的问题。针对各个社会组织的综合督导情况，项目办加强了与各社会组织的联系，实时了解项目进展情况，双方及时沟通协商以保证项目工作的顺利开展，社会组织及时反馈活动进展情况，将参与项目活动的信息认真收集、分析后上报至项目办，总结交流经验。

为保证项目工作顺利开展，项目办于 2010 年 10 月、2011 年 6 月及 2012 年 9 月对参与项目的社会组织进行督导。督导工作的顺利进行有利于社会组织认真完成各项工作指标，督促其了解自身职责，明确项目要求，加快项目实施，提高社会组织参与本地艾滋病防治工作的能力，促进社会组织积极有序地参与武汉市全球基金艾滋病防治项目的各项工作，保障项目的良性运行和发展。

（三）逐步完善：政府购买社会组织服务成效显著（2014 年至今）

自从武汉市推行政府购买社会组织参与艾滋病防治服务后，社会组织在对男同人群开展服务的过程中形成了有效的运作管理模式以及不同特点的干预模式，这意味着武汉市社会组织在艾防工作上取得了经验和成效。

1. 绩效管理模式激发了社会组织工作的积极性

国际项目退出后，在国家政策支持下，武汉市于 2014 年以政府购买服务的方式继续支持社会组织参与艾滋病防治工作，一方面转变了政府部门的工作职能，减轻了政府部门的工作压力，将适合社会组织开展的工作以政府购买的形式转交给社会组织；另一方面发挥了社会组织的优势，维持了社会组织的日常运营，使男同人群艾滋病检测干预工作不至于出现断档情况。武汉市推行政府购买服务的工作运作与管理模式延用或借鉴了武汉市中盖艾滋病项目的"三位一体"模式，同时采用了"过程管理"的绩效考核模式，以"过程"监管为基础，以"结果"核定为依据，确保社会组织高质量完成工作。

武汉市将"绩效管理"运用于社会组织的艾防工作上，艾滋病防治项目的绩效可以定义为"在可获得资源的条件下，实现项目目标的程度"[①]。武汉市在艾防工作上引入

---

① 刘聪,许骏,姚中兆,周旺.艾滋病防治项目的绩效概念性框架研究[J].医学与社会,2011,24(08):39-41+49.

113

绩效管理后,明确了每项工作指标,并将指标与经费挂钩(表 4-9)[①],指标完成较好的社会组织获得的经费较多,反之较少,以奖惩制度激发社会组织工作的积极性。指标的完成情况关系到项目的"结果",但政府购买服务的项目不仅以"结果"为依据,还需要加强"过程"管理,确保社会组织开展服务的工作质量,及时解决社会组织开展工作过程中遇到的疑难杂症。武汉市将绩效管理模式运用在社会组织参与艾防工作上,通过定期召开工作例会、不定期开展工作督导对社会组织进行追踪管理,既了解了项目的进展情况、听取了工作人员的反馈,又适时调整了工作指标,从而保障了社会组织与上级管理部门紧密联系,确保了项目处于可把控的范围内。此外,还对目标人群进行了抽查回访,了解了社会组织服务运作的实际情况,避免虚假情况的存在。

表 4-9 武汉市政府购买社会组织参与艾滋病防治服务项目主要指标绩效考核一览表

工作内容	动员检测部分 (不低于该部分经费的 30%)	阳性后续服务部分 (不低于该部分经费的 30%)
指标考核 (80%)	检测指标完成数:若完成申报数 90%以上,得满分;每降低或增加一定比例则相应减分或加分 目标人群纹采集情况:指纹采集率、正确率、重复率每降低或增加一定比例则相应减分或加分	CD_4^+T 淋巴细胞计数检测:在社会组织动员和配合下,新发阳性完成 CD_4^+T 淋巴细胞计数检测按单价核算相应经费 HIV 病毒载量检测:在社会组织动员和配合下,新发阳性完成 HIV 病毒载量检测则按单价核算相应经费 抗病毒治疗:在社会组织动员和配合下,新发阳性接受抗病毒治疗则按单价核算相应经费
日常工作考核 (20%)	数据管理(包括指标上报、数据录入)、HIV 检测试剂管理、工作纪律、服务质量抽检、对接区疾病预防控制中心满意度等	
考核方式	结合指标考核和日常工作考核两部分的实际得分,与总分换算后计算绩效奖励经费	

2. 形成了多样化的干预模式

2014 年至 2020 年,先后有 5 个社会组织(武汉馨缘工作组、朋友爱心工作组、楚天大学生同盟、大城小爱工作组、武汉市武昌区为先社会工作服务中心)参与到政府购买服务的项目中,这些社会组织根据自身特点在艾滋病防治工作中形成了不同的干预模式,不同的社会组织各有干预的侧重点。

武汉馨缘工作组形成了以场所和网络干预为主的模式,场所涉及东华园浴池、留

---

① 罗西,王夏,刘普林,董全林,杨连第.武汉市"过程管理"策略下政府购买服务项目的绩效管理[J].中国艾滋病性病,2019,25(02):195-196+212.

恋浴池、酒吧等。武汉馨缘工作组具有多年艾滋病防治的经验，在男同人群中有一定的影响力，是武汉市男同人群艾滋病防治综合实力较强的社会组织，其在光谷和汉口都成立了工作室，并根据男同人群分布特点，在光谷主要针对青年学生开展艾滋病防治服务，在汉口主要在男同人群活跃的场所（如浴池、酒吧、KTV 等场所）开展干预、检测服务。此外，馨缘工作组以"溯源"的形式挖掘阳性者，即以新发阳性为源头，使该"种子"去挖掘和动员既往性伴接受 HIV 检测，从而在这过程中发现更多阳性者，确保了可能感染的男同人群知晓自己的 HIV 感染状态，并采取正确的措施及时防护和治疗，减少了二代传播的可能性。

朋友爱心工作组以场所干预为主，形成了"以江岸区汉林春浴池为主，汉阳区红色广场为辅"的工作形式。这两个场所男同人群的特点是中老年人群居多，且由于这一群体文化程度较低，因此对艾滋病知识的知晓情况较差，容易感染和传播艾滋病病毒。朋友爱心工作组深入男同人群活跃的场所设立咨询检测室，并开展宣传、干预、动员、检测等服务，由于该社会组织直接在目标人群活跃的场所设置工作室，对目标人群开展服务具有一定的优势，因此其检测指标完成数和阳性检出数也相对较高。

楚天大学生同盟形成了以大学生和青年男同人群为主要干预对象的模式，该社会组织不仅拥有骨干成员，还在部分高校拥有志愿者，这些高校包括湖北大学、中南民族大学、华中科技大学等。楚天大学生同盟采取家庭聚会的形式举办活动，通过"朋友带朋友"形式动员了更多男同人群参与活动并接受 HIV 检测。但由于多方面原因，该社会组织于 2016 年中止了政府购买服务的项目。

大城小爱工作组形成了以青年男同人群为主要干预对象的模式，该社会组织于2014 年第一次参与男同人群的检测工作，虽然申请指标不多但是完成质量较好。2014—2015 年，大城小爱工作组以江岸区红磨坊酒吧为主要活动场所，开展了男同人群的艾滋病宣传和动员检测工作。2016 年，该社会组织的主要活动场所变成了武汉黄陂的盘龙城，通过交友软件和溯源检测等方式对目标人群进行了咨询和检测。大城小爱工作组擅长开展溯源干预检测工作，有针对性地开展服务，并建立起了较为稳定且具有一定规模的服务对象群。

武汉市武昌区为先社会工作服务中心围绕在校大学生群体形成其工作模式，通过网络和社交软件进行宣传干预和动员检测，在武汉市大学生男同人群中具有一定的影响力。该社会组织的特色是对目标人群具有"亲近性"，因为其负责人和骨干人员都是毕业不久的大学生，比较熟悉在校大学生中的男同群体，因此能够针对这类群体开展艾滋病宣传干预工作并提供快速检测服务。

从武汉市 2014—2020 年政府购买社会组织参与艾滋病防治服务的历程来看，无论是政府购买的形式还是社会组织运作的方式都经历了从稚嫩到成熟的过程，武汉市男同人群的艾滋病防治工作也步入了科学有序的轨道，不仅根据不同社会组织的优势有针对性地开展服务，形成了不同方向的干预模式，有的社会组织还根据新冠肺炎疫情形势及时调整其服务方式。但与此同时,武汉市参与政府购买服务的社会组织仍然有限,且由于男同人群的特殊性,其仍然是武汉市今后艾滋病防治工作的重点对象,未来也需要更多类型的社会组织参与到艾滋病防治的工作当中。

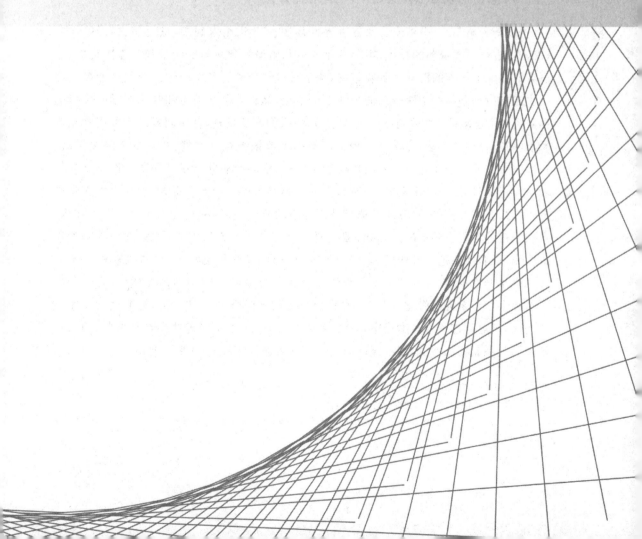

第五章 抗艾"新疗法"：
医防结合模式探索

世界卫生组织的资料表明,如果在预防保健上多投入 1 元,就可以在治疗上少支出 8.5 元,并节约 100 元的抢救费用。因此,对健康进行主动管理而非被动治疗,倡导医防结合是世界各国的普遍选择。① 所谓医,主要指临床工作,所谓防,主要指公共卫生。长期以来,"医"和"防"是分离的,在医学院校中分属不同专业,在医疗卫生事业中分属不同机构。但"分"不利于疾病尤其是慢性疾病的控制,因此,很早就有专业人士呼吁,疾病防治需要医防衔接起来。2003 年"非典"疫情以后我们"痛定思痛",呼吁"医防结合",尽管这些年我们一直积极提倡"预防为主",但实际工作中更加关注的仍是如何在效益与成本的取舍中保持平衡,忽略了经济效益与社会效益的本质区别,割裂了治疗与预防之间的双向关系,如何衔接、谁来衔接等问题一直以来未曾得到较好的回答。在武汉市开展艾滋病防治工作的历程中,艾滋病防治模式经历了从以疾病诊疗为中心向以服务对象为中心转变的过程,初步建立起医、防等部门之间的联动机制,让艾滋病预防为主、防治结合的方针和理念落到了实处,在有效提高武汉市医疗卫生服务质量与效果的同时,也为全国开展艾滋病防治工作及建设健康中国提供了可借鉴的经验与启发。

一、探索与反思:从低效困境到系统升级

"医防分离"是一个由来已久的世界性话题。19 世纪末到 20 世纪初,美国医学会(AMA)进行了大规模的重组,医学专业人员开始退缩到科研实验室和教学医院中,这意味着广义上根本的医学任务被忽视,预示着医学分离的来临。1916 年洛克菲勒基金会决定支持创办与医学院分离的公共卫生学院,标志着公共卫生和临床医学间裂痕的体制化。② 随着社会发展与医学模式的转变,人们开始发现,健康问题是各种因素相互影响、相互作用的产物,医学研究和临床治疗不应该是相互割裂、相互分离的关系,医疗部门也并非独立于社会的专门机构。实际上,很多疾病并不仅仅局限于医学研究领域,也不仅仅局限于临床经验与实践,更多时候它与整个社会息息相关,因为疾病带来的不仅是生理系统的病变,还有患者外部环境的改变,且这种改变无法通过医学技术、药物治疗的革新得到解决。因此,唯有通过社会各方的共同努力,建立健全共同参与的合作机制,才能消除健康隐患,保护居民身心健康,并为之进行积极的探索和实践。

改革开放早期,中国的卫生管理体制仍带有计划经济时期的制度惯性,几乎包揽了全社会卫生事务的管理与服务,政府卫生行政部门既"办卫生"又"管卫生",国家包办一切,政府管理权力高度集中。在这种制度惯性下,卫生管理体制是与部门、地方行政隶属关系紧密联系的,每一级政府均有相应的政府卫生行政部门设立的医疗卫生机

---

① 湖北:健康管理联合体实现医防结合[J].中国卫生,2016(01):28-29.
② (美)卡尔 L.怀特.弥合裂痕:流行病学、医学和公众的卫生[M].张孔来,王若涛,李辉,等译.北京:科学出版社,1995:1-311.

构,其他行业部门和企业也同样设立医疗卫生机构,各部门办医,各部门管理,对中国在短时间内形成遍布城乡的医疗卫生服务网发挥了积极的作用,取得了令人瞩目的成就,适应当时的社会经济发展需要。然而,随着社会主义市场经济体制的逐步建立和不断完善,人民群众在物质精神生活得到极大丰富的同时,对改善卫生服务和提高生活质量也提出了更多更高的要求。工业化、城市化、人口老龄化进程的加快,生态环境、生活方式的极大改变使得相关卫生问题日趋严重,新发传染病、慢性疾病患病率不断上升,严重威胁着人民的生命健康安全,这一切对卫生部门提出了更高、更严峻的挑战,而其中艾滋病的本土化和快速蔓延带来的威胁尤为突出。

武汉市位于中国中部地区,是湖北省的省会城市,于 1994 年在常住人口中检出首例艾滋病病毒感染者。截至 2011 年年底,武汉市常住人口中累计报告艾滋病病毒感染者和病人 967 例(510 万成人中的现患率为 0.02%),其中 398 例已发展为艾滋病病人。在武汉市疾控中心当时报告的 967 例艾滋病病毒感染者和病人中,409 例来自男男性接触者群体。[①] 这说明,该群体是最有可能受到艾滋病影响的一类高危人群。

尽管男同人群数量庞大,是艾滋病病毒传播的高危人群,但仍有大量感染者不知道自己的感染状况,存在二次传播的公共卫生风险,因此采取有效措施干预男同人群等高危人群迫在眉睫。2007 年,中盖艾滋病项目开始在中国主要城市扩大工作规模,其理论依据在于早发现早治疗,而早治疗能够降低艾滋病病毒在目标人群间的传播风险。2008 年武汉市启动了中盖艾滋病项目,组建了市级项目管理办公室。纵观武汉依托中盖艾滋病项目开展的艾滋病防治历程,尤其是面向男同人群等高危人群的工作模式,实际上经历了以疾病诊疗为中心和以服务对象为中心两个阶段。

(一)从零探索:以疾病诊疗为中心的模式

中盖艾滋病项目前期,艾滋病防治模式以疾病诊疗为中心,武汉市秉承"治疗就是预防"的防治理念,高度重视艾滋病检测、诊断和及时治疗,希望通过抗病毒治疗将艾滋病病毒的传播风险降至最低。一方面,通过检测和流行病学调查,能够不断发现和锁定艾滋病病毒感染者,从而为及时治疗并给予感染者帮助和关怀提供了基础条件;另一方面,及时诊断和治疗能够在一定程度上控制住传染源,有效降低艾滋病病毒的传播风险,维护普通民众的生命健康,实现"治疗就是预防"的目标。实际上,自 2008 年武汉市全面启动中盖艾滋病项目以来,武汉市男同人群接受 HIV 检测并确诊为阳性的人数逐渐增多,从 2008 年的 51 例增长到 2012 年的 228 例,增长了近 3.5 倍(见图 5-1)。

武汉市中盖艾滋病项目可以大致分为两个阶段:①2008—2010 年,以疾病诊疗为

---

① 中国疾病预防控制中心性病艾滋病预防控制中心.武汉市男男性接触者艾滋病服务模式[A/OL].(2014-01-07).http://ncaids.chinacdc.cn/2018zlxz/201401/t20140107_92322.htm.最后访问时间:2021-2-17.

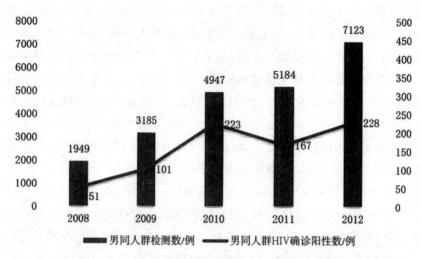

图 5-1 2008—2012 年武汉市中盖艾滋病项目覆盖的男同人群人数

中心的早期阶段;②2011—2012 年,以服务对象为中心的后期阶段。由图 5-1 不难看出,在以疾病诊疗为中心的阶段(2008—2010 年),武汉市依托中盖艾滋病项目,在艾滋病病毒传播尤其是以男同人群为代表的高危人群艾滋病防治方面取得了显著的效果。一方面,通过重点关注艾滋病检测和疾病诊疗,准确识别出感染艾滋病的目标人群,极大地提高了艾滋病的检测率,在一定程度上降低了艾滋病传播的社会风险。另一方面,通过积极与社会组织合作、广泛动员社会力量参与,极大地提高了艾滋病防治工作开展的效率与质量。

以社会组织动员男同人群接受 HIV 检测为例。男同人群可能因社会歧视问题对公共服务缺乏信任,因此动员其参与 HIV 检测乃至接受抗病毒治疗和定期随访尤为困难。而社会组织的介入在一定程度上缓和了这一矛盾。通常,为动员各社区中男同人群接受 HIV 检测,卫生部门会委托社区组织同伴志愿者进行沟通和动员。这些同伴志愿者会陪同当地疾控中心工作人员(公共卫生医生和护士)到男同人群活动场所(酒吧、浴池、公园等)招募男男性接触者接受检测,社会组织招募到的男男性接触者会被转介至疾控中心进行血样采集和实验室检测,而后,告知受试者检测结果。整套程序通常花费 1~2 周的时间(最长可能持续 4 周)。社会组织作为卫生部门与男同人群的桥梁参与到艾滋病的防治工作中,使得男同人群能够在一定程度上放下心中的顾虑,逐渐接受并主动参与检测。但是,我们也应看到,早期以疾病诊疗为中心的防治模式仍然存在着一些局限性。

(二)系统升级:以服务对象为中心的"2.0 模式"

"2.0 治疗方案"是联合国于 2010 年在第 18 届国际艾滋病大会上提出的旨在扩大艾滋病治疗途径的新计划。所谓"2.0 治疗方案",实际上是联合国艾滋病规划署根据全球艾滋病的流行形势和最新的研究成果所提出的一套防治艾滋病的综合方案，核心内容是降低费用、简化治疗流程、减轻卫生部门的经费负担，并改善艾滋病病毒感染者的生活质量。根据这项方案，有关方面将在药物研发和定价、宣传教育、医疗服务以及疾病检测等方面加强合作，简化艾滋病患者检测和就医流程，增加艾滋病患者获得药物的途径，同时动员更多社区员工帮助艾滋病患者，从而减低患者对高素质医生和昂贵实验室的依赖。由此，我们可以看到，这个方案最大的特点是经济实惠和方便迅捷，能够在一定程度上缓和各国在艾滋病防治方面的资金压力，同时能使受益患者的数量得到显著提升。

2010 年，在参加完关于新治疗和预防服务模式的国际艾滋病大会之后，武汉市卫生部门开始认真反思前一阶段艾滋病防治工作中的困难和问题。由于前一阶段以疾病诊疗为中心的模式基本上只关注疾病诊断和抗病毒治疗，而忽略了艾滋病病毒感染者的其他需求，如社会心理关怀等，从而导致了一系列问题。具体问题包括：HIV 初筛阳性者的失访率较高；持续接受抗病毒治疗的人数较少（尽管药物是免费提供的）；在发生副作用和机会性感染后，艾滋病患者降低了抗病毒治疗的依从性；针对 HIV 检测者的预防服务不充分，疾控中心工作人员的工作负荷过重等。

1. 失访率依然较高

2009 年，武汉市疾病预防控制中心工作人员开始为参与检测的男同人群提供快速检测，希望通过缩短等待时间，提升男同人群自主检测的意愿。然而，失访现象依然常见，如果男同人群在初筛检测时提供了虚假姓名与电话号码，疾控部门就无法对他们进行随访。由于一系列原因，许多感染了 HIV 的男同仍然不知道自己的感染状况，而且许多初次检测结果为 HIV 抗体阳性的人因为害怕信息暴露，会有意识地选择逃避，不愿接受确诊检测。因此，二代传播的风险仍然很大。

2. 接受抗病毒治疗的比例较低

湖北省是全国较早开展艾滋病免费抗病毒治疗的省份之一。截至 2010 年底，根据全省接受艾滋病免费抗病毒治疗者平均病死率、接受免费抗病毒治疗满 12 个月后存活并仍坚持治疗的比例等情况来看，湖北省总体抗病毒治疗效果较好，其中，5 年生存率为 81.02％，要高于全国平均水平。[①] 然而，上面讨论的随访问题使得许多已经确诊为 HIV 抗体阳性的男同仍未能获得疾控中心提供的 CD_4^+T 淋巴细胞计数检测，因此也就未能获悉自己的感染状况以及接受抗病毒治疗。一方面，抗病毒治疗和相关咨询的延迟会导致男同人群艾滋病传染率升高。另一方面，由于感染者不知道自己的感染状况，不能及时启动抗病毒治疗，治疗的有效性被严重削弱，导致艾滋病病毒感染者在出现明显的艾滋病相关症状（CD_4^+T 淋巴细胞计数检测低于 200 个/μL）后才寻求

---

① Zhang F J. Five-year outcomes of the China National Free Antiretroviral Treatment Program[J]. Annals of Internal Medicine，2008，12(4).

抗病毒治疗,这就极大地降低了艾滋病患者的生存率。数据显示,湖北省首次随访 CD_4^+T 淋巴细胞计数小于 200 个/μL 的艾滋病患者比例高达 63.12%。[①] 这说明,艾滋病患者被发现的时间仍然较晚。最大限度及早发现艾滋病患者,并提供规范、持续的抗病毒治疗是降低艾滋病病死率的有效途径。

3. 抗病毒治疗的依从性差

由于疾控中心无法提供临床服务,早期只负责发放抗病毒治疗药物,因此艾滋病患者在出现副作用、机会性感染和其他性病后不得不自行前往医疗机构寻求治疗。此外,由于歧视问题,艾滋病患者在医疗机构寻求治疗时经常受阻,使得他们的临床并发症得不到及时医治。尽管根据国家"四免一关怀"政策,抗病毒治疗药品是免费提供的,但还是存在患者处置临床并发症所需医疗费用高昂问题。这些治疗服务中的障碍易导致耐药发生,从而限制艾滋病患者抗病毒治疗的药物选择,削弱了抗病毒治疗的有效性。同时,由于抗病毒治疗需终生服药,且抗病毒治疗过程中药物可能产生毒副作用,会给艾滋病患者的身体带来较大的负担,这也使得许多艾滋病患者对抗病毒治疗产生疑虑甚至强烈抗拒,持续治疗难以维持。

4. 预防工作不充分

可以看到,在以疾病诊疗为中心的模式下,对疾病的发现、诊断与治疗是艾防工作的重点与核心,由此在一定程度上忽视了艾滋病的社会宣传与动员,事前预防并不充分。一方面,卫生部门高度重视疾病的发现与治疗,科研部门在抗病毒治疗药物、检测试剂等方面不断创新与突破,使艾滋病病毒对患者以及社会大众的危害得到了一定的控制,但"救火"式的防治策略使得艾滋病防治工作的开展始终处于被动状态。另一方面,由于艾滋病诊疗服务的特殊性与专业性,参与艾滋病防治的社会组织、社区小组主要扮演辅助的角色,很多时候只能承担动员检测、协助发现病例的职能,对于社区而言,艾防工作的优先级并不高,协助疾控中心加强预防宣传教育的巨大潜能被忽视。此外,由于疾控中心没有要求社会组织进行 HIV 检测阳性结果的告知,也没有利用社会组织协助其对 HIV 阳性目标人群进行后续随访,这就使得社区在整个艾滋病防治中成为单向的"检测平台",而无法参与到其后可能出现的一系列服务活动中。

为加速推进艾防事业发展,吸收国际先进经验,2011 年 3 月,经卫生部同意,中国疾病预防控制中心确定在武汉市率先开展艾滋病"治疗 2.0"试点工作。作为中国第一个试点,武汉市在中国性病艾滋病预防控制中心指导下,在湖北省卫生厅和有关国际组织的关切与支持下,大胆探索实施策略,敢为人先,追求卓越,努力创新工作机制,目标人群 HIV 检测发现、病人治疗、随访与关怀等各项工作稳步推进,取得了一定的成效。2012 年 2 月,武汉市应邀出席全国艾滋病工作会议,并作为全国三个交流发言地

---

① 彭国平,李旺华,占发先,笪琴,汤恒.湖北省 2715 例接受艾滋病免费抗病毒治疗者生存分析[J].公共卫生与预防医学,2011,22(05):33-36.

区之一汇报试点工作经验,试点工作被中国性病艾滋病预防控制中心列入 2011 年度中国艾滋病防治工作大事记。2013 年 2 月 5 日,《中国日报(CHINA DAILY)》头版以《Caring approach gives patients new lease of life》的标题报道了武汉市艾滋病"治疗2.0"试点项目。

武汉市推行以服务对象为中心的艾滋病"治疗 2.0"模式,主要是通过检测干预,更多、更早地发现艾滋病患者,并为他们提供更加便利、更加人性化的随访、治疗和关怀服务,最终实现治疗作为预防的目标。这个新模式有效地解决了以疾病诊疗为中心的传统模式的一些关键局限性,包括改进疾控中心的检测和随访制度,改善艾滋病治疗效果,提升服务对象对医疗机构的满意度,以及为高危人群提供早期预防、检测和治疗服务。

二、医防结合：双管齐下打出艾滋病防控组合拳

"医防结合"既是对医疗与卫生事业发展的现实需求的回应,也是国家对公共卫生工作提出的新的要求。艾滋病作为一种全球性的重大传染病,是全民健康的重要威胁,强调艾滋病防治工作中"医防结合"模式的探索,是对健康中国战略的积极响应,是艾滋病防治工作中医疗本色的回归,也是对艾滋病进行防控的标本兼治之策。

(一)以"医"治艾：抗病毒治疗与个案管理模式的探索

艾滋病诊断与治疗工作始终是艾滋病防治的核心内容。随着艾滋病疫情的不断发展和演变,武汉市也在不断调整和更新艾滋病防治策略。艾滋病"治疗 2.0"方案是武汉在吸取国际经验和融合本土疫情实际的基础上做出的新的尝试,此后,在项目试点成功的基础上,总结本土经验和特点,武汉市艾滋病抗病毒治疗转至定点医疗机构正式拉开了序幕。

1. 医防结合的前期探索：艾滋病"治疗 2.0"模式

随着治疗费用越来越高,许多国家已难以承担抗击艾滋病的各类费用,加上预防工作日益迫切,不少国际机构的官员呼吁全球在抗击艾滋病工作中做出调整。[①] 为了响应国际社会提出的艾滋病"2.0 治疗方案",针对我国艾滋病防治面临的问题,2010年,国务院制定下发了《关于进一步加强艾滋病防治工作的通知》,提出了"五扩大、六加强"防治措施,作为指导我国艾滋病防治工作的重要政策。[②]

武汉市为加强自身艾滋病防治能力,在经卫生部和中国疾控中心的批准后,于2011 年开始实行艾滋病"治疗 2.0"方案,并希望能够通过该方案探索出更有效的治疗

---

① 百度百科. 2.0 治疗方案[EB/OL]. https://baike. baidu. com/item/2.0％E6％B2％BB％E7％96％97％E6％96％B9％E6％A1％88/14460269. 最后访问时间：2021-2-17.
② 吴尊友. 中国艾滋病防治面临新形势与新挑战[J]. 中国公共卫生,2011(12)：1505-1507.

艾滋病的新方法、新途径,总结出适应中国实际情况的先进经验,并进行推广。在艾滋病"治疗2.0"模式思想的指导下,武汉市结合实际情况具体做出了以下三个规划。

首先是制定了一系列本土化的实施策略,主要从以下三个方面出发。第一,HIV的检测、病例转介、治疗以及随访关怀都需要CBO(社会组织)全程参与。针对男同人群,CBO能够更为有效地在该群体中开展艾滋病防治工作,增加男同人群对HIV相关防治知识的了解,也能提高检测的参与度和准确性,以达到通过检测实现干预的目标。同时CBO、CDC(疾病预防控制中心)和医疗机构需要建立起更加紧密的合作体系,在部分有条件的医疗机构内开展PITC,以加速艾滋病患者的发现,并且对转介、随访、治疗和关怀等流程进行规范。CBO可以派专人在定点的艾滋病治疗机构驻点,开展艾滋病患者的随访、关怀与心理支持等工作。第二,提供优化的抗病毒治疗药物组合和治疗监测。以往的治疗方案都是使用国家的免费治疗药物,药物种类相对固定,实行艾滋病"治疗2.0"方案后,除了提供国家免费治疗方案外,还提供合作支付的优化治疗方案供患者自主选择;通过配方建议和服药咨询、小组教育、多媒体教育和社会支持等多种形式提供有效的治疗依从性教育,为患者提供个体化指导,关注患者的消极因素,识别可能发生的"风险",纠正误解,使患者树立艾滋病是一种可以通过治疗而达到长期控制的慢性疾病的观念。第三,合作支付提高患者的参与性,缓解资源不足。合作支付主要由三部分组成,即"四免一关怀"政策支持、患者医保支付、个人支付,合作支付可以使患者在享受良好医疗服务的过程中减少个人开支,从而使患者更主动地接受医疗服务,提高患者服药依从性,实现资源投入和防治效果的有机结合。

其次是搭建服务平台,初步建立系统工作机制。艾滋病的防治除了需要为患者提供良好的治疗服务,还需要解决其他相关的医疗问题和社会问题,因此,需要建立一个综合服务平台,以更好地完成艾滋病"治疗2.0"的目标。基于此,在武汉市卫生局的支持下,成立了武汉市艾滋病关爱中心(WHACC)。WHACC由市疾控中心牵头组建,并联合了市皮肤病防治院、市结核病防治所、市金银潭医院、武汉大学中南医院和各区疾控中心以及CBO等组织机构。该平台的成立吸取了以往艾滋病防治的经验教训,制定了一系列规范化的操作流程和工作制度,并对个人、组织、机构的职责做了明确划分。其中市疾控中心负责HIV确认、CD_4^+T淋巴细胞计数与HIV病毒载量检测、耐药性监测、督导评估和技术协调工作;市皮肤病防治院负责关爱中心专职医护人员、场地提供和日常业务工作;市结核病防治所负责结核病筛查与治疗;市金银潭医院负责严重机会性感染的住院治疗;武汉大学中南医院负责艾滋病治疗技术培训与指导,以及艾滋病患者非艾滋病相关疾病的诊疗;各区疾控中心负责HIV抗体初筛、疫情报告、病例转介;CBO负责动员高危人群HIV检测、阳性转介,参与随访、治疗与关怀等工作。

最后是提供一站式服务,积极探索艾滋病防治新模式。武汉市艾滋病关爱中心成立以来就积极探索如何提升工作效率,使患者能够更好地体验检测、随访、治疗、关怀等服务。为此,武汉市艾滋病关爱中心提供一站式服务,服务内容主要包括以下方面,①为高危行为人群提供艾滋病匿名快速检测;②为快速检测阳性者提供心理咨询,并一对一跟踪进行确证检测;③为确证检测阳性者进行无缝转介(转介至区疾病预防控制中心或关爱中心);④为平台内艾滋病病毒感染者和病人提供心理辅导;⑤为平台内未进行艾滋病抗病毒治疗的感染者和病人提供每月 1 次随访服务(电话或者门诊就诊随访),并每 3 个月提供 1 次 CD_4^+ T 淋巴细胞计数检测服务,平台内艾滋病病毒感染者和病人身体出现不适时可以随时电话预约就诊;⑥量化服药依从性教育,采用电话告知的方式帮助平台内艾滋病病毒感染者和病人在上药前就开始建立良好的服药习惯;⑦利用电子治疗服务系统为平台内艾滋病病毒感染者和病人提供健康监测、阳性预防、抗病毒治疗知识等健康教育服务,同时利用该系统及时反馈治疗效果。

武汉市自 2011 年开展艾滋病"治疗 2.0"试点以来,围绕艾滋病"治疗 2.0"所开展的一系列措施,有效地提升了武汉市防治艾滋病的能力。为提升艾滋病防治团队的专业技能,武汉市疾病预防控制中心牵头组建了武汉市艾滋病关爱中心,并联合武汉大学中南医院为该中心的临床医生提供进修学习的机会,同时桂希恩教授将该中心的临床医生吸纳进自己的艾滋病治疗团队,另外,该中心定期邀请国外艾滋病临床诊疗专家进行病症讨论和会诊等,这些举措都使得武汉市艾滋病的临床诊疗水平在短期内获得快速提升。除了人员专业技能的提升,艾滋病诊疗环境也得到了明显的改善,市皮肤病防治院在门诊部专门开辟了艾滋病关爱中心诊疗服务区,并利用多媒体对患者开展防治艾滋病宣传教育活动和治疗依从性评估,同时建立了医学检查分发系统,投入 CD_4^+ T 淋巴细胞计数检测快速检验 POC 设备。在此期间,原本薄弱的防治网络也得以加强,社会组织志愿者和疾控中心防艾人员在艾滋病咨询、检测、随访和转介等方面接受了专业的培训,社会组织和疾控中心以及定点医院的合作关系得到进一步深化,同时社会组织在治疗机构和社区设立专门工作室,直接在男同人群中开展健康咨询和HIV 快速检测等工作,使得武汉市艾滋病防治网络得以深入基层。以服务对象为中心模式的艾滋病"治疗 2.0"项目运行一段时间后,患者随访依从性及治疗效果均优于以疾病诊疗为中心模式。[①]

2. 抗病毒治疗转至定点医疗机构

武汉市在艾滋病"治疗 2.0"试点项目成功的基础上,总结艾滋病诊治的工作经验,于 2013 年开始启动艾滋病抗病毒治疗由疾控中心向定点医院转移的工作。抗病毒治疗是挽救艾滋病病毒感染者和病人生命、有效降低艾滋病传播风险的重要措施。武汉市 2003 年开始启动艾滋病抗病毒治疗工作,为了使患者得到及时的治疗,启动治疗的标准也按国家要求,由 2003 年的 CD_4^+ T 淋巴细胞计数<200 个/μL 逐步放宽至有治

① 赵敏,王夏,邱红艳,谢年华,张鑫,王珂,姚中兆,李刚,蔡涛,周旺. 一站式服务模式对 MSM 中 HIV/AIDS 病人随访与治疗依从性的影响[J]. 中国艾滋病性病,2013,19(08):574-579.

疗意愿的艾滋病患者均可申请治疗。2013 年以前,武汉市艾滋病抗病毒治疗工作主要由疾控中心负责,在治疗过程中,疾控中心面临着专业性不强、执业资质不健全等窘境,加上治疗工作耗费大量人力与时间,从而削减了疾控部门对健康教育、预防干预、检测、流行病学调查等公共卫生工作的投入。此外,患者在治疗的过程中也需要在疾控中心和传染病医院之间来回奔波,使得治疗过程较为烦琐。为解决以上问题,简化艾滋病抗病毒治疗的过程,在 2013 年,由武汉市卫生局牵头,全市 13 个行政区卫生局各指定 1 家辖区内二级以上医院作为艾滋病抗病毒治疗的定点医疗机构,并规定该机构为艾滋病抗病毒治疗提供专门的诊疗室,且配备专职医生和护士。2013 年 10 月,武汉市确立了 13 家区级和 1 家市级抗病毒治疗定点医疗机构,由此拉开了抗病毒治疗工作转至定点医院的序幕,当时仍由各区疾控中心负责在治患者疫情随访管理。根据全市艾滋病疫情分布、疾病特征与医疗资源配置情况,2014 年 8 月 8 日,武汉市确定市金银潭医院为市级艾滋病抗病毒治疗定点医院;2018 年 10 月 17 日,确定武汉大学中南医院为武汉市抗病毒治疗定点医院,市金银潭医院为武汉市艾滋病诊疗质量管理中心,其间武汉市第四医院退出定点医院名单。至此全市共有 15 家医疗机构作为艾滋病抗病毒治疗定点医院(见表 5-1),承担相应区域艾滋病病毒感染者和病人抗病毒治疗工作,为患者提供人性化的、有效的医疗服务,武汉市艾滋病诊疗质量管理中心对全市艾滋病抗病毒治疗工作进行质量控制。

表 5-1　武汉市艾滋病抗病毒治疗定点医院名单

医院名称	医院地址	接诊范围
市金银潭医院	东西湖区银潭路 1 号	全市
市皮肤病防治院	硚口区武胜路 64 号	全市
武汉大学中南医院	武昌区东湖路 169 号	武昌区、东湖风景区
市第八医院	武汉市中山大道 1307 号	江岸区
市第十一医院	江汉区香港路 392 号	江汉区
市第五医院	汉阳区显正街 122 号	汉阳区
市第三医院首义院区	武昌区彭刘杨路 241 号	武昌区
市第九医院	青山区建设三路吉林街 20 号	青山区
市第三医院光谷院区	洪山区关山大道 216 号	洪山区、东湖高新区
东西湖人民医院	东西湖区环山路 81 号	东西湖区
汉南区人民医院	汉南区纱帽街兴城大道 275 号	经开(汉南)区
市第十三医院	蔡甸区成功大道 111 号	蔡甸区
江夏区第一人民医院	江夏区文化大道特 1 号	江夏区
黄陂区人民医院	黄陂区前川百秀街 259 号	黄陂区
新洲区人民医院	新洲区邾城街新洲大道 146 号	新洲区

126

在将艾滋病抗病毒治疗转移至定点医疗机构的准备阶段,武汉市卫生局就开始组织医护人员进入武汉大学中南医院进行为期一个月的脱产培训,提前为定点医疗机构进行艾滋病抗病毒治疗打下良好的专业基础。艾滋病抗病毒治疗定点医疗机构主要为辖区艾滋病病毒感染者和病人提供免费抗病毒药物治疗服务(包括治疗方案确定、药物分发、督导服药、毒副反应处理、治疗过程中的体检、治疗档案管理和治疗信息收集、上报等)。市金银潭医院除了负责艾滋病抗病毒药物治疗的培训和技术指导外,还负责艾滋病病毒感染者和病人机会型感染的住院治疗。2013—2018 年,市疾病预防控制中心得以从艾滋病抗病毒的临床治疗中抽身,转而负责全市艾滋病抗病毒治疗工作督导评估、免费药品采购和分发,以及 CD_4^+T 淋巴细胞计数和 HIV 病毒载量检测。各区疾病预防控制中心则负责动员并转介符合条件的艾滋病病毒感染者和病人至辖区内定点医院进行艾滋病抗病毒药物治疗。市、区结核病防治机构负责为艾滋病病毒感染者和病人提供结核病筛查、诊断和治疗。经过一系列的工作,最终将既往在疾控中心接受药物治疗的艾滋病病毒感染者和病人按照属地化管理原则并结合患者意愿,逐步转诊到市、区艾滋病抗病毒药物治疗定点医院接受治疗。

艾滋病抗病毒治疗工作转定点医院是武汉市艾滋病防治工作中一项里程碑式的举措。从艾滋病防治角度而言,艾滋病抗病毒治疗转定点医院实现了疾控部门发现、筛查、转介与定点医院实施治疗的合理分工和有机结合,极大地提高了艾滋病防治工作的效率和效果。抗病毒治疗转定点医院这一举措,破解了疾控部门在艾滋病防治工作中统包统揽从而导致效率不高、执业不规范等困境,从患者的角度而言,抗病毒治疗转定点医院为患者提供了专业的临床诊疗服务且减少了来回往返的麻烦,提高了患者的治疗意愿。

3. 艾滋病个案管理模式探索

抗病毒治疗着重关注患者的临床诊疗,但对患者的心理及社会需求的关注尚不全面。因此,武汉市艾滋病防治在抗病毒治疗的基础上进一步探索了以患者需求为中心的、临床治疗和人文关怀并重的艾滋病个案管理模式。

艾滋病个案管理模式是从中国台湾成功大学引进的艾滋病防治模式,2014 年,中国疾病预防控制中心性病艾滋病预防控制中心在全国选取了 6 个城市开展艾滋病个案管理模式试点,武汉市是试点城市之一。武汉市疾病预防控制中心在 2014 年通过项目招聘 2 名个案管理师,开展艾滋病个案管理的模式探索工作。艾滋病个案管理师作为疾控机构招聘的工作人员,进驻艾滋病抗病毒治疗机构开展工作,其工作职责主要包括:病例发现(疾控机构端)到接受抗病毒治疗(医疗机构端)转介的沟通协调,防止病人流失;病例接受抗病毒治疗前的咨询和接受抗病毒治疗后的服药指导和心理辅导(接受抗病毒治疗一年内);动员社会及家庭支持患者;了解患者生活习惯并进行健康生活指导;推动纳入个案管理的艾滋病患者性伴接受 HIV 抗体检测等。艾滋病抗病毒治疗转定点医院和艾滋病个案管理的实施,使患者能够得到更加科学、更加精准的治疗方案以及全程人文关怀服务。市疾控中心试点项目结束以后,武汉市在 2016 年至 2018 年针对男同人群艾滋病防治工作开展了个案管理模式推广,将个案管理由疾控中心推广至基层的定点医疗机构,组织专业的个案管理师对各定点医院的医护人员进行专业培训。接受培训并通过考核后,定点医院的医护人员能够为艾滋病患者进行心理和行为干预,并为其家人和性伴提供咨询和心理辅导,推动阳性检测。

艾滋病防治的个案管理模式是通过个案管理师直接面向艾滋病患者,为患者提供病案管理、咨询、转介、随访等服务,并对患者抗病毒治疗提供专业的健康指导,减少患者高危行为的发生,提高患者服药依从性。个案管理模式是武汉市医防结合的重要探索,个案管理师为艾滋病患者提供的点对点服务强化了艾滋病防治的人文关怀,也切实提升了防治效果。不论是从艾滋病预防还是从治疗的角度而言,抗病毒治疗转定点医院都是武汉市艾滋病防治工作中浓墨重彩的一笔。

(二)以"防"控艾:非职业暴露后预防用药与男同人群的治艾探索

1. 非职业暴露后预防用药模式探索

HIV 职业暴露是指实验室技术人员、医生、护士、预防保健人员以及司法、公安等工作人员,在从事艾滋病防治工作及相关工作过程中意外被艾滋病病毒感染者或艾滋病患者的血液、体液污染了破损的皮肤或非胃肠道黏膜,或被含有艾滋病病毒的血液、体液污染了的针头及其他锐器刺破皮肤,而导致可能被艾滋病病毒感染的情况。HIV 非职业暴露是指发生与职业无关的危险行为(包括未使用安全套、与注射吸毒者共用针具等)而暴露于含有艾滋病疾病的血液、体液等,可能造成被 HIV 感染的情况。暴露后预防(post-exposure prophylaxis,PEP)是指暴露于 HIV 后在 72 小时内使用抗病毒药物,以防止 HIV 暴露后造成感染,PEP 包括风险评估、心理咨询、急救护理和 HIV 检测,并施以 28 天抗病毒药物疗程以及后续随访护理。[①] PEP 在 20 世纪 80 年代末期首先应用于 HIV 职业暴露后预防,然后逐渐扩展到因性接触、注射毒品等行为暴露于 HIV 的非职业暴露后预防(non-occupational post-exposure prophylaxis,nPEP)。[②] nPEP 是指对因非职业因素暴露于 HIV 而有感染风险的人群,采取一系列暴露后预防措施,从而降低或避免其感染 HIV 的风险。nPEP 用药方法同 PEP,只是适用范围从职业暴露扩大到非职业暴露。2005 年美国疾病预防控制中心出台了 nPEP 的用药指南,建议采用 PEP 来预防阻断性暴露、毒品注射暴露等非职业暴露后造成的 HIV 传播

① 中华人民共和国卫生部,联合国艾滋病规划署,世界卫生组织. 2011 年中国艾滋病疫情估计[J]. 中国艾滋病性病,2012,18(1):1-5.

② 邱英鹏,刘爱忠,冯铁建. 中国大陆 MSM 人群 HIV/梅毒感染状况性行为特征和艾滋病知识知晓情况的 Meta 分析[J]. 中国艾滋病性病,2013(3):169-173.

感染。[①]

近年来，随着艾滋病防治知识的宣传力度不断加大，以及网络信息化的普及，群众对艾滋病的认识也不断深入，因此某些人发生非职业暴露后能够主动咨询和预防治疗，其中 2016、2017、2018 年武汉市就分别有 286、310、376 人在发生非职业暴露后主动咨询并进行防治。非职业暴露人群中大部分是性暴露的方式，就近几年统计的数据来看，武汉市每年新报告艾滋病病毒感染者和病人中有超过 50% 的病例是通过同性性接触感染的。在近五年新报告的艾滋病病毒感染者和病人中，15～24 岁的病例中约三分之一是青年学生，而青年学生中有高达 92% 的病例是通过同性性接触感染的。武汉市在 2015 年以前针对艾滋病非职业暴露后的预防用药工作不够完善，没有能够形成一个较为规范的模式和机制，仅为艾滋病非职业暴露者提供暴露后 HIV 抗体检测服务。为解决艾滋病非职业暴露的系列问题，2015 年后武汉市按照世界卫生组织及美国艾滋病非职业暴露(nPEP)处理规范，开始大力建立本土化的艾滋病非职业暴露预防阻断治疗处置机制，旨在探寻 HIV 暴露前后预防用药的新模式。

针对艾滋病非职业暴露者，武汉市依托现有的艾滋病专业防治机构，结合武汉市自身特点，建立了艾滋病非职业暴露后预防阻断治疗机制。确定市疾病预防控制中心为艾滋病非职业暴露预防用药管理机构，负责全市艾滋病非职业暴露后药物预防的宣传和管理工作；市金银潭医院(市级艾滋病抗病毒治疗定点医院)为艾滋病非职业暴露预防用药处置机构，针对具体个案开展预防用药工作。为提高预防用药比例，武汉市疾病预防控制中心联合多机构通过多种方式向高危人群进行了艾滋病防治相关知识的宣传。武汉市依据艾滋病职业暴露处理原则，参照国外最新艾滋病非职业暴露处理流程，结合非职业暴露对象的特殊性，制定了符合自身实际情况的艾滋病非职业暴露处理流程。除了对艾滋病非职业暴露者进行艾滋病检测，还在检测的同时，通过对其暴露行为的分析进行暴露风险、暴露级别的评估，以便存在感染风险的人员尽早进行预防用药，并对该类人员的服药依从性及高危行为加以指导和干预。为了使艾滋病非职业暴露者能够更加快速地获取药物，武汉市设立了 4 个紧急取药点，可提供 24 小时取药或者上门送药服务，就诊者可就近获取药物，在用药后再去市金银潭医院进行基线评估和开具用药处方。

2. 男同人群治艾新模式探索

男同人群是艾滋病感染的高危人群，联合国艾滋病规划署在《2018 年全球艾滋病病毒和艾滋病统计简报》中指出，男同人群感染 HIV 的风险是一般人群的 27 倍。由于男同人群感染 HIV 的比例一直居高不下，目前该人群已成为世界各国防艾的重点关注群体。我国对男同人群的研究开始于二十世纪九十年代，在这之后中国男同人群

---

① 戴丽萍,林玉虾,刘奇.广州市不同性角色 MSM 行为特征及艾滋病感染分析[J].中国公共卫生,2013,29(2):256-258.

中感染 HIV 的人数逐渐增多,并成为 HIV 流行和扩散的重要人群之一。

武汉市是湖北省的省会城市,于 1994 年在常住居民中检出了首例艾滋病病毒感染者,而后在 2004 年检出首例通过男性同性性行为感染的艾滋病病例。2004 年至 2020 年,武汉市经同性性途径感染艾滋病的报告数量呈大幅攀升趋势,2020 年报告数量已达 416 例。自 2010 年开始,在武汉市新报告艾滋病患者的感染途径中,经男性同性性传播所占比例已超过 50%。我国 2004 年 12 月曾做过相关调查,认为中国处于性活跃期的男同性恋人群占同期男性人群的 2%~4%,[①]武汉市目前常住人口约为 1300 万人,据此估算,武汉市男同性恋者可能有 24 万~48 万人之多。因此,减少男同人群中艾滋病的传播是艾滋病防治中不可或缺的重要部分。

目前武汉市仍然有大量艾滋病感染者不知道自己的感染状况,其中男同人群占比较高,存在着二代传播的风险。男同人群存在多性伴、性伴侣不固定、提供商业性交易、性交方式多样化、安全套使用率低等现象[②],并且武汉市也存在六分之一的男男性接触者与女性有过无保护性行为[③],这增加了在该人群中开展艾滋病防治工作的紧迫性。如果不在男同人群中开展增强型干预,该人群中的艾滋病疫情可能会继续恶化,甚至将疫情蔓延至其他人群中。在中国,社会公众仍然对男同人群存在歧视,绝大多数男同不愿意暴露自己同性的性取向,而以非常隐秘的方式相互联系,在某些特定的场所(如酒吧、公园、浴室、俱乐部、公厕、宾馆、夜总会等)进行聚集活动,其活动场所大多不为大众知晓[④]。因此在男同人群中开展艾滋病防治工作,不仅需要解决公共卫生问题,还需要解决复杂的社会问题。针对男同人群这一重要群体,武汉市从宣传和检测两个维度展开探索。

(1)扩大宣传

定期举办流动人口周等活动,并通过该活动向武汉市流动人口进行艾滋病知识的宣传,以提高广大群众对艾滋病防治的认知程度,增强艾滋病防控意识,动员高风险人群主动进行艾滋病相关检测;在医疗机构、交通路口、地铁等场所播放"防治艾滋病"系列宣传短片或者张贴海报,普及艾滋病早发现早治疗的有关知识;依托社会组织在男同人群中积极开展"男同人群检测日"的宣传,通过海报、宣传手册以及互联网等多种方式向男同人群宣传检测日时间、地点、特色活动等,以吸引男同人群进行咨询与

---

① 中国疾病预防控制中心,中英性病艾滋病防治合作项目.艾滋病防治工具书:MSM 人群干预[M].北京:人民卫生出版社,2005:2-6.

② 熊杨,王红红,李现红.男男性行为人群(MSM)艾滋病防治策略的研究进展[J].当代护士:专科版(下旬刊),2014(7):10-12.

③ 武汉市疾病预防控制中心中盖艾滋病合作项目.武汉市男男性接触者艾滋病防治模式——以服务对象为中心[R].2013

④ 王曙光,张胜康.亚文化群体行为改变实证研究——关于男-男人群艾滋病教育的行为干预[J].新疆社会科学,2004,4:59-661.

检测。

(2) 扩大检测

武汉市 2008 年开始实施中盖艾滋病项目，中盖艾滋病项目旨在最大限度地发现艾滋病病毒感染者和病人，防止二代传播。项目开展以来极大地促进了武汉市男同人群的动员检测工作。男同人群检测人数从 2008 年的 1949 人增长到 2011 年的 5184 人，共报告艾滋病病毒感染者 542 人，项目成效明显，其以产出为导向的绩效管理模式也逐渐得到认同。然而，在项目执行过程中也产生了新的挑战，特别是社会组织的管理和合作模式已经不能更进一步扩大男同人群 HIV 检测的覆盖面以及促进该人群接受咨询、检测服务，此外，阳性发现的成本仍然偏高。武汉市疾病预防控制中心在中国性病艾滋病预防控制中心的支持下，于 2012 年 3 月至 12 月开展男同人群扩大检测项目试点，扩大检测主要有以下三个措施。

第一，武汉市政府加大对非政府组织服务的购买力度，通过社会组织开展男同人群扩大检测干预工作，并大力推广使用快速、简便、安全的检测方法及检测试剂，进一步提高男同人群 HIV 检测可及性及可获得性。另外，在浴池、会所、酒吧等场所建立艾滋病快速检测服务点，快速检测点每周至少有一天能够提供检测服务。

第二，按照"知情不拒绝"原则，在二级以上医疗机构皮肤性病科、肛肠科、泌尿外科、妇产科等重点科室提供艾滋病和性病咨询服务，并将 HIV 检测纳入医疗服务常规检测中，严格落实手术前、输血前、分娩前例行艾滋病检查等常规检测制度，加强对性病诊疗机构的管理和监督，做到性病患者必查艾滋病。

第三，加强自愿咨询检测工作，将男同人群社区小组快速检测点纳入全市自愿咨询检测体系建设，积极提供免费咨询、HIV 快速检测、性病诊疗转介、同伴关怀支持等一站式服务。开展男同人群艾滋病感染风险评估，积极倡导安全性行为方式，促进高危行为改变。

近年来，国家对艾滋病患者的治疗权益一直予以高度重视，为了使更多的患者享受治疗的权益，在武汉市疾病预防控制中心的带领下，艾滋病抗病毒治疗网络体系建设不断下沉，艾滋病定点医疗机构由最初的市级扩展到区级，患者根据自身所属辖区能够更为便捷地选择艾滋病定点医疗机构，接受抗病毒治疗、毒副反应处理、机会型感染预防和治疗的"一站式"服务。武汉市还持续对基层医务人员进行培训，有效增强了基层医务人员抗病毒治疗水平，能够秉承"早发现、早治疗、早干预"的理念，为艾滋病患者提供专业、及时的治疗服务。

三、医防结合新模式：艾滋病综合防治的多面化与高效化

艾滋病防治是一项复杂的系统工程和长期任务，需要从预防和治疗两个方面双管齐下，全社会各部门群策群力、共同协作，才能实现对艾滋病新发感染和死亡的有效控

制。自提出"检测作为干预,治疗作为预防"的艾滋病防治总体理念以来,武汉市在艾滋病防治工作上逐步形成了多主体联动的医防结合工作架构。不同机构承担不同职责,强调诊疗和预防相结合,共同开展艾滋病综合防治工作。各机构之间相互独立,同时又紧密合作,实现了机构间的有效联动,使武汉市艾滋病防治工作在"医"和"防"两方面达到了事半功倍的效果,极大地提高了艾滋病防治工作效率和效果。

(一)医防结合模式下艾滋病防治成效显著

1. 艾滋病哨点监测高危人群 HIV 新发感染率和艾滋病病毒感染者/病人病死率

从表 5-2 统计的哨点检测高危人群 HIV 新发感染率情况看,男同人群(MSM)和男性性病门诊就诊者(STD)感染率明显高于其他人群,2013 年男同人群新发感染率6.45%,为历年最高,最低为 2018 年,男性性病门诊就诊者的新发感染率在 0.27%~3.29%,吸毒人群(DUS)不超过 0.79%,新发感染率近年来整体呈下降趋势。由于艾滋病抗病毒治疗的及时介入,近年来艾滋病病死率也由 2010 年的 6.94%降至 2020 年的 1.39%,下降趋势明显。(图 5-2)

表 5-2　2012—2019 年武汉市哨点监测高危人群 HIV 新发感染率[①]

监测人群	2012 新发人数(%)	2013 新发人数(%)	2014 新发人数(%)	2015 新发人数(%)	2016 新发人数(%)	2017 新发人数(%)	2018 新发人数(%)	2019 新发人数(%)
MSM	8(3.74)	19(6.45)	13(4.34)	7(2.23)	5(2.31)	5(2.09)	2(<0)	2(1.28)
DUS	2(0.79)	2(0.47)	0	1(0.26)	0	0	0	0
STD	7(3.29)	6(2.92)	4(1.85)	6(2.80)	3(1.47)	1(0.27)	1(0.27)	3(1.47)

2020 年武汉市新报告本地常住艾滋病病毒感染者和病人 670 例,其中接受抗病毒治疗 583 例,412 例在确证后 30 天内启动抗病毒治疗,30 天内的抗病毒治疗覆盖率为61.49%,高于上一年同期(43.91%)。截至 2020 年底,武汉市现存活艾滋病病毒感染者和病人 6525 例,当前正在接受抗病毒治疗患者 6107 例,抗病毒治疗覆盖比例达 93.59%(6107/6525),在治 HIV/AIDS 的病毒载量检测率达 98.81%,抗病毒治疗成功率达 98.50%。

2. "医防结合"综合防治体系成熟与完善

探索医防结合的艾滋病综合防治模式以来,武汉市疾控中心与定点医疗机构管理工作的转接,实现了"医""防"的合理分工与有机结合,满足了艾滋病患者诊治的服务

---

① 武汉市疾病预防控制中心.2020 年武汉市艾滋病哨点监测工作总结[R].2021.

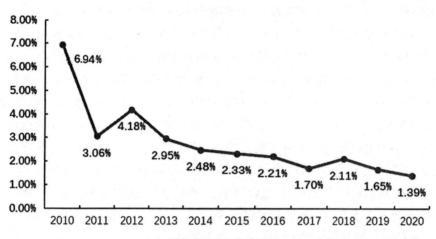

图 5-2　武汉市 2010—2020 年艾滋病病毒感染者和病人报告年病死率(全死因)[①]

需求,推动了全市艾滋病抗病毒治疗工作的开展。抗病毒定点医疗机构管理职责的明确,最大限度地减少了艾滋病患者被拒诊的概率,也减少了患者在诊治过程中往返疾控中心与医疗机构的不便。由定点医院负责抗病毒治疗的工作模式逐渐被艾滋病患者所接受和认可。武汉市形成了市、区和社区(乡镇卫生院)三级艾滋病防控体系,市级以市疾病预防控制中心为技术指导单位,市皮肤病防治院、市金银潭医院、市妇女儿童医疗保健中心等各自承担相关专业防治的工作。区级疾控中心负责疫情报告、感染者随访、高危人群检测和干预;区级定点医院负责抗病毒治疗;社区卫生服务中心(乡镇卫生院)负责暗娼干预、重点人群检测等。此外,全市还有多个社会组织参与男同人群的检测干预以及感染者和病人的心理支持与关怀工作。

　　总的来看,武汉市艾滋病防治工作自构建医防结合的新模式以来,艾滋病的病死率呈现下降趋势,一定程度上证明了医防结合模式的有效性。从定性的角度来看,医防结合模式对艾滋病患者生活质量的提升也具有重要意义,这一模式真正实现了"检测作为干预,治疗作为预防"的艾滋病防治理念。

　　(二)经验与推广:坚持完善医防结合模式与全生命周期"一站式"服务

　　1.搭建艾滋病综合防治体系,筑牢医防结合基础

　　以预防为目的的艾滋病防治不仅需要提供优质的抗病毒治疗与机会性感染治疗服务,还应提供解决其他相关复杂医疗问题和社会问题的办法和路径。因此,为患者构建一个综合服务平台是艾滋病防治工作的重要目标之一。2013 年起,武汉市在市卫健委的组织下,由市疾控中心牵头,搭建起由市金银潭医院、市皮肤病防治院、各区疾控中心及各区定点医疗机构共同参与的艾防工作平台。同时,武汉市逐步建立了一系

　　① 武汉市疾病预防控制中心.2020 武汉市艾滋病防治工作白皮书[R].2021.

列相关制度、工作流程及技术规范,平台参与各方职责明确、工作程序清晰。主要职责分工包括:市卫健委负责制定艾滋病防治的总体目标及方向,并为艾滋病防治工作提供政策支持;市疾控中心对各区疾控中心、各区定点医疗机构医护人员实施专业培训,加强对艾滋病防治的宣传教育,负责干预检测、流行病学调查、感染者管理及治疗转介,对患者提供全生命周期健康随访;市皮肤病防治院则为暗娼、性病就诊者、医疗机构住院病人等进行干预检测;市金银潭医院是武汉市艾滋病抗病毒治疗的诊疗质量管理中心,除了为本院患者提供治疗服务外,还对各区定点医疗机构进行督导和质量控制;各区定点医疗机构为辖区内的患者提供艾滋病抗病毒治疗以及随访服务(见图 5-3)。多主体医防结合平台以患者为中心,不同参与主体之间形成了有效的链接与联动,极大地改善了艾滋病防治工作的效果。

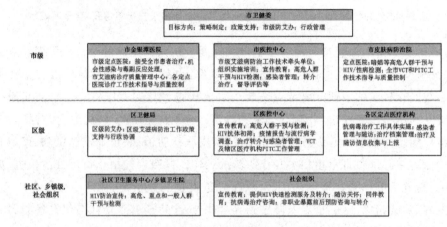

图 5-3　武汉市艾滋病综合防控体系

2. 创新艾滋病防治管理模式,提升医疗服务水平

坚持以患者为中心,为其提供全面、高质量的健康和关怀服务是体现治疗产生预防作用的核心。2016 年以来,武汉市将对艾滋病病毒感染者和病人的治疗及随访等工作转移至全市抗病毒治疗定点医疗机构,也将"一站式"服务模式在全市范围内进行进一步推广。"一站式"服务较好地完善了当前的艾滋病防治模式,受到了越来越多患者的认可。一是改善和提高为艾滋病患者服务的能力。建立了由皮肤性病、结核病和传染病专业临床医师组成的团队,不仅显著提升了在艾滋病抗病毒治疗用药、毒副作用处理等方面的能力,而且提升了处置和治疗艾滋病患者常见的合并机会性感染的能力,如性病、结核病、病毒性肝炎等。二是丰富和发展了为艾滋病患者提供健康与关怀服务的内涵。不仅为患者制定个性化的艾滋病抗病毒治疗和预防机会性感染方案,提供服药咨询、小组教育、多媒体教育,而且为患者提供非艾滋病相关医疗服务的转介以及医保、低保申请的指引。三是延伸和扩展咨询检测,更多、更早地发现艾滋病患者。通过社会组织在社区动员男同人群开展 HIV 匿名快速检测,在医疗机构动员性病、呼

吸疾病等门诊就诊人群开展 HIV 检测,发现艾滋病患者并迅速转介至定点医疗机构。同时通过优质的诊疗服务促进艾滋病患者性伴的 HIV 检测和发现。

3.改进医防结合落实机制,确保医防结合发挥实效

从医防结合模式的主要内容来看,医防结合主要包括工作队伍融合、工作方式融合、信息共享融合。工作队伍融合主要是在艾滋病防治工作中组建起由疾控部门、医疗机构和社会组织工作人员等组成的艾滋病防治工作团队,建立医疗和公共卫生有机联合的工作机制,实现了不同主体之间的协调联动管理。工作方式融合是指武汉市在艾滋病防治过程中,将公共卫生项目与临床学科、行为心理学等多学科融合,联合采取了包括治疗方案制定、行为干预、宣传教育、心理关怀和家庭医生上门服务等工作在内的全生命周期的健康管理。信息共享融合是指在艾滋病防治工作中,通过信息化平台实现临床、公共卫生信息互联互通,在检测、筛查、转介、治疗和随访等一系列过程中能够通过互通的信息系统为艾滋病患者建立档案,录入和更新个人健康信息,推动艾滋病防治效果的信息化、科学化、精细化和高效化。

(三)展望与反思:从治疗 2.0 迈向治疗 3.0

1.构建患者社会支持网络,进一步完善医防结合防治格局

目前艾滋病综合防治体系已经基本建立,艾滋病患者在检测与诊疗等方面的问题都可以在综合防治体系下得到解决。但是,艾滋病患者心理及社会支持的网络建构还有待进一步完善。艾滋病患者作为社会边缘群体,其生存质量和心理状况是一个不容忽视的重要问题。尽管武汉市在中国疾病预防控制中心的指导下探索并推广了个案管理模式,但是不论是从艾滋病防治的医学角度还是从人文关怀和社会治理的角度出发,艾滋病的防治都需要进一步加强对艾滋病患者的社会支持。艾滋病患者良好的社会支持系统应该包括不同层面的社会环境为个体提供的多样化的社会支持,并在各个层面之间形成有效互动,建构起患者个体完整的社会支持网络。艾滋病患者个人社会支持网络的建构也是现代医学模式的重要内容。良好的社会支持系统的建立,不仅有助于提高艾滋病患者的生存质量,同时能够极大地降低这一边缘群体对社会治理造成的潜在风险。

2.推进艾滋病防治与基层公共医疗服务结合

医防结合从服务技术层面上来看,必须要解决"防""治"断裂的问题,要建立不同层面、不同主题共同承担患者健康促进的责任机制,并完善相应的管理和评价机制。当前,中国的基层医疗卫生服务体系基本实现了城乡全覆盖,基层医疗卫生服务网络体系已经初步形成。同时,基层医疗卫生服务体系在进一步明确基层各级服务网络的职责与功能的基础上,切实提高了基层医疗卫生机构的服务水平和质量;在确立上下联动、双向转诊、有效协调的运行机制的基础上,有效地整合了医疗服务资源,增强了基层医疗服务体系的整体功能。但同时我们应该看到,当前武汉市基层艾滋病防治服务缺乏系统性和规范性,现行的艾滋病工作机制中,仅在防治工作的某个方面或某个领域中提到了基层任务,缺乏规范的体系建构和完整的运行机制。基层艾滋病防治队伍建设及工作条件欠佳、各项艾滋病防治策略和执行情况有待进一步督导和改善、艾滋病防治工作与基本公共卫生服务的连贯性和持久性不足等,都是当前艾滋病综合防治需要改善的地方。因此,将艾滋病防治工作重心下沉到基层,以三级医疗卫生服务网络为平台开展艾滋病防治工作具有重要的现实意义。基层医疗卫生服务网络可以为武汉市艾滋病防治提供重要的工作平台、人力基础、技术保障以及良好的外部合作环境,可以作为艾滋病防治制度衔接和资源整合的有效依托。这一医疗网络体系能够为基层艾滋病综合防治服务体系的构建提供强大的支撑力量和现实借鉴意义。

近年来,全国已经开展了农村社区艾滋病防治的相关实践工作,积累了一定的基层防治经验。比如,在国家艾滋病综合防治示范区指定了抗病毒治疗定点医院,并在乡镇卫生院设立了艾滋病病房,在村卫生室设立了艾滋病治疗检查点,完善了定点医院与家庭治疗、社区治疗相结合的管理模式,形成了县、乡、村三级服务网络,取得了良好的防治效果。与此同时,在全球基金艾滋病防治项目以及中盖艾滋病项目等基金的支持下,全国多个地区分别在健康教育、咨询检测、艾滋病抗病毒治疗管理等方面建立县乡村三级的工作模式,并且培养了一批专门的防治人员,积累了有益的基层防治经验。这些丰富的基层艾防实践经验,只要通过整合并加以借鉴,将会对武汉市艾滋病综合防治服务总体水平的提高起到积极的作用。总之,医防结合模式对武汉市艾滋病防治有着至关重要的作用和意义。精准对接感染者和易感人群的健康服务需求,在医防结合紧密化的基础上,关键是要将预防、治疗与健康教育深度融合,积极构建医防结合的艾滋病防治新体系,为服务对象提供全生命周期的卫生与健康服务,推动武汉市公共卫生事业的创新与发展。

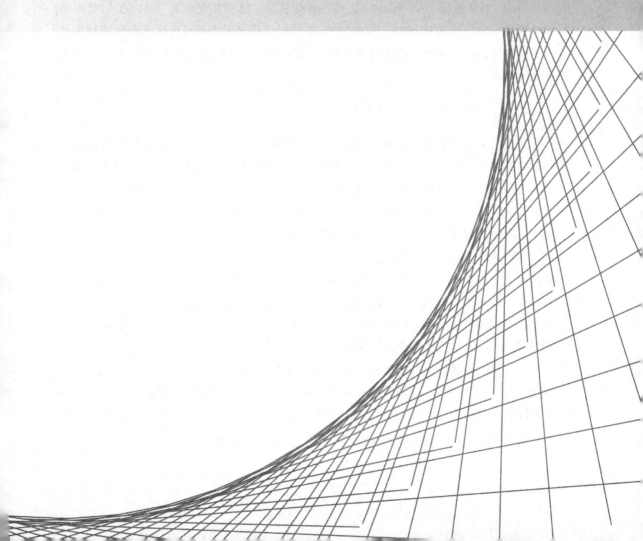

第六章　关艾"总动员"：志愿服务与宣传教育双管齐下

随着互联网的普及和手机等移动新媒体的发展,人与人之间的交流变得更加方便快捷,沟通成本大大降低,人们的交流方式逐渐打破了时间与空间的限制。互联网信息技术的发展一方面促进了人际沟通,另一方面拓宽了人们的交往范围,增加了目标人群发生高危性行为的潜在风险,通过性传播途径感染艾滋病的可能性也大大增加。随着互联网的开放性和社交网络匿名性的增强,甄别艾滋病高危人群和艾滋病病毒感染者的难度也大大增加。目前,艾滋病的母婴传播途径和血液传播途径都得到了有效遏制,而性传播逐步发展成为艾滋病传播的主要途径。性传播成为艾滋病的主要传播途径有其历史背景,基于武汉地区的艾滋病疫情,武汉市疾病预防控制中心针对本地区艾滋病流行特点采取了防艾志愿服务与防艾宣传教育两手抓的措施,致力于构建全市"全方位、广覆盖"的防艾宣传教育工作体系,现已取得了一系列重大成效。

一、"互联网＋HIV":隐秘而庞大的艾滋病易感人群

根据武汉市疾病预防控制中心编写的《2020年武汉市艾滋病疫情分析》报告中的统计数据,从1988年报告首例艾滋病病毒感染者和病人起,截至2020年12月31日,武汉市累计报告12032例,报告的武汉市常住居民病例7364例中,异性传播2651例,占36.0%,同性传播4493例,占61.0%,性传播途径感染艾滋病共7144例,占武汉市常住居民病例总数的97.0%。由此可见,性接触传播已成为武汉地区艾滋病新报告病例主要传播途径。这与互联网背景下易感染艾滋病人群性行为特征的变化有着不可分割的联系。

(一)网络时代大众的社交特征

艾滋病经性传播感染者数量的攀升受到当前互联网背景下一般大众人群社交新特征的影响。一般大众人群的社会交往状况较互联网时代之前发生了天翻地覆的变化。这种变化主要体现在两个方面:其一是互联网对传统人际沟通"在场"的社会互动方式的改变;其二是互联网时代下人们在公众空间交往内容的变化。

1. 互联网改变了传统"在场"的社会互动方式

随着生产力的发展和科学技术的进步,人类社会经历了从农业社会、工业社会到现代化社会的蜕变。当今世界正处于信息技术时代,以现代信息网络为主要载体,全球日益形成一个具有紧密联系的"地球村",人与人之间的交往打破了时空限制。随着计算机、互联网、移动智能设备的普及和信息技术的发展,人与人、人与物之间互联互通、息息相关,人与人之间联系的紧密程度达到了前所未有的水平。

互联网的发展为人们的沟通交流提供了便利条件,使人们的交往打破了以往"在场"的互动方式的限制,人们的沟通对象不再局限于固定的场域,人们的交往行为也不再受限于自身的活动范围。互联网在降低了人们沟通交流成本的同时,也降低了人们与交往对象发生性行为的成本,为人们提供了与复杂、多样的交往对象发生性行为的

可能性。以往性关系发生对象受到主体建立社会关系能力的限制，囿于主体活动范围的空间限制。而今在互联网背景下，人们在性关系对象上有了更多的选择，性关系的建立不再局限于深层次的社会关系中，还可以建立在跨地域的松散的人际关系中。这在客观上也使人们与非固定性伴侣之间发生性行为变得更加容易。目前，性接触传播是艾滋病的主要传播途径，与非固定性伴侣发生性行为会大大增加感染艾滋病的风险。因此，借助互联网工具与非固定性伴侣发生高危性行为的人就成了艾滋病的重点防治人群，而在互联网快速发展的背景下，这类人群还可能越来越庞大。

2. 互联网改变了人们公共空间的交往内容

《网络社会的崛起》一书中有言，在网络时代的视域，互联网技术的发展使互动拥有了可能性，媒体失去了以往的强制性，从而使受众获得了前所未有的自由。[1] 人们乘着技术与媒介的列车，在网络社区中演化出特征鲜明的全新交往形式和更加自由的互动模式，获得了前所未有的话语权。方便快捷、易于学习、使用面广的互联网新媒体大大拓展了人们获取信息和沟通交流的渠道，同时又对人际交往的方式产生了重要的影响。一方面，借助网络新媒体进行人际交往已经成为当代群众的主流交往方式，这种高速信息传递的沟通形式加快了人际交往的过程。另一方面，由于在新媒体背景下，人际交往的对象更加复杂化、方式更加多样化、交往环境更加虚拟化，因此人际交往过程中更容易出现价值认识混乱，进而会出现行为失范、心理扭曲等问题。[2]

中国传统文化具有强调群体价值取向而忽略个体的价值和需求的特点，这往往导致对个人需求和权利的淡漠。人们一方面乐于对街坊邻居等身边人所谓的"不检点""有伤风化"的行为高谈阔论，一方面对自己的行为需求等避而不谈。这种文化作用在"性"上，造就了个体的自我封闭心态，也使得中国传统性观念表现为不轻易表露感情，隐藏自己的性行为和性思维。

在互联网时代背景下，人们在公共空间的交往内容更加自由，在性文化方面表现为网络流行文化——"污文化"的兴起。"污文化"是指在网络语境中兴起与流行，由用户运用到社交生活网络中的带有"性意味"的语言文字或其他符号的话语表达方式，迎合、刺激并满足某种浅层次的性需求并引发性遐想的一种网络亚文化。网络"污文化"是一种伴随网络技术发展、基于网民特定需求的网络亚文化现象，与淫秽色情信息有着本质区别。它是人性自然表露的一面，体现了民俗市井文化和娱乐精神。[3] 这也体现了在互联网这一新型人际沟通与社会交流的媒介下，人们的性观念解放的潮流。据研究，大学生接触网络"污文化"频率与其性知识开放度之间存在明显的正相关关系，

① （美）曼纽尔·卡斯特.网络社会的崛起[M].夏铸九，王志弘，等译.北京：社会科学文献出版社，2003：445.

② 周建峰.新媒体时代大学生人际交往的影响因素及引导、应对策略研究[J].介入放射学杂志，2020，29（12）：1314.

③ 王珏.浅析互联网"污文化"的传播及对策[J].采写编，2016（06）：44-46.

具体表现为:越常接触网络"污文化"的大学生对性知识的了解程度越高,他们懂得一些基本的安全期、性行为常识,了解性生理、性卫生相关知识,且愿意与人谈论性话题。此外,以拓展知识和人际交往为动机接触网络"污文化"的大学生,由于其主观存在了解性知识以及配合社交的需求,对性行为的包容度和开放度更高,具体表现为:大学生越常接触"污文化",越倾向于认同性自慰、商业性行为、多个性伴侣、婚前性行为、同性恋等,这也印证了大众传播衍生出的累积性与遍在性效果。① 此外,根据对老年群体的性观念状况及其影响因素进行的研究发现,网络媒介使用越少的老年人对待同性恋的态度越保守,对阅读色情刊物的行为、对嫖娼的态度越趋向于反对。从整体上来说,网络媒介使用越少的老年人性观念越保守。网络媒介是影响老年群体性观念的一个重要因素,使用网络媒介的频率与性观念具有正相关关系。②

从调查数据中不难看出,在当前信息纷繁复杂的网络社会,互联网会不断重构大众在社交场所与公共空间的交往内容,随着社会的不断发展,公众群体的性观念也会更加宽容与开放。传统的禁欲思想日渐淡出人们的视野,互联网背景下社会开放程度不断加深,这些因素促成了现代性观念的发育。中国传统性文化及人们在公共空间对性文化避而不谈的状况受到开放的性观念的冲击并逐渐解体。但社会大众开放的性观念如果不能得到良性的引导和正向的教育宣传,也容易出现偏差,从而出现在性行为上的放任自流,滋生许多高危性行为,如保持多个性伴侣、与非固定性伴侣发生不安全性行为等,会增加艾滋病感染风险,出现性健康问题等。因此,随着互联网工具的发展,社会大众中的艾滋病易感人群可能会逐渐扩大,为社会带来巨大的艾滋病传播风险。

(二)网络时代商业性行为人群的社会互动特征

互联网对商业性行为人群的社会互动同样产生了巨大的影响,具体体现在两大方面:其一,互联网的发展增强了商业性行为人群的社会流动性;其二,互联网的发展增强了商业性行为人群的隐蔽性。

1. 商业性行为人群的社会流动性增强

商业性行为以金钱换取性服务为特征,本质上是平等主体之间进行的一种市场交易活动,性服务者以出卖自己的身体来获取报酬及利益,由嫖娼者接受性服务而支付,卖淫者提供性服务而接受报酬。在当前互联网时代,商业性行为人群具有很强的社会流动性,主要体现为商业性行为参与主体的流动性,以及商业性行为活动场所的流

---

① 彭柳,张梦丽.微博"污文化"对大学生性开放度的影响实证研究——以广州市五所高校为例[J].新媒体研究,2018,4(15):9-13.

② 陆卫群,玉钊华.传统与现代的连续统:老年群体的性观念状况及其影响因素分析——基于中国综合社会调查数据[J].老龄科学研究,2020,8(06):61-70.

动性。

（1）商业性行为参与主体的流动性

在互联网时代，商业性行为的参与主体的流动性明显增强，使得商业性行为参与主体进行社会流动的频率增加，社会流动更加频繁。互联网时代商业性行为的参与主体社会流动性的增强突出表现为商业性行为的购买者即嫖娼者的流动性增强。

在中国，性与婚姻之间存在着紧密的联系。在过去很长一段时间内，婚姻被视为获取性生活的唯一合法途径。对于受到婚姻挤压的大龄未婚男性而言，无法结婚也就意味着正常的性需要难以通过社会认可的合法渠道获得满足。有研究发现，由于结婚困难，难以获取正常稳定的性生活，这些大龄未婚男性会发生更多的不安全性行为，包括进行嫖娼、在发生性行为时较少使用安全套等，从而增加性病、艾滋病的传播风险。不仅如此，随着手机等便携式互联网终端设备的迅速发展与普及，大龄未婚男性流动人口在网络时代便捷的社交工具和出行工具的影响下，跨地区的流动更为方便，流动成本进一步降低，其流动性大大增强。由此看来，流动男性具备将个人艾滋病风险扩散为社会风险的可能。

（2）商业性行为活动场所的流动性

在互联网时代，商业性行为的活动场所具有很强的流动性。传统的商业性行为从业者在从事这类商业行为时需要借助固定的交易地点，在某些固定场所进行宣传，种类也比较固定。商业性行为从业者的交易地点一般包括各类妓院、高低档会所、某些KTV、桑拿房等娱乐场所以及顾客的住所或酒店房间等。性行为从业者寻找顾客的方式也一般局限于借助街坊亲朋等熟人网络进行介绍，借助娱乐场所的小广告进行宣传。而在目前互联网高速发展的背景下，卖淫嫖娼等商业性行为呈现形式复杂化、组织化的新特点。商业性行为的交易地点、宣传场所，甚至种类都更加丰富，出现了多种新形式。例如，商业性行为从业者可以借助即时通信、城市生活服务类等网络交易平台进行电子交易，与嫖娼者约定提供性服务的场所，从而不再局限于固定场所。商业性行为的宣传场所也打破了以往的娱乐场所的范围限制，商业性行为从业者可以借助各类网络社交平台和网络自媒体进行宣传。商业性行为的种类除了传统的实体商业性行为，也增添了逐渐流行的网络商业性行为，如借助网络组织、介绍卖淫行为等。

商业性行为中性伴侣的复杂性与不固定性，使得商业性行为的参与主体具有很高的感染艾滋病的风险。在信息技术飞速发展的互联网时代，由于商业性行为的活动场所更加多样化，有可能刺激嫖娼者进行消费，从而增加参与商业性行为交易的人数和频率，大大增加了卖淫者和嫖客感染艾滋病的风险。

2. 商业性行为人群更具隐蔽性

根据《中华人民共和国刑法》《中华人民共和国治安管理处罚法》等法律法规，组织、从事卖淫嫖娼属于违法行为。[①] 互联网时代之前的沟通媒介有限,传统的商业性行为从事者的活动范围较为固定,一般多借助街坊亲朋等熟人网络、娱乐场所的宣传小广告等途径寻找顾客,活动轨迹较为清晰。在互联网背景下,商业性行为从事者借助互联网的匿名性和信息传播速度快的特点,可以更高效、便捷地招揽顾客,且隐藏自己的真实身份。因此,商业性行为人群具有隐蔽性,主要表现为身份的隐蔽性、交易场所的隐蔽性以及宣传的隐蔽性。

(1)身份的隐蔽性

在传统表达中,表达主体的姓名、年龄、性别、身份、社会地位等诸多现实要素都会在其行使表达自由的同时被人们了解,表达者在表达时往往会考虑时间、地点、法律规定、社会道德、人际关系等因素,这就会使表达主体的表达受到限制,而接收者受到表达者身份、学历、经济条件等因素的影响,也无法专注于表达者的表达内容。匿名性是网络表达的重要特征之一,在网络空间中,人们可以选择不暴露自己的真实身份,通过假名或者不署名等形式发表自己的观点和情感,人们能更加自由和自主地表达自己的意见和观点。但网络表达的匿名性也会使法律、社会规范的约束性下降,行政规制对社会成员的规范作用减小,规范社会越轨行为的难度加大,人们的非理性行为增加,从而容易产生很多的法律问题和道德问题。[②] 网络表达所具有的独特性,在实现群众表达自由和权利保障的同时,也滋生了很多法律问题和社会道德问题,例如,跟以往相比,从事商业性行为的人群借助网络的匿名性可以更好地隐蔽自己的身份,在保全自己的个人信息的情况下与服务购买者进行沟通交流,从而使得真实身份不被暴露。这类艾滋病高危人群干预难度较大。

(2)交易场所的隐蔽性

传统的商业性行为人群在进行卖淫嫖娼时需要借助固定的交易地点,如各类妓院、高低档会所、某些 KTV、桑拿房等娱乐场所以及顾客的住所或酒店房间等。在互联网时代,商业性行为人群可以通过网络媒介直接进行交流,约定性服务场所,使得场所地点更加多变,难以追踪。

(3)宣传的隐蔽性

传统的商业性行为人群的活动场所相对固定,因此商业性行为从业者在进行宣传时也多集中在此类场所。但互联网背景下,与传统的商业性性服务需要借助固定的场所进行宣传不同,商业性行为从业者可以借助网络媒体进行宣传,如各类网络社交平台、网络自媒体、网络社区等媒介,商业性行为更加隐蔽,对其进行追踪了解的难度更高,也难以找出商业性行为人群,对其进行宣传教育,规范其行为,防范社会风险。

① 李文婷.论商业性行为法律规制的局限及完善[J].法制博览,2017(17):100-102.
② 米继乐.网络表达自由的界限论[D].济南:山东大学,2020.

商业性行为人群的隐蔽性增强使得对这类高危人群进行追踪干预的难度增大,使其通过性传播途径感染艾滋病的风险增加。

二、"性"成温床:网络时代艾滋病传播的主要途径

互联网的发展及其技术的广泛应用,已经深刻地改变了人们的日常生活方式与社会网络的结构体系。同时互联网的匿名性、跨时空性、去权威性等特点,也为艾滋病高危人群进行性交易、毒品交易等行为提供了便捷的平台。下面从互联网的特性出发,分别针对暗娼人群、男同人群与吸毒人群这三类艾滋病高危人群,深入分析在互联网时代背景下,上述三类人群的艾滋病传播网络的建构过程及其表现形式,为我们后续开展艾滋病防治工作提供新的思路与方向。

(一)互联网改变了传统暗娼人群的社会网络结构

社会网络指的是个体与个体、个体与群体、群体与群体之间所形成的社会关系结构。社会网络当中往往包括各种网络规范,由此构成了一个完整的社会网络结构。在互联网时代背景下,传统暗娼人群的社会网络结构发生了巨大的变化。

1. 重构了传统暗娼人群"核心-边缘"的性社会网络

当社会网络分析运用到"性关系"时,就具有了特殊的含义与结构。"性的社会网络理论"[①]认为具有多个性伴侣的个体的"性"是网络化、组织化的,同时在性网络中具有高风险与高发病率。在这个社会网络中,经常进行高危性行为的人群被称为核心人群,具有低风险的人群被认为是边缘人群,比如远离核心性关系的社会一般人群。而处于核心人群与边缘人群之间的就是所谓的桥梁人群,暗娼人群就是桥梁人群的典型代表。但是在互联网的背景下,这种性社会网络的人群划分与结构发生了巨大的变化,核心人群、桥梁人群与边缘人群之间的界限更加模糊,而且可以相互转化。互联网突破了原先的时空局限,各类人群可以在网络触及的范围内进行互动,核心人群还是边缘人群不一定以传统高危性行为的风险程度来划分,也可以依据互联网、关系网的辐射程度来进行划分。也就是说,原先联结多个人群的暗娼人群,其通过性交易所辐射的网络范围可能没有占据互联网"节点"的普通人涉及的范围广泛。比如嫖客在性交易过程中感染了艾滋病,并传染给了家庭成员,此时如果被感染的家庭成员是经常通过网络游戏交友的人,那么原本处于性社会网络边缘位置的普通人就可能成为新的核心人群。由此可见,在互联网的背景下,原本复杂的性社会网络变得更加多变,更加具有不确定性。此外,通过互联网传播性病艾滋病的人群不易跟踪管理,在防治的过程中存在许多尚未规范、职权不清的地方,互联网时代下的艾滋病防治问题是后续对

---

① 1994 年劳曼(Laumann)创立"性的社会网络理论"。

暗娼人群进行干预的难点。

2. 重塑了传统暗娼的社会网络规范

网络规范(network norms)是指一个社会关系网络中,行动者之间进行互动时的社会规范,比如在同一社会网络中存在着同伴压力、社会支持、约定俗成的规定等社会网络规范。在传统暗娼人群的社会网络结构中,这种网络规范是具有显性作用的。传统的性交易场所具有一定的固定性与集聚性,通常还具有组织性,因此这种网络规范是具有一定正向约束性的。比如之前在暗娼人群中进行的同伴教育干预活动,本质上就是利用暗娼人群社会网络中的网络规范,具有相似社会地位、文化与职业背景的暗娼人群之间存在着相互影响的关系,可以通过同伴间相互教育的方式对暗娼人群进行干预教育。一个共同的社会网络规范是维持性工作持续运转的必要条件,但互联网时代下的社会网络规范与传统的社会网络规范有所不同。一方面,暗娼人群具有隐蔽性;另一方面,网络时代的暗娼具有强分散性与高异质性的特点,人群不易聚集,可及性不高,同时暗娼人群相互之间的影响也十分有限。在互联网的背景下,暗娼人群的社会网络结构规范具有高度的模糊性,这种模糊性既表现在其内部的非正式规范中,也体现在相关行政部门对其进行外在约束的正式规范之中。因此,利用传统同伴教育的方式对暗娼人群进行干预能否达到一定的效果有待进一步研究。

(二)互联网时代男同人群成为艾滋病感染者的"主力军"

1. 逐渐兴起的耽美文化

"耽美"一词最早出现于日本文学思潮当中的"耽美主义",这个词语原本指的是"唯美""优美"等意思。但 20 世纪 60 年代时,在日本少女漫画的影响之下,该词在使用过程中逐渐偏离了原本的内涵,成为指代"描写男男爱恋"的作品。这种类型的作品一般以美貌的男子为主角,并以此为主体来演绎男性与男性间的感情。[①] 20 世纪 90年代,"耽美文化"通过日漫、日剧等途径传入中国大陆地区。21 世纪以来,随着互联网的发展,"耽美文化"作为一支庞大的亚文化分支在中国互联网广泛传播,从视频平台到文学网站,无不涉及此类话题。一方面,"耽美文化"增加了不同文化之间的交流,促进了文化的多样性发展,另一方面,这种外来文化的"闯入"也带来了一些相应的社会问题。男性同性恋者的数量逐渐上升,且呈现出低龄化的趋势,这会带来一定的社会隐患——由于"耽美文化"的载体多是日漫、小说等,而日漫、小说的受众人群又以青年学生为主,因此可能会在一定程度上影响青少年形成性别观念、性取向的社会化过

---

① 刘怀光,乔丽华.新媒体环境下青少年亚文化的"新风格化"[J].吉首大学学报(社会科学版),2010,31
(01):137-140.

程。① 与此同时,在广播电台、社交网络等大众传媒的影响下,"耽美文化"逐渐被商业化,现代年轻人成为"消费"的主要对象。在这样的社会文化背景下,原本作为性少数人群的男性同性性行为者变成了网络社会的"宠儿",这虽然有利于促进性少数人群的平权、建立性别平等的社会空间,但也为男同人群进行高危性行为活动提供了便利,可能会增加青少年人群感染艾滋病的风险。

2. "次反公共领域"中的男同人群

互联网的出现在一定程度上促进了男同人群"次反公共领域"②的产生与发展。"次反公共领域"由"缺乏平等参与商议的物质基础的从属性群体"构成,是区别于社会主流人群的边缘人群的集聚领域。在这个"领域"中,男同人群通过建构和使用"反话语"来为自己的身份正名,他们通过这种自创的独特话语体系来表达对自身利益诉求的反向性解读③。比如通过建立一些同志社群,在属于自己的"圈子"里分享男同题材的漫画、文学作品等,通过这样一种"反主流""反权威"的话语表达,来挑战传统文化中对同性爱恋的禁忌。这样的领域既是这类人群的"庇护所",又是这类人群的"竞技场",它催生了"耽美文化"的成熟与发展。与此同时,互联网的跨时空性与反权威性也为这类"次反公共领域"提供了繁荣发展的空间,人们可以通过互联网获取来自各个国家与地区的耽美资源,还可以跨越种族进行同好交流。不仅如此,通过互联网建立起虚拟的"想象共同体"还会促进文化同质性群体的情感性集聚,即便在互不相识、身份也有待确认的情况下,在互联网的"次反公共领域"空间里人们也会基于"同好""文化共鸣"而建立起想象的信任联结。这种"缺场"④的、"想象的"联结却往往能够建立起超乎寻常的信任关系,这种信任会促使参与主体做出许多非理性的判断,比如在对方各类信息不明朗的情况下与其发生性关系。互联网使得原本难以建立联系的男同人群建立起了社会联结,方便了相互间进行社会沟通与交往,也更加方便他们扩展自己的"性网络",这也加大了男同人群感染性病艾滋病的风险,不利于社会的健康发展。

3. 艾滋病与男同人群

男同人群与我们通常所说的男性同性恋是有区别的,男同人群的概念侧重的是男性之间的客观性行为,而男性同性恋是以一定情感为基础的恋人关系,同时包含情感与性爱两方面的特征。⑤ 因此,从这个意义上说,男同人群所包含的范围比男性同性恋

145

---

① 此处并非歧视性少数人群先天的性取向,而是指原本是异性恋的人群在性别观念尚未建全时,容易受到一些文化因素的影响而偏离自己的性取向。

② "次反公共领域"由美国政治哲学家南茜·弗雷泽提出,该概念作为哈贝马斯公共领域理论的批判补充,具有一定影响力。

③ 张翼,董小玉.论互联网环境对青年亚文化的影响——以耽美文化为例[J].新闻界,2013(20):42-45.

④ "缺场"与前文中提到过的"在场"相对,指的是主体与主体间的互动不是面对面的,是在不同的时间、空间里进行的互动。

⑤ 李银河.同性恋亚文化[M].北京:中国友谊出版公司,2002,85-99.

更加宽泛,主要包括男性同性恋者、男双性恋者、部分男异性恋者、男变性欲者等[①]。同时这个概念也更加契合公共卫生领域防治疾病的需要。有了这样的概念认知,我们便不难理解为什么男同人群具有多伴侣、内部高异质性的特点,这种高度复杂的社会网络也决定了男同人群通过性途径传播性病艾滋病等传染性疾病的高风险性。调查显示[②],肛交与口交是男同人群的主要性行为方式。在肛交时,由于直肠上皮细胞十分脆弱,在进行性行为时极易破裂出血,因此该行为有很高的感染或传播艾滋病的风险;同样,在口交时,由于口腔内的牙龈极可能有破损、溃烂、出血等情况,此时如果沾染到艾滋病病毒感染者和病人的精液便具有高度的感染风险。[③] 不仅如此,男同人群中"知行分离"现象十分严重,即便在具有较高性病艾滋病防治知识水平的男同人群中,安全套使用率仍然很低,这与该人群追求性快感、彼此信任程度高等多种因素有关,因此在男同人群中无保护措施的性交是导致艾滋病在该人群内传播和流行的重要因素。基于以上原因,男同人群成为艾滋病的高危人群,对其进行干预治疗具有较高的难度。特别是在互联网背景下,男同人群本就复杂的社会网络变得更加多样,且更具隐蔽性,其内部文化也具有高度的排他性,这使男同人群的干预成为武汉市艾滋病防治的重点和难点。2011—2020 年武汉市常住居民艾滋病病毒感染者和病人传播途径构成及变化趋势如图 6-1 所示。

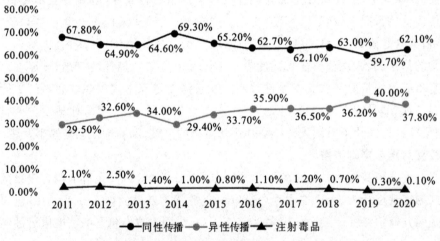

图 6-1　2011—2020 年武汉市常住居民艾滋病病毒感染者和病人
传播途径构成及变化趋势

①　张北川,李秀芳,胡铁中,等.对男同性性接触者的艾滋病干预:(一)理论与实践[J].中国性病艾滋病防治,2000,6(3):155-157.

②　张北川,刘殿昌,李秀芳,等.中国大陆男同性性接触者的艾滋病高危行为及危机影响因素研究(一)[J].中国性病艾滋病防治,2001,7(1):7-10.

③　钱跃升,傅继华,毕振强.男男性行为与艾滋病[J].中国艾滋病性病,2006(06):583-584.

（三）狼狈为奸的"毒"与"性"

"毒品"与"性"的相互作用，一直是艾滋病防治过程中面临的难题。吸毒人员不仅会因静脉注射而感染艾滋病，还会因吸食毒品刺激神经系统，增加进行高危性行为的可能性，使其感染艾滋病的风险增大（见图6-2）。

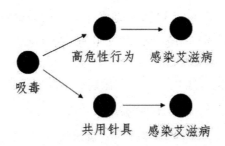

图6-2 "毒""性"相融传播艾滋病示意图

1. 粉墨登场的新型毒品

新型毒品是以苯丙胺类兴奋剂为主的人工化学合成的精神活性物质，它是有别于传统毒品（如"海洛因"）的化学制品，吸食者在吸食后会出现幻觉、极度亢奋等精神病性症状，容易导致行为失控，造成违法犯罪和性病艾滋病传播等社会问题。20世纪末21世纪初，随着我国改革开放的深入，新型毒品开始流入我国并蔓延开来，娱乐场所中也出现了如"冰毒（甲基苯丙胺）""摇头丸（MDMA）"等形式的新型毒品。根据《2018年中国毒品形势报告》的记载，冰毒现已成为我国滥用人数最多的毒品，滥用冰毒人员占所有吸毒人员的56.1%。[①] 研究发现，新型毒品的使用群体与传统毒品的使用群体具有差异性。在性别层面，新型毒品吸食者中女性的数量攀升明显；而在年龄结构上，新型毒品的吸食者更为年轻。同时，在职业群体中，新型毒品更多地被追求消费、崇尚个性的社会人群所使用；在文化水平上，新型毒品吸食者的受教育水平比传统毒品吸食者的受教育水平要高。另外，在吸毒的具体原因方面，新型毒品的吸食行为深受环境和场所的影响，吸食者的吸食行为很大一部分出自"沟通和交流情感"的需要。[②] 由此可以看出，追求刺激、向往独立且有着开放性思维的青年人在新型毒品的滥用中发挥着重要的作用。同时，新型毒品的使用群体和艾滋病的传播群体具有某种重合性，前者也以一定的方式加速了武汉艾滋病的传播。因此，这部分人群也是武汉市艾滋病防治的重点人群。

---

① 2018年中国毒品形势报告（全文）[R/OL].（2019-06-17）. http://www.nncc626.com/2019-06/17/c_1210161797.htm.最后访问时间：2021-03-09.

② 李骏.吸毒人员的群体特征：海洛因和新型毒品的比较分析[J].青年研究,2009(01):19-29.

2. 殊途同归的经性传播

（1）通过注射吸毒传播艾滋病的情况得到控制

一般而言，传统毒品吸食者共用针具注射吸毒而感染艾滋病。为遏制经注射吸毒方式传播艾滋病，武汉市于 2006 年开始实施美沙酮维持治疗项目。2020 年武汉市戒毒药物维持治疗人数为 2781 人，保持率达到了 87.51%，总体超过市级考核标准 78% 的要求，而同年 HIV、HCV、梅毒检测率都在 76% 以上，也都超过了市级考核标准 75% 的要求。在严格实施美沙酮维持治疗项目后，武汉市历年新报告艾滋病病例中，通过注射吸毒途径感染艾滋病的比例在逐年下降。以上的成果表明，在美沙酮维持治疗项目的严格实施下，通过注射吸毒传播艾滋病的情况已得到控制。

（2）艾滋病由"毒"传播转向"性"传播

如上所言，"毒"与"性"具有密不可分的关系，吸食毒品容易导致行为失控，从而造成暴力犯罪和高危性行为等的发生，而新型毒品与"性"之间的关联更加密切。研究发现，新型毒品能诱发吸食者的性冲动，提升吸食者的性能力，从而增加吸食者发生性行为的可能性；另外，吸食新型毒品的人群较吸食传统毒品的人群有着更为复杂的性伴网络，即最初简单的两人单次性行为会因吸食新型毒品而转变为多次、轮换甚至群交等性行为，而新型毒品所具有的药物刺激也会导致病态式的兴奋，使得一些吸食者在性行为过程中难以有意识地使用安全套[①]。由此可见，新型毒品会促使吸食者发生高危性行为，为艾滋病的传播提供了便利。从武汉市艾滋病新报告病例感染途径的变化趋势来看，经性途径感染艾滋病的比例逐年攀升，而经注射吸毒方式感染艾滋病的比例正在慢慢下降。因此，毒品这项中间变量的改变，也促使艾滋病在互联网时代下的传播特征发生了新变化。一方面，对于吸毒人群而言，毒品类型和使用方式的改变在一定程度上减少了由注射吸毒方式传播艾滋病的比例；另一方面，互联网时代下的"毒"与"性"的结合，促进了艾滋病传播途径由注射吸毒到性途径的转变，使得当下控制艾滋病传播变得更为困难。

三、抗击武器——宣传教育从"薄弱"到"基本完备"

宣传与教育是预防和控制艾滋病的重要手段，宣传教育的内容框架包括知识点、目标、原则措施和政策法规等各个方面。纵观武汉市宣传教育的发展模式，其宣传教育的内容与形式也在新的时代背景下，不断地得到改变与调整。下面以时间脉络为线索，系统地梳理了武汉市从早期宣传教育的探索，转向新形势下多样化的宣传教育方式的过程，展现出武汉市宣教工作从"薄弱"到"基本完备"的整体图景。

---

① 李骏.吸毒人员的群体特征：海洛因和新型毒品的比较分析[J].青年研究,2009(01):19-29.

（一）摸索中前行——宣传教育的早年轶事

艾滋病综合防治示范区成立之前的武汉市防艾宣传工作，还没有成熟的工作体系和经验方法，该时期的工作还处在初步的经验借鉴和成果学习阶段。这种情况下，如何确立自己宣传教育的工作机制，如何协调各部门共同开展宣教活动，如何为市、区开展艾滋病防治知识的宣传教育工作给予技术指导，成为武汉市防艾整体行动中亟待解决的问题。

1. 宣教机制的初步探索

1996 年，按照"政府领导，部门合作，共同参与"的机制，武汉市正式成立了以武汉市副市长为组长，由 20 余个委办局组成的"武汉市预防和控制艾滋病工作领导小组"，小组工作由武汉市政府统一领导，成员单位各部门之间相互协作、彼此配合，共同参与艾滋病防治宣传工作，这是武汉市早期防艾宣传机制的初步探索。从《关于加强我市预防和控制艾滋病工作报告》中可以看出：

①在政府领导上，加强了对工作领导小组的领导要求，如明确指出工作领导小组以小组协调会议的方式，对武汉市艾滋病防治的宣传教育进行全方位的把控，对宣教工作中存在的困难进行讨论并形成解决方案等。另外，市卫生局还组建了"武汉市艾滋病防治专家委员会"，为工作领导小组开展工作出谋划策。

②在部门合作上，对各部门的宣教工作进行了明确和详细的界定，各部门利用自身优势开展防艾宣传。如新闻出版部门运用报刊、电视、广播等大众传媒，向武汉市民免费开展防艾宣传；计划生育部门为基层群众提供防艾干预服务；教育部门对广大师生进行防艾教育，并将艾滋病防治教育内容纳入教学课程；劳动部门将防艾知识安排到出国前教育的必修课；市公安和司法机关对收容教育、劳教、劳改的暗娼、嫖客和吸毒人员进行针对性的防艾教育；各行业主管部门分别负责对宾馆、酒店、发廊、美容按摩院、桑拿浴等场所的人员进行防艾教育；卫生部门一方面为工作领导小组提供方案建议，组织召开工作领导小组防艾培训活动，为其他开展防艾宣教活动的部门提供物资、技术方面的协助，另一方面负责供血人员的定期健康教育，并对医疗机构进行安全的用血宣传。

③在共同参与上，鼓励各部门、各社会团体力量围绕统一的主题，开展系列主题防艾宣传活动，共同推动防艾宣教工作的开展，如 2002 年的"世界艾滋病日"宣传教育活动，武汉市市/区防疫部门、医疗单位、社会团体在市内设置艾滋病咨询点，发放防艾宣传材料，为群众提供咨询服务。

总体来说，防艾宣传机制的初步探索，建立了一套行之有效、权责分明的工作机制，将防艾宣传教育工作从文件落到了实处，使艾滋病综合治理体系逐渐完善起来，防艾宣教工作在政府领导和各部门的共同参与下顺利开展。

149

2. 艾滋病早期宣教形式与特征

(1)文字宣传形式在活动中被广泛采用

武汉市早期的防艾宣传教育以文字宣传形式为主,如利用报刊新闻、科普文章、宣传材料、宣传画、宣传册等方式开展宣教工作,能够快速地传播和普及艾滋病防治知识,增强公众的艾滋病防范意识,减少艾滋病的传播。在 2004 年的"百万市民知艾滋"活动中,武汉市卫生局印制和发放宣传单、张贴画、宣传折页,在城市和乡村普及艾滋病防治知识,同时利用新闻媒体制作公益广告,对普通大众进行艾滋病防治宣传教育,武汉市疾病预防控制中心还开设了艾滋病防治宣传网站,为当时的互联网用户提供获取专业的艾滋病防治知识的便捷途径。据统计,2004 年共计发放宣传单 30 万份、张贴画 5 万份和宣传折页 3000 余份。2006 年的同名防艾宣传活动中,武汉市疾病预防控制中心为了向更多群众普及艾滋病防治知识,增强人们对艾滋病的了解和防范意识,除继续以发放宣传单、张贴画和宣传折页的方式进行艾滋病防治知识的宣传外,还在全市的主要街道、路口、车站、码头等公共场所设立了艾滋病防治宣传牌 24 块,在全市 90 个乡镇设立了 151 个宣传栏,在 2106 个行政村中设立了 2839 条宣传标语,扩大防艾宣教覆盖面,增强防艾知识可及性,提升市民防艾意识。可以看出,早期的防艾宣传活动多采用文字宣传的形式,主要通过印发宣传单和宣传标语、制作宣传栏等方式在武汉市广泛地开展防艾宣教活动,增强了人们对艾滋病的认识,加深了民众的防艾观念和意识。

(2)宣教活动具有覆盖广泛性和知识基础性的双重特征

武汉市防艾宣传活动具有人群覆盖面的广泛性和防艾知识的基础性两大突出特征。

①覆盖面的广泛性:覆盖面的广泛性表现在宣传对象涵盖了武汉市的各类群体,既有青年学生也有老年人群,既有一般人群也有暗娼吸毒人群,既有城市居民也有农村人口。在 2005 年的大众群体健康教育活动中,武汉市疾病预防控制中心在新闻媒体上开辟专栏,定期宣教艾滋病防治知识,同年又分别在城市和农村开展社区健康教育,用开辟专栏、刷标语和举办讲座的形式进行艾滋病防治的宣传。另外,开展了学校健康教育,把防艾知识引入青少年学生的课堂,增强了青年学生的防艾意识。市、区疾控中心还对羁押的暗娼人群、吸毒人群和监管人员开展常态化的防艾宣传教育,发放艾滋病健康教育处方等,据 2005 年的资料显示,以上人群的艾滋病防治知识知晓率达到了 90% 以上。

②防艾知识的基础性:在艾滋病防治知识的宣传上,广泛地使用报刊新闻、宣传材料、咨询热线平台等,对艾滋病防治的基础性知识进行宣教,增进人们对艾滋病防治知识的了解,降低相关人群发生高危行为的可能性,从而在总体上起到遏制艾滋病传播的作用。

总体而言,武汉市早期的艾滋病防治宣传教育活动,是符合武汉当时具体实际的有效行动。

3. 新形势下传统宣教活动的局限

互联网时代的到来,对成为全国艾滋病综合防治示范区的武汉提出了新的要求。正确认识互联网时代艾滋病传播途径的演变、了解互联网在艾滋病传播过程中的作用、明确广大青年学生的艾滋病感染现状、有效地开展防艾宣传教育,是遏制艾滋病传播的重要一环。

防艾宣传教育领域仍有很大的提升空间,是武汉市防治艾滋病工作当前面临的问题。中国一直把宣传教育作为预防和控制艾滋病的重要措施,但是与艾滋病控制卓有成效的国家相比,中国起步晚,宣传教育工作缺乏深度、广度和持久性,广大群众接触艾滋病相关知识的渠道也有限,早期的武汉亦是如此。一方面,武汉市艾滋病防治的宣传机制一直处于摸索阶段,缺乏稳固的宣传政策支持和常态化的宣传运行流程,宣传活动主体间的交流与合作机制也不够流畅,宣传教育工作主要由卫生部门承担,社会力量及青年学生等主体的参与力度不够。另一方面,宣传活动的开展也有很多局限。一是在形式上缺乏创新,一味注重文字宣传而忽视了语言、行动在宣传上的作用;二是在宣传场所上覆盖面窄,主要集中在主城区及相邻地区,农村地区的宣传覆盖面较低;三是时间上主要集中在特定时间节点,造成较长时间的宣传空白期;四是知识上以防艾基础知识为主,宣教的同时没有考虑到知识全面性的需求度;五是人群定位上有失重点,追求广泛覆盖面的同时未及时关注广大青年学生的艾滋病传播状况,对于该人群推广使用安全套和正确开展性健康教育等缺乏统一的认识和政策;六是宣传媒介的运用未紧跟时代发展,特别在现代大众传媒这块,亟待加强。

（二）宣传教育的新时代征程

新形势下,武汉市艾滋病的流行特征也有了新的变化,其中青年学生艾滋病报告病例数呈逐年上升的趋势,占当年新报告病例总数的比例由 2010 年的 7.1％上升到了2015 年的 7.6％,且主要通过同性性行为途径传播。针对这一变化,武汉开展了一系列面向青年学生的宣传教育活动,制定了一系列的实施方案和活动指南。

2014 年,武汉正式入选第三轮全国艾滋病综合防治示范区,作为城市示范区在全国探索并推广艾滋病综合防治技术和经验。其中,防艾宣传教育工作是艾滋病综合防治中的重要工作内容,武汉市在如何建立防艾宣传教育工作运行机制,有效推动防艾宣传教育的开展方面进行了探索。

（1）创建示范区,迎接防艾宣传新使命

2014 年武汉首次作为城市示范区入选全国第三轮艾滋病综合防治示范区,2019年继续作为特大城市之一参加全国第四轮艾滋病综合防治示范区创建,国家层面对武汉的艾滋病防治工作有了更高的要求。针对下一步的防艾宣传教育工作,武汉市制定了全市第三轮全国艾滋病综合防治城市示范区工作方案,明确了防艾宣传工作目标:艾滋病综合防治知识知晓率16～60岁城镇居民达到85%以上,农村居民达到80%以上,高危人群和青少年达到90%以上,在工作目标上与国家示范区的要求相承接。

(2)权责分明,实现防艾宣传长效化

方案确立了全市各部门防艾宣传工作机制,明确了市卫计委(现卫健委)、市疾控中心、市皮防所和各区疾控中心在防艾宣传教育工作中的职责,制定了年度宣传工作督导和评估方案,共同推进艾滋病防治宣传教育工作。方案指出,宣传工作的运行,首先应设立市区宣传工作领导小组,同时负责提供宏观上的政策把握,做好部门协调工作,常态化召开会议讨论实施过程中遇到的问题与困难;其次是建立市、区宣传工作办公室,主要进行实施方案的制定,在理论和经验层面对防艾宣传工作的开展进行指导;再次是形成宣传工作的实施小组,负责对场所内艾滋病高危人群进行干预、治疗等定向宣传,另外结合互联网新媒体信息技术,对普通大众进行常态化的防艾宣传;最后是确立长效的考核机制,设计考核评估的指标体系,对市、区的宣传工作进行监测评估。

武汉市防艾宣传工作,市卫计委负责宏观的政策支持和宣传工作的总体策划,发挥组织协调的作用,对全市防艾宣传工作进行整体把控。在市卫计委的统一指导下,确立了市、区疾控中心在艾滋病综合防治工作中的主体地位,承担宣传的办公职能,负责经费支持、制定活动方案、组建专家咨询讲师团、开展现场咨询检测、设计和印刷调查问卷、提供公益防艾宣传片、组织高校青年志愿者开展防艾宣传和警示教育活动等各项防艾宣教工作的落实。明确了防艾宣教工作的主体地位后,市、区各级疾控中心与青年志愿者协会开展协作,培养出专业的防艾宣传队伍,在拓展宣教工作广度和深度的基础上,充分发挥了青年学生和青年志愿者在防艾宣传中的重要作用。此外,市卫计委成立了督导评估小组,负责武汉防艾宣传工作考核评估,保障了武汉防艾宣教工作的质量。其间,中国预防性病艾滋病基金会等其他社会组织提供部分宣传材料及活动指导,以实现对多元主体的整合,壮大了艾滋病防治的宣传教育事业中的主体力量。

(3)定位高校人群,深化宣传影响

在第三轮和第四轮全国艾滋病综合防治示范区期间,武汉市疾控中心联合武汉青年志愿者协会在各高校校园内开展了一系列的防艾宣传活动。这一时期的宣传工作特点在于:加强对高校青年学生的防艾宣传服务。相对于面向社会大众的在地铁灯箱、社区智能屏上投放的防艾宣传标语或广告,以及在电视、报纸、网站上投放的防艾宣传广告而言,防艾宣传活动的针对性更强,重点更加突出,对个人的渗透和影响更大。根据武汉市疾控中心提供的武汉市艾滋病疫情报告,截至2020年底,青壮年仍为受艾滋病影响的主要人群,武汉市现存活艾滋病病例中,以25～34岁(占31.7%)人数最多,其次为 15~24 岁(占 24.4%)。此外,青年学生病例占全部青年病例的比例较高,反映了目前青年学生对艾滋病危害性的认识仍有不足,预防艾滋病知识和能力还有待提升。武汉作为全国大学数量最多的城市,青年学生的艾滋病防治不可忽视,青年学生的艾滋病防治宣传工作迫在眉睫。因此,针对当前我市青年学生艾滋病防治出现的新问题、新挑战,在第三轮国家艾滋病综合防治示范区的支持下,武汉市疾控中心按照"全社会共同参与"艾防工作机制,联合武汉青年志愿者协会,将高校青年学生列为防艾宣传活动的重点对象,搭建了"青春有爱,校园无艾"青年学生预防艾滋病志愿服务项目平台,将疾控中心的专业能力和武汉青年志愿者协会的组织发动、信息传播能力有机整合,促进高校防艾宣传活动开展。

为了避免防艾宣传教育活动走入宣传知识填鸭式灌输、形式单一、简单枯燥的误区,使防艾宣传工作更加生动鲜活,武汉市疾控中心联合武汉青年志愿者协会,针对青年学生群体思维活跃、敢于创新、追求个性的特点,以及青年学生作为互联网的原住民的身份,同时考虑到其追求活动体验感和成就感的特点,最终确立宣传活动开展的原则为"活动内容要科学正确,形式要生动活泼,发动要依靠青年,传播要深度触网",活动开展的形式分别为"互联网+防艾"线上宣传活动、"公益+防艾"线下培训活动、"志愿者+防艾"校园行活动、总结表彰和活动管理等五项内容,并通过武汉市疾控中心和武汉青年志愿者协会的战略合作,以项目化运作的方式开展。经过第三轮和第四轮全国艾滋病综合防治示范区的实践,各板块活动都取得了巨大成效。2016—2019 年,"互联网+防艾"线上宣传活动,累计 454 万人次、37 万名在校大学生参与"点亮红丝带"和"防艾知识测试";"公益+防艾"线下培训活动,累计开展防艾培训 320 余场,覆盖武汉地区 70 余所大中专学校,近 14 万在校学生接受了培训;"志愿者+防艾"校园行活动中组织举办了防艾嘉年华、主题比赛等 300 余场校园行活动,近 60 个组织参与,覆盖52 万在校大学生。

(4)组织人才培训,打造同伴教育

武汉市第三轮至第四轮全国艾滋病综合防治示范区建设期间,在武汉市卫生健康委员会和共青团武汉市委员会的共同支持下,武汉市疾控中心和武汉青年志愿者协会共同承办了"公益+防艾"线下培训活动。"公益+防艾"线下培训活动的宣讲队伍由武汉市的市、区疾控中心的防艾专家组成,各专家组成讲师团,走进校园,与青年学生面对面科普防艾知识。讲师团队通过丰富的案例讲授防艾知识,每年从众多报名学校中选择 15~20 所高校,完成一个月集中培训工作。这一活动旨在通过防艾宣传进校园的形式,实现防艾知识在大学校园中的广泛传播。

2019 年"公益+防艾"线下培训活动开始出现重大转向,除了完成往年规定的培训计划外,活动本身的定位开始由"输血式"宣传向"造血式"宣传转变。2019 年 9 月,活动宣讲队伍发起武汉防艾青年骨干志愿者集中培训,邀请了全市 27 所高校近 120 名

153

高校青年志愿者协会骨干成员参加。与以往的活动不同,这场培训的目的在于训练高校青年志愿服务组织内的领袖人才,挖掘校园内防艾宣传的人力资源,从而动员大学生积极参与到防艾宣传之中。通过考核认证的高校青年志愿者协会骨干志愿者将使用市疾控中心统一的教材,在本校进一步培训校内青年志愿者协会成员成为"防艾志愿宣传员",协助高校青年志愿者协会成员做好防艾宣讲工作,并将培训实施工作作为实践培训环节的成果上报考核。这一转变完成了从以往的单纯宣传防艾知识向培养大学生志愿者领袖人才资源的蜕变,在建设大学生志愿者人才队伍、打造同伴教育方面做出了巨大贡献。在防艾校园行活动开展过程中,各高校青年志愿者协会等志愿者组织、广大青年学生,都不同程度地得到了锻炼与提升。

(5)引领优秀团队,防艾项目化运作

武汉市疾控中心和武汉青年志愿者协会制定了《武汉青年学生防艾校园行项目管理和评选办法》,向武汉各高校青年志愿服务组织广泛征集校园行项目策划方案,并通过方案初审、项目路演、专家评审的方式筛选校园行方案,高校青年志愿服务组织经过充分调研、完整策划、科学实施、量化评估和成果总结,走完志愿项目的全流程。通过这种方式,引导各高校志愿服务组织防艾宣传朝着更加自主化、制度化、规范化的方向发展。

对广大青年学生而言,作为防艾校园行活动的直接受益者,对艾滋病的相关知识和病毒传播的机制有了更加全面、深刻的认识;对承接活动的高校青年志愿者协会团队而言,通过切实参与策划、设计和组织活动的全过程,经历了一场场志愿服务项目化的实战考验,锻炼了项目策划和组织能力,社会实践能力得到极大提升,为各高校青年志愿服务组织今后开展活动提供了参考。部分高校青年志愿者协会开始策划组建一支专业的防艾青年志愿服务队,配套搭建组织体系、人才梯队和工作模式,从而推进高校防艾志愿服务工作朝着科学化、专业化、可持续化的方向发展。

综上,通过回顾以往的防艾宣传和培训活动,可以看出,以往的防艾线下培训活动多数是防艾讲师团利用空余时间向以高校青年志愿者协会成员为主要参与者的青年大学生进行防艾知识科普,这种科普培训宣传策略存在两点不足之处。一是传统培训手段虽然意图面向全体青年大学生,但是受到场地、时间有限等客观原因的限制,以及活动的自愿性、非强制性使得参与者多是热心公益、关注艾滋病等社会议题的大学生人群,而这类大学生人群与高校青年志愿者协会成员身份高度重合,因此宣传活动的覆盖范围有限,覆盖人群重点不突出,代表性不强。二是由于宣传培训活动的主要内容局限于艾滋病防治知识的宣传,忽视了对参与者特别是其中的高校青年志愿者协会骨干成员的能力培养,未给予其宣传防艾的能力的训练,使得培训仅停留在"授人以鱼"而非"授人以渔"的层面。

现阶段,培训宣传工作主要是通过"专家讲师+骨干志愿者+志愿宣传员"的防艾人才梯队建设，践行青年人影响青年人的"同伴教育"理念，从而能够有效支撑起防艾宣传活动进班级、进社区，助力防艾宣传渗透至每一位青年大学生。这主要得益于现阶段的防艾培训宣讲工作重点突出，针对高校青年志愿者协会骨干成员进行培训，培养防艾领袖人才，同时通过防艾校园行活动培养了高校青年志愿者协会成员的项目组织策划能力，弥补了以往的培训宣讲活动的不足。从"输血式"防艾宣传到"造血式"防艾宣传的转变，防艾宣传活动对大学生思想、行为的影响作用通过高校青年志愿者协会开展的防艾同伴教育、防艾校园行活动不断深化，激发高校青年志愿者协会的内生力量并在不同代际之间传递，从而达到"传承"的作用。随着这些大学生的社会人际网络不断延伸拓展，防艾宣传教育工作"聚是一团火，散是满天星"的培训效果会逐步凸显出来。

（6）开展线上宣传，创新活动方式

在创建第三轮全国艾滋病综合防治示范区期间，武汉市疾控中心、武汉青年志愿者协会在武汉市卫计委、团市委的领导下，于 2017 年 10 月下旬承办了针对武汉青年学生的防艾宣传工作。此次防艾宣传活动联合了武汉大学、武汉理工大学、武汉商学院等 20 多所高校共同参与，以"互联网＋防艾""公益＋防艾""志愿者＋防艾"三大板块的主题活动形式为支撑，其中"互联网＋防艾"线上活动板块形式新颖，吸引了大量高校青年学生参与，影响较为广泛。

以武汉商学院、中南民族大学、武汉大学、武汉理工大学等武汉高校为代表，众多青年学生积极参与活动。许多青年学生通过学习防艾知识，对艾滋病有了更为深入的了解，在防艾知识测试中取得了较良好的成绩（见表 6-1）。

表 6-1　2017 年青年大学生"互联网＋防艾"线上防艾知识测试成绩统计

分数段	人次	占比
100 分	346	3.6%
90～99 分	1968	20.3%
80～89 分	3099	32.0%
70～79 分	2057	21.2%
60～69 分	1348	13.9%
小于 60 分	869	9.0%

（7）保障军运安全，加强防艾宣教

第七届世界军人运动会于 2019 年 10 月 18 日在中国武汉举行，为了保障军运会的顺利举行并确保武汉地区的公共卫生安全，武汉市疾控中心在第七届世界军人运动会医疗保障调度中心的领导下，与中国疾控中心以及湖北省、上海市、杭州市多地有实战经验的疾控专家一起，通过分析历史资料，借鉴国内大型活动风险评估经验，经过公共卫生风险评估后,采取在军运村和接待酒店摆放安全套和宣传卡片的方式开展艾滋病宣传教育干预活动,以简洁明了的形式向军运会相关人员宣传防艾知识。由于参与军运会的人员数量众多,流动性强且身份复杂多样,采用此类便捷、阅读门槛较低的形式对防艾知识进行宣传,能够迅速高效地将防艾信息传达给阅读者,并辅以免费提供安全套,能够大大提高军运会相关人员使用安全套的意识,从而降低不安全性行为传播艾滋病的风险,控制艾滋病经性途径输入传播。

根据以往工作经验,市疾控中心认为"口号式"的宣传形式较为直观可行,便于人们较快掌握艾滋病防治知识。因此,武汉市疾控中心设计了 3 个宣传口号:"运动＋安全,我有一套""更快、更高、更强,还要更安全""运动需要激情,生命需要安全"。由武汉市皮肤病防治院设计制作了 45 万张印有艾滋病防治宣传口号的中英文对照宣传教育公益卡片。经过反复斟酌、修改后制作而成的宣传卡片吸人眼球,中英文内容翻译准确,便于军运会相关人员阅读。

在借助卡片进行宣传之外,为了保障军运会期间有足够数量的高质量安全套供应,避免军运会相关人员因不安全性行为传播性病艾滋病,市疾控中心与中国预防性病艾滋病基金会、武汉多家卫生用品公司等取得联系,获得了 3 个品牌安全套生产供应商捐赠的合计 40 万只安全套。

在市卫健委的组织领导下,武汉市疾控中心和武汉市皮肤病防治院的工作人员在军运村医疗卫生服务中心、住宿区的天井和部分室外休息点的展架上以及接待酒店的客房和大堂摆放了安全套和宣传卡片,供军运会相关人员拿取,在军运村和接待酒店织就了一张严密的防艾宣传和干预网络。

四、亮点示范——宣教成果溢满武汉

近年来,武汉市采取各种措施广泛开展宣传教育工作,积极应对武汉艾滋病疫情,取得了一系列的工作成果与项目成效。下面主要从武汉市艾滋病综合防治示范区宣教工作开展情况、武汉市防艾工作效果评估、武汉市防艾宣传工作新探索这三个方面,来对武汉市艾滋病的宣教成果进行简单的梳理回顾,并对武汉的艾滋病防治宣教工作做进一步的展望。

(一)武汉市艾滋病综合防治示范区宣教工作成效显著

武汉市在被确立为第三轮全国艾滋病综合防治示范区城市示范区后,主动利用示范区成立的契机,结合武汉当地的实际状况,探索出一套具有武汉特色的高校青年学生参与防艾宣传的工作机制,并积极鼓励青年群体及其他社会主体共同开展防艾宣传活动,扩大宣传教育的广度和深度。

1. 成功探索了高校青年志愿者参与防艾宣传的工作机制

在第三轮示范区成立之前,武汉市团市委(中国共产主义青年团武汉市委员会)就利用共青团的组织优势,动员武汉市各级团组织和广大青年团员在重要时间节点(如每年12月5日的国际志愿者日等)开展艾滋病防治宣传教育活动,鼓励青年团员作为志愿者参与到艾滋病防治宣传工作中。此举不仅为艾滋病防治工作集聚了力量,也为后期高校青年志愿者参与艾滋病防治宣传工作奠定了基础。

(1)建立了高效的工作平台和工作机制

针对当前武汉市青年学生艾滋病防治出现的新问题、新挑战,在第三轮全国艾滋病综合防治示范区的支持下,在武汉市卫健委和武汉市团市委组织的领导下,武汉市疾控中心按照"全社会共同参与"艾防工作机制,与武汉青年志愿者协会建立战略合作伙伴关系,搭建了武汉"青春有爱,校园无艾"青年学生预防艾滋病志愿服务项目平台。高校防艾宣传活动开展前,武汉市疾控中心和武汉青年志愿者协会召开启动会,确定年度防艾宣传活动主题与形式。武汉市疾控中心负责组建防艾师资团队、开展艾防知识专业培训、通过政府购买公共服务给予经费支持、提供技术指导和邀请媒体进行宣传报道。武汉青年志愿者协会负责策划活动方案,通过"志青春"武汉青年志愿服务微信公众号推出线上的防艾宣传活动,并采用武汉青年志愿者协会固有管理模式,组织发动高校团委、高校青年志愿者组织和防艾社团参与线上和线下的防艾宣传活动,并自主策划本校的校园行活动,充分发挥高校青年志愿者的作用。

依托青年学生预防艾滋病志愿服务项目平台,武汉市在实践中逐渐探索形成了"高校共青团＋青年志愿者组织＋防艾社团"与市、区疾控中心共同参与高校艾滋病防治宣传教育的工作机制,开展了"互联网＋防艾"线上宣传、"公益＋防艾"线下培训和"志愿者＋防艾"校园行等形式的防艾宣传活动。基于此,武汉市的防艾宣传活动既能有效地吸纳校园力量,统一到示范区的综合防治任务之中,又能有针对性地开展青年学生的防艾宣传,强化宣传效果。同时,武汉市卫生健康部门与团市委的协同也为多部门参与艾滋病防治工作创造了一个良好的开端。各方职责明确、分工合作,将防艾知识从会议座上普及到武汉的众多角落。

(2)组建了一支专业的宣传志愿者队伍

高校青年志愿者防艾宣传工作的开展,离不开一套系统的工作组织体系,更离不开一支踏实可靠的志愿者队伍。青年志愿者团队参与到武汉防艾宣传工作中,使防艾宣传工作的运行更加组织化和规范化。其中,"红丝带"防艾志愿服务队最具有代表性,该志愿服务工作队由市、区疾控中心联合武汉青年志愿者协会共同创建,在2015年正式成立,是由武汉市、区疾控中心志愿者,武汉青年志愿者协会的注册志愿者以及广大高校青年志愿者组成的一支庞大的防艾志愿者团队。该志愿服务工作队依托"青春有爱,校园无艾"武汉青年学生防艾志愿服务项目,重点开展针对大学生的艾滋病警示教育和防治知识技能科普活动,充分发挥志愿者组织优势,广泛动员武汉高校青年学生参与到防艾宣传工作当中,同时发挥队伍建设过程中的主体优势,在开展防艾宣

157

传活动时将队伍进行合理分工,使得宣传工作能更加精准地定位于青年学生。在这支专业防艾志愿队的努力下,"青春有爱,校园无艾"武汉青年学生防艾志愿服务项目在2018年得到武汉市卫健委的高度认可,被评为武汉市卫生健康系统最佳志愿服务项目。"红丝带"防艾志愿服务队获得团市委2019年度武汉市"本禹志愿服务队"示范团队荣誉称号,并于次年获评团省委2020年度湖北省"本禹志愿服务队"。

（3）创立了一套科学的项目管理模式

除高效的工作组织体系和专业的志愿宣传队伍外,青年志愿者的防艾宣传工作还需要一套科学有效的项目运行和管理办法。经过实践,武汉市探索出一套适合高校青年学生的独具特色的防艾宣传项目管理模式。高校防艾宣传项目管理从项目策划、项目实施、成果评估这几个方面展开。

一是项目策划。每年9月份,武汉青年志愿者协会召集高校的青年志愿者协会及防艾社团的负责人,通过座谈会和个别访谈的方式征求青年志愿者的意见,精准把握高校青年学生的需求状况,在此基础上制定防艾宣传项目的整体方案,使防艾宣传活动的内容、形式等更具针对性和吸引力。

二是项目实施。防艾宣传活动的实施以"互联网＋防艾"线上宣传、"公益＋防艾"线下培训和"志愿者＋防艾"校园行活动为主要载体逐步推进。①"互联网＋防艾"线上宣传教育采用了点亮红丝带、考试学习、竞赛排名等方式,充分利用互联网传播的特点,扩大了宣传的覆盖面,又契合现代人的社会交往方式,提升了宣传的影响力。②"公益＋防艾"线下培训是由市、区疾控中心艾防专家组成讲师团,走进校园,通过丰富的案例讲授防艾知识,与青年学生面对面科普防艾知识。同时,对武汉防艾青年志愿者骨干进行集中培训,培训同伴防艾师资力量,即"培训培训师"。通过考核认证的高校青年志愿者协会骨干将使用市疾控中心统一的教材,在本校进一步培训协会成员成为"防艾志愿宣传员",做好同伴宣讲工作,并将培训实施工作作为实践培训环节的成果上报考核。③"志愿者＋防艾"校园行活动按照公开征集、自主申报、自由创新的原则,通过目标导向、量化标准、引领优秀等方式,广泛征集高校防艾宣传活动策划方案,市疾控中心和武汉青年志愿者协会协助指导和实施,给予专家、物资、资金等全方位的支持,并做好项目过程辅导和效果评估。

三是成果评估。市疾控中心和武汉青年志愿者协会根据《武汉青年学生防艾校园行项目管理和评选办法》的评选标准,针对"志愿者＋防艾"防艾校园行活动开展情况进行评估、总结和表彰,既保障了活动效果,又提高了高校志愿者组织和个人的参与度和获得感。

项目管理模式的确立,既有效达到了防艾宣传教育的效果,又充分发挥了高校志愿服务组织和青年志愿者在防艾宣传教育中的力量和主观能动性,促进防艾宣教成果溢满武汉。

2. 广泛动员了高校青年学生积极参与防艾宣传教育活动

在成功建立高校青年学生参与防艾宣传活动工作机制之后，广大青年学生才得以真正参与到防艾宣传教育活动当中去。每年围绕艾滋病的主题防艾宣传活动主要分为两类，一类是以卫生健康部门为主导，采用线上宣传和线下培训的方式，鼓励青年学生积极参与到防艾宣传平台和宣传志愿者队伍建设中。另一类是以武汉各高校青年志愿服务组织为主导，青年志愿者自主举办各类防艾主题活动，自行设计活动形式与内容，自主申请，经过评选后获得市疾控中心和武汉青年志愿者协会的指导与协助。因此，通过两种不同层面的防艾宣传教育活动，扩大了防艾宣传工作的覆盖面，增强了广大青年学生的防艾意识；同时通过与学生的密切联系，及时把握当代青年学生的防艾宣传需求，有针对性地开展防艾宣传工作，深化了防艾宣传工作的效果；此外，充分发挥了青年学生的主观能动性和创造力，对于开拓防艾宣传思路和策略起到了重要推动作用。

(1)举办了"互联网＋防艾"线上宣传活动

"互联网＋防艾"线上宣传活动借助微信公众号等互联网平台，通过点亮红丝带、学习测评、通关考试、艾滋检测、防艾云课堂、防艾科普、网络投票等多种形式，设计活动积分、活跃排名、电子证书、互动分享等机制来开展线上活动推广，动员和引导武汉高校广大青年学生通过互联网学习和传播防艾知识，营造良好的活动氛围。活动由政府部门主导，市疾控中心负责，面向广大青年学生和一般人群。线上宣传活动开展前首先召集高校志愿服务组织的相关负责人，邀请专家召开研讨会，征求青年学子的意见，从而把握当代青年学生的社交特征和需求。考虑到青年学生多从互联网上接收信息，线上宣传活动是更适应该人群资讯传播规律和人群特征的活动形式，从而开发了线上武汉青年学生防艾活动平台："点亮红丝带"——通过点亮红丝带，引导广大青年学生关注艾滋病和参与防艾活动；"学习测评"——围绕基本知识、危害性认识、预防手段、监测治疗、健康中国行动以及相关常识等六个板块开展，每天更新测试机会，分期进行测试评比，强化了网络知识宣传的效果；"通关考试"——青年学生可参与防艾考试，激发学习热情，检验防艾知识学习效果；"艾滋检测"——武汉高校学生可学习艾滋病检测方面的知识，主动申请免费艾滋病检测试剂，主动检测，知艾防艾；"防艾云课堂"——防艾专家讲师团在线讲解防艾知识，青年学生可随时查看防艾宣讲内容；"网络投票"——为先进组织和先进个人投票；"积分机制"——青年学生通过参与线上防艾活动获得积分，并可通过积分获取线上活动礼品；"排名机制"——以积分为核算单位，对青年学生用户个人和组织所获得的积分进行排名，根据排名情况给予奖励，在增强活动挑战性和趣味性的同时，也增强了众多青年学生参与防艾宣传的积极性；"电子证书"——青年学生参与防艾线上活动，可获得电子证书，提高个人的参与感和获得感。线上防艾宣传活动的开展，既为广大青年学生提供了便捷的艾滋病防治知识学习平台,青年学生利用手机、电脑就能学习相关知识;又减少了防艾宣传工作的成本投入,宣教人员不必亲临现场,在线就能解答学生的问题,提升了宣传的效率。

(2)开展了"公益+防艾"线下培训活动

"公益+防艾"线下培训活动是由市、区疾控中心防艾专家组建的防艾讲师团以及武汉青年志愿者协会的志愿培训讲师团联合开展的,将志愿服务通识课程与艾滋病防治科普讲座相结合,与青年学生面对面进行防艾科普培训,体现了防艾培训活动的公益性。同时注重志愿者人才队伍的建设,由市、区疾控专家对高校青年志愿者协会骨干成员进行培训,即"培训培训师",再由骨干成员带领志愿者前往校园、社区、企业园区等地进行实地的宣教培训。此外,武汉市疾控中心和武汉青年志愿者协会还转变了工作思路,在探索青年学生的交往模式上,意识到青年人更能影响青年人的鲜明特点,建立了"专家讲师+骨干志愿者+志愿宣传员"人才梯队,突出青年学生的重要地位,践行青年人影响青年人的"同伴教育"理念,引导青年学生自主地在同伴之间开展防艾知识的培训和志愿服务,有效支撑了校园行活动进班级、进社区,达到了"聚是一团火,散是满天星"的培训效果。所以,通过举办"公益+防艾"线下培训活动,能够壮大宣传工作的队伍,吸纳广大的青年学生加入防艾宣传工作当中,形成层次分明的人才梯队,增加防艾工作人才储备。此外,开展培训、评估和考核也提升了宣传队伍自身的能力,保障了工作效率,有助于形成专业化的团队。

(3)组织了"志愿者+防艾"校园行活动

"志愿者+防艾"校园行活动按照院校自主申报、自行组织的原则,通过广泛征集活动策划方案,充分调动高校青年志愿者的参与热情和主观能动性,每年都有来自40多所高校的志愿服务组织提交校园行活动策划方案。通过方案初选、项目路演、专家评审等方式,评选出十多所高校志愿服务组织,范围覆盖省部属、市属、独立学院、民办本科、高职高专等各类学校类型,市疾控中心和武汉青年志愿者协会进行协助指导,给予专家、物资、资金等全方位的活动支持。合作高校志愿服务组织根据《武汉青年学生防艾校园行项目管理和评选办法》的工作要求,进行充分调研、完整策划、科学实施、量化评估和成果总结,除充分学习到艾滋病相关知识外,还经历了志愿服务项目化实战考验。自2015年开办以来,校园行活动内容日益完善,活动形式也逐渐丰富,时效性更长,影响更广泛。活动形式上实现了从原来的校内摆摊宣传向防艾主题演讲辩论赛、公益荧光夜跑、主题海报设计、校园嘉年华、文娱表演等的转变;活动的宣传时间也实现了从原来集中在"12·1世界艾滋病日"前后,向横跨9—12月甚至常态化宣传的转变。校园行活动既充分调动了高校青年志愿者参与防艾宣传的主观能动性,极大地激发了青年学生在开展防艾宣传活动中的创造力,推动防艾宣传活动形式向多样化的方向发展,又精准把握了青年学生的需求特征,在强化志愿者宣传教育效果的同时,促进大学生带动大学生,培育出了新的宣传力量。

160

2017—2019 年武汉市高校及青年学生参与防艾宣传活动情况如图 6-3、图 6-4 所示。从图中可以看出,新时期参与艾滋病防治宣传活动的高校数量在不断增加,反映出校园行活动受到了武汉众多院校的广泛认可和欢迎。此外,活动在广大青年人群中的推广,既吸引了青年人的目光,扩大了宣传的覆盖面,又从中培养了新的防艾志愿者,壮大了防艾宣传的力量。

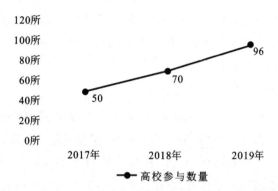

图 6-3　2017—2019 年武汉市高校参与防艾宣传活动情况

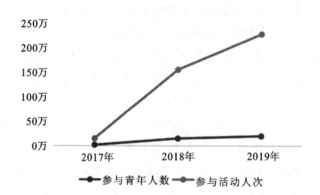

图 6-4　2017—2019 年武汉市青年学生参与防艾宣传活动情况

3. 充分整合多方资源,拓展了宣传教育的广度和深度

通过利用各种信息传播方式,联合各部门在广场、地铁站、小区宣传防艾知识,针对不同人群采用不同的宣教方式,组织专家团队进行面对面宣教,委托社会组织进行干预宣传,武汉艾滋病综合防治工作实现了防艾宣传过程中的知识性、全面性和深入性的结合,同时也拓展了宣传教育的广度和深度。

(1)扩大了艾滋病防治的宣传范围

通过在大众人群中开展艾滋病防治的教育活动,实现了宣传覆盖面由重点人群向普通人群的延伸。在结合传统广播电视进行防艾宣传工作的基础上,利用网络媒体平台用户基数大、使用人数多的特点,在热门网络媒体上传授正确的预防艾滋病的方法,扩大艾滋病防治宣传的覆盖面。如 2016 年举办的"拒绝 419,让爱更安全"宣传活动中,武汉市疾控中心在光谷步行街开展互动式艾滋病防治宣传活动,通过抽取带有宣传知识、宣传主题和艾滋病流行情况的玫瑰花,带动现场群众参与防艾宣传活动,了解艾滋病基本知识。通过这样的方式将宣传阵地从重点人群向普通大众扩展,增加了宣教活动的覆盖范围。另外,活动过程除了在武汉电视台上进行播放,还通过腾讯视频这类网络媒体在互联网上进行展示,最终收获了129万多次的播放量。此类以互联网媒体作为宣传工具的方法,不仅在防艾宣传的日常工作中起着重要作用,更推动艾滋病防治宣传实现了由点及面的突破,在扩大艾滋病防治的宣传范围的基础上,也拓宽了艾滋病防治工作的广度。

(2)深化了艾滋病防治的宣传效果

在面对不同人群时采取针对性的策略,做到了宣教方式因人而异,宣教效果立竿见影,宣教知识深入人心。针对青年大学生群体,在线下培训的活动过程中,武汉市疾控中心联合武汉青年志愿者协会和武汉各高校校团委,组建了一支专业的讲师团队,引入防艾培训师和志愿服务培训师,对在校青年学生进行面对面的知识宣教工作。仅2017年,培训工作就进入了武汉的9所高校,参与培训的人数超过5000人,为后来的校园防艾宣传培养了大量学生力量。这样的专业性培训在拓展宣传教育的广度的基础上,更进一步加深了宣传教育内容的深度。而针对男同人群,武汉市疾控中心委托第三方社会组织对这一隐蔽性人群进行干预宣传,以社区作为宣传阵地,这为干预工作的开展提供了便利,能更有效地向高危人群传播专业防艾知识。如"朋友爱心工作组"成立了专门的工作室,搜集专业信息,在互联网上为男同人群提供全面的艾滋病防治知识;"武汉为先工作组"借助负责人熟悉在校大学生男同人群的优势,以针对性的教育方式开展了对青年大学生的艾滋病宣传工作。武汉市通过个别的、专业性、系统性的方式开展艾滋病防治宣传工作,借由其他社会主体的力量,提升了高危人群对艾滋病相关知识的全面性、深入性认识。

(二)提高了社会大众的艾滋病防范意识,扩大了防艾宣传的可及性

1. 扩展了艾滋病宣教活动的影响范围,从高校青年到未成年学子

武汉艾滋病防控宣传教育的巨大进步,体现在宣传范围的扩大,即从高危人群向普通大众扩展,具体表现在宣传活动从个别高校向各大院校延伸,防艾宣传教育由高校青年学生向未成年学生拓展。

(1)加大了对高校学生的防艾宣教力度

武汉市疾控中心基于武汉市艾滋病流行的现状,将对青年学生的艾滋病防治宣传教育列为重点工作之一,不断增强对高校学生的宣传教育力度,通过开展各类防艾宣传活动,提升青年学生的艾滋病防范意识。2015年11月,武汉市疾控中心同中国预防性病艾滋病基金会和武汉市团市委联合在10所高校开展"五个一"艾滋病防治宣传校

园行活动,活动覆盖了高校青年学生 1 万人。2016 年 11 月,利用"世界艾滋病日"这一时间节点,武汉市疾控中心分线上线下两种形式开展艾滋病宣传活动,仅一周左右就在 21 所高校开展了艾滋病防治警示教育展,另外在 10 所高校开展了艾滋病防治知识专题讲座,在 2015 年的基础上扩大了高校防艾宣传活动的范围,加大了对高校青年学生的宣传力度。2017 年 11 月,武汉市疾控中心与武汉青年志愿者协会合作在 19 所高校开展"以爱抗艾 予爱与艾"青年学生艾滋病防治宣传教育,宣传形式在往年的基础上得到了丰富和创新,如"互联网＋防艾"线上宣传活动,通过互联网进行防艾知识答题教育;"公益＋防艾"线下培训,面对面地进行防艾团队人员培训;"志愿者＋防艾"校园行活动,组织各大高校志愿服务组织和防艾社团开展多样化的防艾宣传活动,此外,每年 9 月在高校新生入学时间,组织各区疾控中心与辖区高校校医院合作,开展新生入学艾滋病警示教育,发放健康教育处方等。以上防艾宣教工作,在不断扩大高校青年学生宣传覆盖面的同时,更通过多形式、多创意的活动,提升了整个武汉青年学生的艾滋病防范意识。

(2)加强了对未成年学生群体的课程教育

根据武汉市艾滋病防治工作要点,武汉市疾控中心与教育部门建立了艾滋病疫情通报制度,由教育部门负责设定初、高中的艾滋病专题教育任务,要求完成初中学段 6 课时、高中学段 4 课时的预防艾滋病专题教育课程,并印发统一的艾滋病防治教材,发放给武汉市内的各初、高中学校。各初、高中艾滋病知识教育的开展,与高校防治艾滋病的健康教育做到了紧密衔接,为高校青年学生的防艾知识学习打好了基础,也增强了艾滋病防控教育在未成年学生中的影响力,对未成年学生形成良好的健康意识和自我保护意识起到指导作用。

2. 突破了传统宣教的时空限制,推动艾滋病宣教活动常态化运行

武汉市艾滋病防治宣传工作的扩展,不仅仅表现为宣传范围的扩大,受影响人群的增加,更表现在突破了以往时空的局限,克服了之前围绕某个时间节点、依靠有限场所开展防艾宣教工作的被动局面,宣教的时间、场所更为灵活,使得艾滋病宣教活动能够常态化、生活化开展。

(1)宣教场所丰富化

为了使公众能够便利地接受艾滋病防治教育,学习防艾知识,武汉市疾控中心利用各种场合开展艾滋病防治宣传工作,使整个宣教过程更具灵活多样性。2016 年 3 月 1 日,武汉市疾控中心组织志愿者在园博园开展艾滋病零歧视宣传活动,以响应"世界艾滋病零歧视日";同年在光谷步行街举办"拒绝 419,让爱更安全"的宣传活动,武汉电视台在《武汉新闻》《直播大武汉》等多个新闻节目中对该活动进行宣传报道,赞扬了活动的创意和对广大武汉群众的有益影响,称该活动使公众市民在日常生活中就能接受艾滋病防治知识教育。2017 年,武汉市疾控中心发挥志愿服务的社会优势,组织志愿者在武汉光谷、沙湖公园先后开展"蓝的相遇,骑心关艾之拥抱陌生人"志愿主题活动和"爱滋徒步"武汉站活动,以运动健身的方式,在整个武汉市进行艾滋病防治宣传教育。在各种场所开展防艾宣教工作,丰富了宣教活动的举办方式,更促进了宣教工作突破空间的限制,让整个防艾宣教活动融入了武汉人民群众的日常生活当中。

（2）宣教时间常态化

为了使宣教工作具有连贯性、整体性,武汉市设定了系统规范的宣教时间安排,每年都严格按照设定的时间如期开展宣教活动。在每年的 12 月 1 日围绕"世界艾滋病日"集中开展主题宣传活动,从意见征集的筹备工作会议到最后的总结表彰大会,从 9 月上旬至 12 月下旬,历时 3 个多月,各项流程安排都详细列出,使宣教工作稳定运行。此外,将时间安排列入每年的宣传工作总结文献中,使得活动在来年得以连续开展,如校园行活动已经连续开展 3 届,让整个宣教工作显得常态化、正规化。

同时,武汉市积极推进宣教工作与其他重大活动协同开展,践行了常态化的理念。在 2019 年第七届世界军人运动会举办期间,设计制作了 45 万张印有艾滋病防治宣传口号的公益卡片,在军运村等重要地点发放,配合军运会在武汉正常举办,如此既防范了重要时间节点上艾滋病局部暴发的风险,又使得艾滋病宣教工作更加严谨、连贯,更能体现宣教工作的常态化特点。

（三）宣传展望——防艾之路的新方向新实践

宣传教育是艾滋病防治过程中的首要环节,此项工作的一个重要目标就是使教育对象实现从"知""信"到"行"的转变,被一些学者看作预防控制艾滋病最根本的措施[①]。宣传教育工作也一直是武汉市艾滋病防治工作中重点关注的领域,但随着社会的发展,武汉的防艾宣传工作也面临着许多挑战,基于此,武汉市进行了诸多新的探索。

1. 新形势下武汉防艾宣传工作面临的挑战

随着 2014 年武汉市第三轮全国艾滋病综合防治示范区工作开展,相关部门对艾滋病宣传教育的力度不断加强,取得了较好的成效。然而,当前武汉市艾滋病宣传教育面临以下几个方面的挑战。

（1）宣教工作覆盖面有限

现阶段的宣传教育工作虽然正在朝着大众人群推进,但仍集中于高校青年学生。与此同时,尽管在第三轮全国艾滋病综合防治示范区工作当中武汉市做了诸多结合互联网信息平台的宣教尝试,参与人数众多,但仍受制于固定的场所和特定的人群,覆盖范围比较有限,如志愿者征集及防艾线上活动,都以志愿者和青年学生为主,而对包括中老年人在内的普通市民覆盖面不够,其中一个重要原因是未能利用互联网信息传播

---

① 赵旭.艾滋病反歧视宣传教育中存在的问题分析[J].预防医学情报杂志,2012,28(10):833-836.

技术,填补广大普通群众中的宣传空白,忽略了他们对网络防艾知识的需求。

(2)宣传活动的针对性有待加强,形式亟须创新

对于普通群众,防艾宣传的方式多沿用传单发放、标语张贴等方式。而在面向高校青年学生开展防艾宣传的过程中,许多专家及志愿者会采用多种形式,如宣讲会、文艺展示等,细致入微地为青年学生传授防艾知识。对比两类群体,面向普通群众的宣传教育工作在形式和内容上存在局限,缺乏一定的针对性,无法很好地契合普通大众的当下需要和兴趣点。

(3)男同人群"知行分离"现象仍然严重

在宣传教育工作当中,最棘手的问题就是目标人群"知行分离"的现象。武汉市的男同人群具有高学历的特点,他们不同于其他高危人群,具有较高的知识水平。在对此类人群开展相关的防艾知识教育、性健康知识讲座时,他们通常对这些内容十分熟识与了解,并且具有较高的防范意识。即便如此,男同人群高危性行为比例仍居高不下,从数据上看,感染率也呈逐年上升的趋势。更有甚者,一些男同人群社会组织中参与防艾工作多年的志愿者,也出现了 HIV 抗体阳转的现象,由此可见"知行分离"现象仍是亟待解决的问题。

(4)反歧视宣传教育仍有不足

现有的宣传教育内容仍局限于艾滋病感染途径、高危行为、预防方法等基础知识方面,在反歧视、防治政策等方面的宣传力度不够。同时,指导理论也较为单一,缺乏反复强化教育的机制①。因此在后续的宣传工作当中,需要关注反歧视、反污名化等方面的工作,只有从社会文化、价值观方面认同艾滋病病毒感染者和病人,才能在进行全社会抗艾工作的同时,促进艾滋病病毒感染者和病人的社会融入,提高他们的生存质量与生活水平。

2. 全方位的防治宣传教育:第四轮示范区的新探索

2019 年,国艾办发布了第四轮全国艾滋病综合防治示范区工作的通知。② 为全面贯彻落实《中国遏制与防治艾滋病"十三五"行动计划》③,武汉市按照《武汉市贯彻落实国家及省遏制与防治艾滋病"十三五"行动计划实施方案》④和 2019 年湖北省相应的质量考评方案,并结合本地实际,正式开始了全国第四轮艾滋病综合防治示范区工作的新探索。

---

① 谈学灵,陈彬.我国预防艾滋病健康教育现状分析[J].现代预防医学,2013,40(01):91-93.

② 《国务院防治艾滋病工作委员会办公室关于启动第四轮全国艾滋病综合防治示范区工作的通知》(国艾办函〔2019〕11 号)。

③ 《中国遏制与防治艾滋病"十三五"行动计划》(国办发〔2017〕8 号)。

④ 《武汉市贯彻落实国家及省遏制与防治艾滋病"十三五"行动计划实施方案》(武卫生计生〔2018〕38 号)。

(1)探索联防联控机制，进一步加大宣传教育力度

武汉市第四轮全国艾滋病综合防治示范工作由武汉市人民政府防治艾滋病工作委员会办公室牵头，主要进行预防艾滋病宣传教育工程；卫健部门牵头艾滋病综合干预、扩大监测和治疗、消除艾滋病母婴传播工程；政法部门牵头进行预防艾滋病综合治理工程；教育部门牵头学生预防艾滋病的教育工程。在一系列的工程当中，宣教工作一直贯穿其中，在艾滋病综合防治工作中起着重要的作用。

(2)多种形式的线下常态化宣传

武汉市通过设立"地铁灯箱"、投放"社区智能屏"等方式，向社会大众进行艾滋病的警示教育工作。2020年，共投放110块公益宣传广告牌，覆盖了武汉市5条地铁线路中26个人流量较大的站点，日均人流量2700万人次，整个"地铁灯箱"的宣传持续了12周。同时在社区投放1000块电梯智能屏广告，将15秒原创的防艾短视频进行循环播放，覆盖面达到城区423个小区，共持续了6周。这些措施都旨在进一步提高艾滋病宣传教育工作的覆盖率。2021年，在武汉各大江滩广场开展防艾公益宣传片放映活动至少300场，覆盖周边社区人群。

(3)原创手绘条漫助力线上宣传

2020年武汉市将手绘动漫、有趣的文案通过互联网平台进行传播，开展以"艾不迷茫，爱有微光"为主题的互联网宣传教育工作。此次原创防艾手绘条漫在健康武汉、武汉疾控等24家微信公众号发布，总阅读量达16万次。条漫还被8个中央级新闻网站、9个新闻门户网站等41个网站进行线上报道。2021年，武汉市疾控中心持续推出了6期不同主题防艾手绘条漫和1条动画视频，从不同角度、针对不同人群、采用多种新媒体形式开展线上艾滋病防治知识科普宣传，总阅读量超100万人次。这是武汉市利用互联网开展艾滋病防治科普的一次新尝试，借助互联网进行防艾宣教极大地提高了宣教的效率，也扩大了宣教的覆盖范围。这些宣传工作在第四轮全国艾滋病综合防治示范区的探索工作中初显锋芒，是武汉市未来的宣传教育工作致力探索的新方向。

第七章 "武汉行动"：艾滋病防控的经验与创新

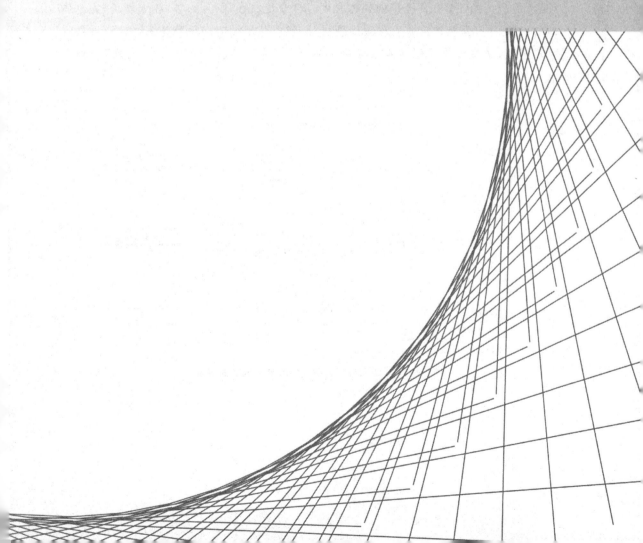

纵观武汉市艾滋病防控的工作历程,可以看到武汉市在一次次预防干预措施的尝试中不断挑战自我,积累经验,形成了一套具有本土特色的"武汉行动"艾滋病防控模式。"武汉行动"艾滋病防控策略与措施的形成和发展,与武汉市艾滋病流行形势紧密相连,也与武汉市的政治经济发展、文化价值变迁息息相关。其既有地方特色,又与国际抗"艾"策略接轨,还可以为中国国内其他地区的艾滋病防控行动提供经验参考。这一章主要从武汉市艾滋病防控的政策体系框架、武汉市艾滋病防控的地方经验、武汉市艾滋病防控的特色与创新三个方面,对武汉市的艾滋病防控工作进行系统梳理与归纳总结。不同于前面章节中对武汉市艾滋病防治措施的详细介绍,本章主要从宏观的角度,以武汉市艾滋病防控工作的总体理念为核心线索,通过对几项重大工程项目的回顾,总结这些行动措施中的地方经验,深入探讨防控经验的内在机制,并进一步归纳其中所具有的独特之处与创新内涵,从而形成对"武汉行动"的总括性诠释。

一、武汉市艾滋病防控的政策体系框架

"武汉行动"是对武汉市艾滋病防控经验的模式总结,下面主要从总体理念、重大工程、具体措施和保障体系四个方面,来详细论述武汉市艾滋病防控的政策体系框架(见图7-1)。武汉市在艾滋病防控过程中,以"立足实践,以人为本,敢于创新"为总体理念,进行了一系列的重大工程防控项目,并建立起了相应的保障体系。这一系列的行动措施,也反映了武汉市在艾滋病防控中从"病人本位"到"病人+公众"的理念转变。

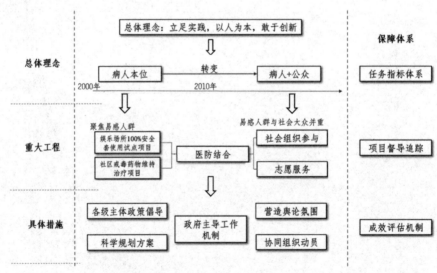

图7-1 武汉市艾滋病防控的政策体系框架图

（一）总体理念

从 1999 年武汉颁布全国首部地方性艾滋病性病防治管理条例，到 2019 年开始第四轮全国艾滋病综合防治示范区工作，"立足实践，以人为本，敢于创新"这个重要理念贯穿于武汉市艾滋病防控工作的始终。这个理念既是武汉市一系列艾滋病防治项目的出发点与实践来源，也是武汉市在艾滋病防控历程中重要的经验成果。

"立足实践"是防控工作的基础。武汉市在开展艾滋病防治工作时，不是一味地模仿国外的模式或是被动执行国家的行政任务，而是依据武汉市彼时彼刻的具体社会背景和艾滋病的流行形势来确定艾滋病防治措施。例如首次颁布《条例》[①]、从泰国引入娱乐场所 100％安全套使用项目后进行充分调查再采取的一系列措施、"治疗 2.0"试点项目中将抗病毒治疗准入 CD_4^+T 淋巴细胞计数标准调整为高于国家标准的实践探索等，都说明了武汉市在进行艾滋病防治工作时并非以项目为导向，而是以武汉市的实际问题为准绳。

"以人为本"是防控工作的核心与出发点。这也是武汉市能一往如初地将"患者"与"社会大众"的切身利益摆在首位的重要原因。不论是在娱乐场所 100％安全套使用试点项目的外展服务、美沙酮外带服务的尝试上，还是在抗病毒治疗定点医院的转诊工作中，都体现了武汉市艾滋病防控工作"以人为本"的重要理念指向。武汉开展艾滋病防控工作不仅仅是出于经济利益的考量，更多的是从"患者本位"、公众利益等社会利益的角度出发。在"治疗 2.0"试点项目当中，为了提高治疗质量与服务水平，武汉在不懈努力中探索出了一系列具有人文关怀、体现服务意识的综合防治措施。

"敢于创新"是防控工作保持卓越的关键。"敢于创新"并不是悬浮空洞的口号，也不是为了"标新立异"的一时兴起，武汉市的"创新"是以"立足实践"为基础、以"以人为本"为初始的创新。武汉市的创新不仅在于它敢于做"第一个吃螃蟹"的人，更在于它敢于面对社会文化、制度结构的压力，始终如一地进行不懈探索。

由此可见，"立足实践，以人为本，敢于创新"的总体理念在武汉市艾滋病防控工作当中具有重要意义，武汉市由此出发而展开了一系列的重大工程项目，进行了艾滋病防治模式探索，最终形成了一套系统的艾滋病防控政策体系，以此来指导武汉市艾滋病防控的活动实践。

（二）重大工程

1. 娱乐场所 100％安全套使用试点项目降低暗娼人群感染艾滋病风险

20 世纪末 21 世纪初，通过商业性行为等途径感染艾滋病的患者比例呈现上升趋

[①] 《武汉市艾滋病性病防治管理条例》（武人大发〔1999〕14 号）。

势,其中暗娼群体成为传播艾滋病病毒的"桥梁人群"。娱乐场所 100％安全套使用项目最初在泰国试点后推广到中国,经多方商议后决定将武汉黄陂作为中国娱乐场所 100％安全套使用项目的首批试点地区之一。但该项目在实施之初遭到了以下三个方面的阻力:第一,该项目涉及性服务场所等敏感地域,对中国传统社会伦理具有挑战;第二,该项目推广使用安全套的措施有默许性交易存在的嫌疑,这导致了公安部门与卫生部门之间的利益冲突;第三,该项目一定程度上影响了试点地区的政府形象,将武汉黄陂推向了舆论的风口浪尖。面对这些困难与挑战,当地政府制定了强制性的娱乐场所 100％安全套使用试点项目的推广方案,并对项目中涉及的各类主体进行多方面的政策倡导,从而扭转了受阻局面。

2001 年初,武汉黄陂正式启动娱乐场所 100％安全套使用试点项目,并很快开展了相关工作。前期项目组主要进行对外展人员的相关培训、建立 STI 诊所、制作宣传材料以及确定干预指标与频率等事项。在这些准备工作完成后,项目组采取多种干预措施,包括开展健康教育活动、实施外展干预、规范性病诊所服务以及保障安全套的供应。此外,为了保障项目的有效性,由工作人员假扮嫖客深入目标场所,以评估安全套的使用成效。经过两年多的努力,娱乐场所工作者的安全套使用率从 60.5％上升到94.5％,性工作者的衣原体感染率从 21.8％下降到了 14.5％,梅毒感染率从 6.5％下降到了 1.8％[①];形成了"政府领导,卫生牵头,公安配合,多部门参与"的工作机制;建立起"以项目办公室向娱乐场所业主直接低价发售、业主向从业人员销售安全套为主,在部分场所安装自动售套机并以药店销售为补充"的安全套社会营销模式;确定了区卫生防疫站性病门诊为项目门诊,并使之规范化;此外,建立了流动诊所以解决偏远地区就诊困难的问题。娱乐场所 100％安全套使用试点项目于黄陂取得巨大成功,有效控制了当地性病艾滋病经暗娼人群传播的形势,提高了娱乐场所的依从性和相关人员的防艾知识水平,项目在 2002 年开始在武汉其他地方推广,2004 年从湖北全省推广到全国。

2. 戒毒药物维持治疗项目有效遏制吸毒人群的高危行为

戒毒药物维持治疗是针对吸毒人群而引入的具有较强针对性的艾滋病干预方式,旨在控制艾滋病在吸毒人群中的传播,可以降低吸毒人群的死亡率、犯罪率,提高吸毒者的家庭责任感和社会参与感,有利于促进吸毒人群的社会融入。武汉市曾是中国主要的毒品中转站之一,因针具共用与"以性养毒"而感染艾滋病的群体数量不容小觑。武汉市于 2006 年启动第一批美沙酮门诊试点,2012 年开设的门诊数量达到峰值(23家),后由于吸食海洛因人群数量的减少,到 2020 年门诊数量缩减为 12 家。2008 年,武汉市疾病预防控制中心与耶鲁大学联合开展中国吸毒病人美沙酮维持治疗 BDRC

---

① 王红方,陈仲丹,周旺,等.外展服务方式对公共娱乐场所性服务小姐行为转变之效果评价——中国武汉/世界卫生组织 100％使用安全套试点项目[J].中国艾滋病性病,2004(04):286-287.

(behavioral drug and risk reduction counseling)研究项目，项目运用了认知行为疗法、动机疗法、医疗管理项目和其他现有的药物咨询方案中的概念和技术，是具有高度组织性、指导性和个体化的治疗方案。该项目不仅可以降低戒毒药物维持治疗中的毒品偷吸和高危行为，而且有助于克服当前美沙酮门诊咨询人员不足的问题。2015年武汉市开设试点探索美沙酮外带服务，美沙酮外带服务是针对已经参与美沙酮维持治疗较长时间、治疗剂量稳定的服药人员开展的优化服务，可以为患者及医护人员提供便利，不断巩固吸毒病人药物维持治疗效果。在各部门的配合下，通过宣传和干预措施，促进了药物治疗与社会心理干预相结合，武汉市戒毒药物维持治疗项目取得了显著的成效，经由吸毒途径感染艾滋病的情况得到了有效控制。

3. 社会组织助力男性同性性行为人群检测监测与干预治疗

男性同性性行为是经性传播感染艾滋病的主要方式，男性同性性行为人群是感染艾滋病的高危人群之一。由于社会组织在对该人群进行检测干预方面具有一定的优势，2008年武汉市正式启动中盖艾滋病防治项目，积极动员社会组织参与艾滋病防治工作，支持社会组织寻找隐蔽的男性同性性行为人群并对其进行动员检测以及提供关怀服务。中盖艾滋病防治项目期间约有20个社会组织先后参与男性同性性行为人群等高危人群以及艾滋病感染者和病人的关怀工作，逐步建立起疾控中心、医疗机构、社会组织"三位一体"实践模式。2010年，武汉市启动了全球基金艾滋病防治项目，为社会组织参与艾防工作提供了良好的技术和资金支持。

经过中盖艾滋病项目和全球基金艾滋病防治项目，社会组织在艾防工作上取得了一定的经验。为了更好地动员社会力量参与艾滋病防治工作，武汉市于2014年推行政府购买社会组织服务，2014年至2020年间，先后有5个社会组织参与到武汉市政府购买服务中，形成五大方面的运作管理模式：第一，"两次快速检测＋强化感染者管理"的项目运行模式为男性同性性行为人群提供快检和后续服务；第二，完善初筛阳性转介服务，减轻疾控部门压力；第三，引入绩效管理模式，提高社会组织的工作积极性；第四，建立指纹采集系统，科学评价项目工作效果；第五，组织工作人员参与培训，提高其专业性。从中盖艾滋病项目到政府购买服务模式的推行，武汉市社会组织的艾防工作能力得到提升，艾滋病病例发现和随访管理的力度加强，检测群体涉及暗娼、吸毒人群、男性同性性行为人群；开展艾滋病病毒感染者和病人关怀服务的社会组织数量从2008年的0个上升到2012年的4个，关怀人数也从2008年的0人增长到2012年的565人；由于不同的社会组织有不同的特色，因此还形成了不同的干预模式，极大地发挥了社会组织对男性同性性行为人群的检测、干预和治疗优势，为今后的艾滋病防治工作提供了经验借鉴。

4. 医防结合转变传统抗艾模式

医防结合模式以服务对象为中心，不仅关注疾病诊断和抗病毒治疗，而且注重满足艾滋病病毒感染者和病人的临床需求和社会心理需求，旨在为艾滋病易感人群以及艾滋病病毒感染者和病人提供综合、全面的艾滋病防治服务,有利于促进艾滋病综合防治的多面化与高效化。艾滋病防治是一项长期复杂的工程,应当从预防和治疗两个方面双管齐下,武汉市医防结合模式主要采取三种方式:一是构建医防结合协同工作服务平台,引入社会组织支持艾滋病病毒感染者和病人检测、随访和治疗,同时建立一站式门诊,为艾滋病病毒感染者和病人提供评估、用药、随访、监测、干预的"一站式"服务,这有利于延伸和拓展咨询检测,改善和提高为患者服务的能力,丰富和发展为患者提供健康服务与关怀的内涵。二是提出"治疗2.0"试点模式,"治疗2.0"的主要机制是通过加强检测干预,优化药物治疗方案,更多、更早地发现艾滋病病毒感染者和病人,并为他们提供更好的随访、治疗和关怀服务,最终实现治疗就是预防的目标。三是武汉市首先建立了非艾滋病职业暴露后预防阻断治疗服务的工作模式和机制,为武汉市艾滋病防控提供了一种新的生物医学防治措施,使武汉市非艾滋病职业暴露后预防用药服务人数稳步增加,自2015年项目探索以来,截至2018年底,武汉市累计接待关于非艾滋病职业暴露咨询人员972例。武汉市探索医防结合的艾滋病综合防治模式以来,艾滋病新发感染率与病死率不断下降,形成了市、区和社区(乡镇卫生院)三级艾滋病防控体系,满足了艾滋病病毒感染者和病人接受治疗和获得社会支持的需求,推动了武汉市艾滋病抗病毒治疗工作的开展,真正实现了"检测就是干预,治疗就是预防"的艾滋病防治理念。

5. 示范区志愿服务提升公众防艾意识与能力

随着互联网技术的飞速发展,商业性行为呈现出复杂化、组织化的特点,借助网络组织介绍卖淫行为,加大了卖淫者和嫖客的艾滋病感染风险,且由于互联网打破了时间、空间、身份等的限制,易感人群难以被发现。网络通信发达的情况下,暗娼人群更愿意通过互联网软件联系客户,且男性同性性行为人群也有专属的交友软件。虽然武汉市艾滋病防控取得了一定的成效,但仍然存在增加艾滋病传播风险的因素,比如边缘暗娼人群由于自身文化水平受限无法接受相关的健康教育、男性同性性行为人群知行分离、新型毒品的出现加剧高危性行为发生、武汉青年学生数量多且报告病例数逐年增加等,因此加强艾滋病宣传教育成为艾滋病防治工作需要长期坚持的手段。

随着互联网信息技术的广泛运用,武汉市在艾滋病防治的宣传教育工作方面也提出了新的要求。2014年武汉市被纳入第三轮全国艾滋病综合防治示范区后,致力于对包括高危人群在内的大众开展艾滋病宣传教育,并根据武汉市艾滋疫情的特点适时改变宣传策略。在第三轮示范区建设之前,武汉市的艾滋宣教活动大多是一些健康教育活动或知识宣讲活动,示范区建设期间,武汉市开展了一系列面向青年学生的宣传教育活动,建立了"专家讲师+骨干志愿者+志愿宣传员"的防艾人才梯队,使艾滋病宣传教育活动走进校园、走进社区,以专业、丰富的案例经验科普艾防知识。除了线下宣传,还采取"互联网+防艾"的线上形式,以电子证书等奖励激发广大青年学生参与线上防艾知识竞赛的热情,以情景剧、微电影、海报设计等丰富艾滋病宣传教育的形式。除此之外,还有针对妇女、老年人、流动人口和相关部门的艾滋病宣传教育,宣教形式多样,比如面对面宣传、利用党校或行政院校开展培训等。第三轮示范区建设后,武汉市以多样化的宣教方式提高了健康教育的有效性和针对性,将艾滋病防治知识普及到普通大众;注重与高校合作,采取青年人喜闻乐见的形式开展宣教活动,激发了武汉各高校青年学生参与防艾活动的热情,参与宣教活动的青年人数(含外地学生)从2017年的2万人增加到2020年的22.4万人。

(三)具体措施

1. 转变观念,建立以政府为主导的工作机制

在开展具体的防治工作前,首要的工作就是转变传统的防治观念与价值取向,不过多地代入原有的思维预设,以开放的姿态、务实的态度去加深对新的艾滋病防治项目的认识,克服一些个人和传统社会的偏见与成见。在观念认同的基础上,建立以政府为主导的工作机制,这也是做好艾滋病防治工作的基本前提。要推动相关艾滋病防治项目顺利实施,往往需要卫生部和省、市政府的牵头支持,依靠项目地区政府积极开展相应配套工作,建立项目领导小组和项目工作小组,讨论相关的项目实施方案,颁发正式文件通告,明确项目参与方的职权分工。

2. 循序渐进,组织进行各级主体的政策倡导

在项目正式开展之前,武汉市为了减少来自各方的阻力,促进项目顺利实施与持续运转,往往会利用国家和地区先行的艾滋病防治的有关政策在各级政府及其部门、参与项目的多方主体及其从业人员等不同对象中开展政策倡导,这是促进项目实施的重要环节。比如在娱乐场所100%安全套使用试点项目中多次进行的政策倡导座谈会,项目组秉承"突出重点,边说边做;循序渐进,逐步深化;分门别类,因势利导"的原则开展相关的政策倡导工作。而在政府购买社会组织服务的项目当中,为了更好地链接相关的男性同性性行为人群、暗娼人群与扩大项目服务范围,项目组往往会对这些组织和人群提前进行交流协商,对现行的政策与项目方案进行宣传解释,以此调动项目参与主体的积极性,获取相关组织的支持与配合。

3. 摸清情况,科学规划项目活动方案

科学规划项目活动方案是做好项目工作的前提。武汉市在进行艾滋病防治项目的试点工作时,往往会对试点地区进行多次实地调查,对相关的情况提前进行了解。之后开展多方会谈,对收集的资料进行分析,并以此为规划项目活动方案的重要依据,有针对性地对试点地区的目标人群采取相应的干预措施。不仅如此,武汉市的许多项目都作为首批示范点而引进了国外的先进经验,因此在设计一些项目方案时也会邀请世界卫生组织、中国疾病预防控制中心等相关机构的专家学者参与讨论。在国内外专家反复论证的基础上,最终制定了项目的工作方案、项目监测评估与指导方案等规范性文件与操作指南手册等,这对项目的顺利开展具有重要意义。

4. 广泛宣传,营造项目运作的舆论氛围

对艾滋病性病的相关知识、项目活动内容进行广泛宣传,加深社会大众对艾滋病相关信息的认识与了解,营造促进项目顺利实施的良好社会氛围,构建社会大众的舆论基础,这是项目取得成功的关键。在宣传方面,项目组主要利用广播、电视、报纸、微博、微信公众号、小区展板、地铁宣传栏等多种渠道,深入大众人群开展知识宣传,同时也对青年学生、流动人口、妇女儿童等重点人群进行针对性宣传教育。除了基本的知识教育之外,还需要加大对防治项目的意义与内容的宣传力度,以此减少社会大众对项目的误解以及对艾滋病病毒感染者和病人的歧视等。

5. 组织协同,形成项目运作的集体动员

要促进武汉市艾滋病防治项目的开展,就需要对参与项目治理的多方主体进行权职划分、工作交治、问题协商等多项工作。不仅如此,在项目的具体实施运作当中,不同职能部门自身的规章制度、工作要求具有一定的交叉与冲突,这就导致同一部门内部、不同部门之间在进行工作交接时会产生诸多摩擦,这严重影响了项目的后续推进、交接与合作。为了解决这一问题,武汉市通过统一行动理念、调整工作定位的方式来统一多方思想,并明确多方权责,对模糊的地带进行具体功能划分,并建立相应的指标体系来保障工作的有序进行。除了正式制度的协同规定,相关部门也通过许多非正式的途径进行交流、沟通,共商共建,在相互尊重理解的基础上,形成艾滋病防治项目的集体动员。

(四)保障体系

1. 目标明晰,建立科学的任务指标体系

建立一套清晰合理的任务指标体系,是保证艾滋病防治项目顺利实施与持续运行的重要保障,也是进行项目质量监督、成效评估的重要方法和手段。一套科学合理的任务指标体系既是项目行动的指导、项目运作的基础,也是发现项目局限,为今后更好地指导艾滋病防控工作提供建议的反馈系统。因此,建立一个有效、可靠、实用及敏感的艾滋病防治项目效果综合评价指标体系,对艾滋病防治工作具有重要意义。武汉市的艾滋病防控工作在实践过程中也高度重视这一点,在娱乐场所100%安全套使用试点项目中,为了保障预防干预活动的质量与有效性,项目组制定了一系列的干预指标。同样,在政府购买社会组织参与艾滋病防治服务项目当中,也用操作化、量化的方式对项目的工作策略、内容、方法等核心指标进行了相应的规定。除了这些艾滋病防治子项目指标之外,还有艾滋病防控工作的综合评价体系,涉及监测、检测、宣传、干预、治疗等多个方面的内容。由此可见,建立清晰合理、契合地区实际的量化指标体系,是武汉市艾滋病防控保障工作的重要内容,也是"武汉行动"的一个重要经验。

2. 项目督导,保证各类主体对项目的有效依从

项目督导也可以理解为监督指导,它是对有关项目及其预期结果的优先信息的常

规追踪,通过记录、定期报告、卫生机构观察和调查对投入和产出的监督。[①] 项目督导更加注重项目实施的过程,对项目进行实时的监督与指导,及时了解项目活动是否依照原先的计划进行,在实施过程中也关注项目效果与原定的项目目标之间的差距。这样可以即刻发现项目在实施过程中的问题,及时和相关项目执行者进行沟通,指导其进行相关工作,以便解决问题。与此同时,各种督导活动也为各级政府制定艾滋病防控政策、调整防治方案提供了追踪依据,有助于提高政策和决策的科学性。武汉市在防治艾滋病的进程中,主要以项目推动的形式开展工作,比如在娱乐场所100%安全套使用试点项目的实施当中,项目工作小组就按照项目设计要求,定期展开调查,对一些核心指标进行实时监督,对项目实施中出现的问题及时进行反馈,并对不配合的场所进行警告。在中盖艾滋病项目的实施当中,项目定期召开工作例会,组织专家咨询会、项目指标月报例会等,对出现的问题及时进行追踪管理。武汉市的这些项目督导方式早期都是由世界卫生组织、国内外专家团队的经验分享、指导演变而来的,在学习借鉴国内外先进经验的同时也结合武汉市自身的实际情况进行调整,由此形成了符合本土情况、可行性高的项目督导工作方式。

3. 成效评估,形成项目结果监测与反馈机制

评估是旨在确定某一具体项目、干预或计划价值的一系列活动,它包括三个连续阶段的评估,即过程评估、产出评估、结果和效果评估。[②] 评估与督导是两个相辅相成的过程,督导本质上也是一种过程评估,只有在项目实施评估的基础上,才能有相应的结果反馈,如此才可以对行动过程进行追踪与督导。成效评估的突出作用就在于对项目实施的结果与成效进行反馈,从而不断地对相关的艾滋病防治工作进行调整与改进。只有这样,才能形成项目实施运作的良性循环,最大限度地利用现有的资金、人力与物力资源,提高项目运作的可行性与有效性。武汉市在开展中盖艾滋病项目期间,就针对男性同性性行为人群的检测干预工作进行了"购买服务""绩效管理"的理念实践,积累了一定的评估经验。在后来的政府购买社会组织服务项目当中,也通过"绩效管理"的方式对参与"竞标"的多家社会组织进行评估,以此为下一年进行合作的依据。不仅如此,武汉市的一些试点项目,比如娱乐场所100%安全套使用试点项目、"治疗2.0"试点项目等,还接受了一些国际组织、国外专家的第三方评估。评估主体的多样性与评估方式的创新性,使得武汉市在艾滋病防治保障体系的探索当中积累了诸多经验,也促进了武汉市艾滋病防治工作的升级与转型。同时,这也使得相关的艾滋病防控工作处于一个不断的动态调整的过程当中,能够及时地对艾滋病的相关项目措施进行相应的监测与反馈。

---

① 修翔飞,胡志,秦侠,余冬保.艾滋病防治督导与评估指标构建[J].中国艾滋病性病,2007(03):293-294.
② 修翔飞,胡志,秦侠,余冬保.艾滋病防治督导与评估指标构建[J].中国艾滋病性病,2007(03):293-294.

二、武汉市艾滋病防控的地方经验

在以"立足实践,以人为本,敢于创新"为总体理念的艾滋病防控政策体系下,为了发挥以娱乐场所100％安全套使用试点项目推广、戒毒药物维持治疗、购买社会组织服务、医防结合创新、志愿服务为主要项目的艾滋病防控工作的有效性,工作人员进入项目实施的场所,探索契合武汉本土实际的具体措施,并建立相应的监测保障体系来维持项目的持续运转。那么这些项目措施在具体实施当中有哪些经验做法值得总结与反思?这些经验做法为什么能够在艾滋病防控过程中发挥成效?其中蕴含了什么样的机制理念,又是如何促进项目有效运转的?上述这些问题就是我们下面需要讨论和揭晓的主要内容。

(一)保障制度环境,从利益博弈到集体协同(政府)

1.明确卫生部门与其他主体间的行动逻辑

要确保艾滋病防治项目有效开展,建立有利于项目实施的制度环境,首先需要厘清各个项目参与主体原先的行政制度安排,明晰多方主体各自的行为逻辑。这是因为在各个艾滋病防治项目的运作当中,不是只有一个制度环境,而是存在多个不同的制度背景。在这些多样化的制度环境当中,经常会存在制度与制度之间的冲突、组织结构与实际运作不协调的情况,在中国的行政体系当中,存在"条"、"块"、党群部门这三种不同的制度逻辑。[1]

具体来说,"条"指的是从中央到地方各级政府中业务内容性质相同的职能部门[2],比如公安部门、卫生部门、工商部门等,在"条"的运作逻辑中强调的是各自的专业职能与效率,要求按照相关的规章制度开展相应的活动,完成上级分派的指标要求。不同的"条"在完成相应的任务时,也会存在冲突,比如卫生部门推广使用安全套与公安部门打击卖淫嫖娼、戒毒药物维持治疗与公安部门打击吸毒人员等行为之间存在冲突的情况。"块"指的是多个职能部门组合而成的各个层级的地方政府,包括省、市、县、乡(镇)等,"块"在具体的项目活动实施当中,往往行使象征性的"引导"工作,它更多地关注公共生活与社会秩序的稳定发展,同时忙于上级政府部门下派的各种宏观发展目标。比如武汉市政府、各区的区政府等。"块"与"块"、"块"与"条"之间也往往因为各自的目标不同而产生矛盾冲突[3],比如在娱乐场所100％安全套使用试点项目选址过

---

① 黄晓春,嵇欣.非协同治理与策略性应对:社会组织自主性研究的一个理论框架[J].社会学研究,2014,29(06):98-123.

② 周振超,李安增.政府管理中的双重领导研究:兼论当代中国的"条块关系"[J].东岳论丛,2009(03):134-138.

③ 黄晓春,嵇欣.非协同治理与策略性应对:社会组织自主性研究的一个理论框架[J].社会学研究,2014,29(06):98-123.

程当中,发生了一些区政府领导出于地区形象、投资发展前景的考虑而拒绝开展试点项目的情况。党群部门的制度运作逻辑与"条""块"有所不同,也常常被忽视,它不与后者并列;同时党群部门往往嵌入于"条""块"当中,在具体运转当中,后者通常在同级党委的领导下开展工作。党群部门包括组织部、宣传部、统战部、工青妇等,这些部门更加侧重通过组织建设来强化基层的社会价值引领,注重政治思想领导与社会影响力。"条""块"与党群部门在一些工作当中有时存在交叉部分,比如在第三轮全国艾滋病综合防治示范区当中开展的志愿服务项目,就是通过团市委下的青年志愿者协会牵头,来管理各个高校社团开展艾滋病教育宣传工作的。

由此可知,如果不考虑各个"条"、"块"、党群部门的制度运作逻辑,仅仅依靠各种艾滋病防治项目的技术需要去下发指令,可能会产生制度内部与外部的各种冲突与矛盾,项目就难以持续开展。因此,为了促进多方主体的协同共治,必须要明确多个制度环境中的运作逻辑,找到各自制度逻辑中与艾滋病防治项目的契合点,在此基础之上才能开展多方主体的集体协同工作。

2. 建立统一的行动理念与政策基础

为了解决不同制度之间运作逻辑的冲突,形成集体协同的合作布局,在明确不同制度运作逻辑的基础之上,需要建立工作共识与统一的行动理念,形成艾滋病防治工作的组织行动方案。在娱乐场所100％安全套使用试点项目当中,行政部门将"在娱乐场所推广使用安全套"定义为"政府行为",不论是打击卖淫嫖娼还是推广使用安全套,都将其定位为规范娱乐场所的行为活动,进行"严打严治",促进社会治理。这样就把原先卫生部门与公安部门之间围绕"安全套"而产生的制度目标冲突,化解为制度运作中的工作方式冲突。具体而言,就是将"'打击卖淫嫖娼'还是'放纵性服务业'"的目标性质问题,转换成了"'安全套'是进行性行为的辅助工具,也是防治艾滋病性病的重要手段"的形式和方式问题。解决了公安部门与卫生部门之间的目标冲突,统一了工作的理念,促进了干预项目的顺利开展。

在组织的统一工作理念之下,还需要政府部门颁布相应的法律条例,制定相关的行动方案,为项目的顺利开展提供政策基础。法律政策作为社会的一项正式制度[①],具有一定的强制性与刚性,能够对组织的社会行为产生深刻影响,它体现的是政府的根本利益和价值取向,具有一定的权威性。在权威政府的领导下,根据防治工作的效率要求,对不同的项目参与主体进行权责划分,厘清各自的职权范围与界限,形成多部门协同共治的工作布局。纵观武汉市艾滋病防治工作的历史进程可以发现,武汉市十分重视防治工作中的制度建设工作。1999年4月,武汉市出台了中国首部地方性艾滋病

---

① 正式制度指的是由政府部门、权威机构等官方组织制定的法律法规、治安条例等,往往以成文的方式展现。在社会学看来,正式制度具有强制性与约束性,它与非正式制度(往往是不成文的文化观念、传统习俗、约定俗成的行为方式等)相对。

性病防治管理条例①,条例中明确规定了防治管理的治理原则、武汉市与各区的工作要求、各职能部门的职责与业务管理范围等。这部条例对武汉市艾滋病防治工作的法制化、规范化与系统化起到了极大的推动作用。2001年10月,武汉黄陂为了推进娱乐场所100%安全套使用试点项目,区政府出台了全国首个在娱乐场所推广使用安全套的正式文件,明确了区内各职能部门的权责限度,为项目的有序推进奠定了坚实的制度基础。

有了正式制度的支持,各个部门之间就有了协同合作的工作基础,这就在法律层面上保障了项目的制度环境。但一个项目组织的有效运作不仅仅取决于正式制度的建立与制定,还取决于组织当中的非正式制度的运作。

3. 强化多方主体协同的"软"权力

在项目组织的实际运作当中,每一个项目行动都嵌入人们的日常生活中,因此基于理性化原则与效率原则所制定的一些正式制度,在具体实施当中不一定能够按照原本的预期计划进行。在项目组织的实际运作当中,非正式制度的应用往往更为普遍。②因此在协同多方职能主体共同治理时,应强化项目运作的"软"权力——通过意识形态的感染性、社会伦理道德秩序、执政理念的正义性、文化价值观的开放性、社会制度的合理性等来对社会秩序进行调节和引导的"权力"。③ 这种"权力"是通过规范内化的运作机制来进行的,即参与项目组织的多方主体在进行相关的活动时,不仅是基于正式的规章制度、法律条例下的强制性运作,也是通过认同项目组织的行动理念、文化价值及其社会意义等非正式制度,来进行相应的防治措施活动。在"软"权力的干预下,项目运作的各种阻力与"成本"大大减少,艾滋病防治项目得以持续运作。在艾滋病防治项目实施前,可以对多方主体进行政策倡导、进行相关的知识技能培训、对项目运作的意义与价值进行宣传,不同主体之间也可以通过各种非正式渠道进行沟通协商,加强部门与部门之间的了解,进行深入的交流学习,这些在项目正式启动前的"思想"动员工作,对形成政府领导、多部门合作的工作布局起了十分重要的促进作用。

(二)建构社会基础,从舆论风口到公众认同(社会)

1. 建立性病艾滋病健康知识教育的认知基础

在中国传统的文化价值观念中,"性""小姐""吸毒人群"等词汇都与"不洁""肮脏""违法犯罪"等标签联系在一起,凡是与这些标签有关联的人和事都是不能在公共空间提及的禁忌之物。因此在中国,最先开始提到"艾滋病"的时候,大家都是谈"艾"色变,唯恐避之不及。只要一提到艾滋病患者,大家都会认为是这类群体自身不"洁身自

---

① 《武汉市艾滋病性病防治管理条例》(武人大发〔1999〕14号)。
② 彭玉生.当正式制度与非正式规范发生冲突:计划生育与宗族网络[J].社会,2009,29(01):37-65.
③ 范逢春.地方政府社会治理:正式制度与非正式制度[J].甘肃社会科学,2015(03):178-181.

好"、私生活混乱、不知节制欲望而导致的必然后果。同时，只要与这类人群进行交往互动就会造成不小的恐慌——"我刚刚和他/她握了手，会不会感染呀"，"我刚刚还跟他/她说话了呢，他/她还在我面前打喷嚏"，"糟了，我之前还去那家人屋里上过厕所"。上述这些恐慌与误解都是社会大众缺少对艾滋病相关知识的了解、缺乏对艾滋病病毒传播途径的了解而造成的。社会大众往往缺乏了解这些知识的方式与途径，更对预防艾滋病的各项措施知之甚少，因此对艾滋病患者有着许多偏见与歧视。正是由于社会大众对相关人群的"敌视"态度，卫生部门在进行相关干预工作时常常遭到误解、排斥与抵触，对各项干预措施的实施造成了巨大的阻力。

因此，为了消除项目推进艾滋病防治活动的阻力，需要通过电视、报纸、广告展板、互联网论坛等大众传媒对普通大众进行性病艾滋病知识的健康教育宣传，普及与性病艾滋病相关的知识理念和预防艾滋病的有效方式，有意识地在人们的日常生活中添加与艾滋病相关的知识元素，潜移默化地影响社会大众对艾滋病患者的态度，营造"全民抗艾""互助平等"的社会氛围，凝聚社会共识。武汉市的艾滋病防治工作就十分注重宣传与造势，在第三轮全国艾滋病综合防治示范区建设当中，武汉市的青年学生防艾宣传教育经验，作为典型案例被收录在了 2016 年的全国汇编资料里——由市卫计委和团市委牵头，武汉市疾病预防控制中心和武汉青年志愿者协会合作，组织武汉十所高校青年志愿者以"知艾防艾 共享健康"为主题，自主开展艾滋病防治宣传和警示教育工作。该活动在世界艾滋病日前后一直持续了一个月，活动结束后对参与活动的高校学生进行问卷调查，结果显示，艾滋病防治知识知晓率从 66.1% 上升至 93.8%，活动成效十分显著。

2. 建立工作人员与其他社会主体的信任合作

在社会学的语境当中，"信任"与社会规范和社会网络一样，被认为是重要的社会资本。同时，如果"社会资本"能够在社会当中形成良性的再生产机制，就能达到"社会均衡"（社会秩序的良性运行），不断地形成更高水平的信任、规范与组织。在一个社会共同体当中，信任水平越高，则合作的可能性越大，而这种信任是通过互惠规范与社会主体参与社会网络而产生的。[①] "信任"往往包括宏观与微观两个方面，就微观上的"信任"而言，它更多的是关注人与人之间、多个参与主体之间的情感联系。在一个项目组织的运作当中，只有多方参与主体间形成"信任"联结，才能促进项目组织的良性可持续运作。在武汉市艾滋病防治工作当中，以"病人本位"为主导的防治理念正是这种"信任"机制不断再生产的源泉。具体来说，在武汉市开始实施定点医院艾滋病诊疗服务时，原先市、区疾病预防控制中心负责的艾滋病病毒感染者和病人的抗病毒治疗工作，需要转交到当地的定点医院负责。当时的转接工作量十分巨大，为了给病人提供

---

① 房莉杰. 制度信任的形成过程：以新型农村合作医疗制度为例[J]. 社会学研究，2009，24(02)：130-148.

更好的医疗服务,减少病人的顾虑与心理负担,市、区疾病预防控制中心工作人员领着自己的病人与相应定点医院的医务人员进行对接,并将每一位病人的病情与用药情况,一对一地与定点医院医务人员进行交接。这样的方式使得艾滋病病毒感染者和病人的转接工作得以顺利进行,同时也加强了艾滋病病毒感染者和病人与医务工作者之间的情感联结与信任关系,有利于建立以信任为纽带的防治工作的合法性基础。

3. 形成项目的社会内在约束制度

要取得社会大众对艾滋病防治工作的肯定和认同,并以此建立起坚实的社会基础,仅仅依靠认知层面的宣传教育、微观层面的情感与信任的联结是远远不够的。更关键的是要建立起社会大众对防治项目的"社会内在约束制度",这种制度是一种抽象的社会信任系统[1],是信任的宏观表现,即"制度信任"[2]。这种"社会内在约束制度"可以理解为社会规范、价值观与社会结构等,通过社会化的方式而内化于社会个体,并促进社会成员逐步形成稳定的信任倾向。它的形成是一个从宏观制度到微观个体,又从个体心理的价值内化到行为的复杂过程,这种"制度信任"往往需要长时间的社会化才能够作用于个体,又通过内化于个体,形成个体的信任倾向后再生产出来。

纵观武汉市的艾滋病防控工作历程,武汉市率先制定了多部地方性的有关艾滋病防治的政策文件,也相应制定了一系列的监督监测规范,为武汉市防艾工作奠定了有力的制度基础。与此同时,通过政策倡导、性病艾滋病防治知识的教育宣传、社会价值观的引导等方式形成了良好的社会氛围。当社会大众开始认同、接纳这些价值理念、干预方式,认为它们是"理所当然"的行为规范时,也开始主动参与到艾滋病防治的活动当中,并与其他社会主体建立起信任的联结关系,这又反过来强化了社会公众对艾滋病防治工作的认同。这种良性的"信任"循环机制,就是我们所致力打造的"社会内在约束制度",如此便建立起了稳定的、可持续的社会信任基础,有利于艾滋病防治工作的持续运行。

(三)嵌入亚文化群,从"他们"到"我们"(目标人群)

1. 尊重亚文化人群的价值理念与行为选择

20 世纪 80、90 年代,艾滋病刚刚传入中国境内,此时中国与艾滋病相关的报道都具有强烈的"污名化"色彩,艾滋病被看作资本主义社会带来的疾病,病毒一般"只感染外国人",是一个遥远的"他者"。[3] 随着艾滋病疫情在中国国内的蔓延,艾滋病开始出现在"我们之间",但艾滋病仍然伴随着"同性恋""不检点""堕落"等不道德的标签,作

---

① (德)尼克拉斯·卢曼.信任:一个社会复杂的简化机制[M].瞿铁鹏,李强,译.上海:上海人民出版社,2005.

② 房莉杰.制度信任的形成过程:以新型农村合作医疗制度为例[J].社会学研究,2009,24(02):130-148.

③ 杨慧琼.烙印、他者和道德化色彩:中国艾滋病报道(2003—2009)话语分析[J].国际新闻界,2009(11):55-59.

为中国国内社会的"他者"而存在。社会大众往往站在"文化中心论"的立场，排斥、歧视与自己有显著差别的"异己"。这种"他者"的思维方式也同样影响到早期艾滋病防治措施的开展，一些医疗机构甚至会直接拒绝艾滋病患者就诊。因此在开展艾滋病防治工作时，要充分尊重亚文化人群的价值理念与行为选择，在了解他们的文化行为方式的基础上开展宣传教育，并用科学客观的态度去进行防治，而非使用"净化"思想去改变亚文化人群的社会行为。

不论是暗娼人群、吸毒人群还是男性同性性行为人群，刚开始对这些高危人群采取相应的干预活动时都遭到了很大的阻力，武汉市在发现相关问题后及时采取了有效的应对措施。在娱乐场所100％安全套使用试点项目中，工作人员刚开始在目标场所对性工作者进行性病艾滋病的知识教育、安全套推广使用等工作时，多次遭遇了哄赶、嘲讽、谩骂的情况。但工作人员仍然以平等的姿态，以尊重性工作者的"工作"为干预前提，耐心地进行沟通交涉，并坚持与她们保持长期持续的互动，最终与目标人群建立起了信任关系，促进了干预活动的顺利开展。

"她们刚开始接触项目时，因为受到来自公安或者场所业主的压力而被迫与项目工作人员交流，但内心是极不信任和排斥的，表现为不情愿、不热情、不说真话。所以项目工作人员经常碰钉子，有的遭到斥责：'我的事情不要你管，你给我出去！'有的被嘲讽：'你们这些国家干部，吃饱了撑的？'即便如此，我们还是笑脸相待，投其所好，谈论她们感兴趣的化妆品或衣服之类的话题，或者站在牌桌旁参与她们牌局的讨论。正是由于项目工作人员付出近一年的耐心，这种相互信任关系才最终建立。"[①]

2. 将主导权赋予目标受益群体

在对高危人群进行干预时，主张推进权力促进模式来开展相应的活动，这种模式强调目标人群在干预活动中的核心角色作用，鼓励亚文化群的"圈内"人士参与到项目活动当中。这是因为亚文化群体内部有自己的一套价值观念和话语体系，要进入"圈内"往往需要满足一定的准入条件，所以只有通过内部人群才有可能对他们产生影响，同时他/她们用属于自己的语言进行沟通交流时，信息在同质性的环境中更容易传递。通过这种由目标人群自己倡导、自身带动的形式来鼓励"圈内"社会网络的成员参与活动，从而达到扩大检测干预的效果。一方面，这种赋权模式可以充分发挥目标人群的自主性，在尊重目标人群意愿的基础上开展活动；另一方面，这种模式解决了许多目标人群难以接触，更难以建立信任关系的问题，有利于提高目标人群的可及性。

在武汉市艾滋病防控工作当中，针对各类高危人群的同伴教育工作就是依据上述逻辑开展的。在对暗娼人群进行干预时，武汉市疾病预防控制中心通过社会组织联系

---

① 齐小秋.中国抗"艾"之路：亲历者说(二)[M].北京：人民卫生出版社，2018：293.

到有意愿的"妈咪",再将这个有影响力的关键人物作为同伴宣传员,以"朋友影响朋友"的方式,在日常交流中传播一些安全性行为理念,动员身边的"同伴"接受与性病艾滋病相关的检测和治疗。在对男性同性性行为人群进行干预时,也是选择有意愿参与志愿服务的男性同性性行为者,使其依据自身的社会关系网络去教育"同伴",在日常生活当中传播一些预防性病艾滋病的健康卫生知识,通过潜移默化的方式带动身边的"朋友"采取一些预防措施,降低高危性行为给自身带来的风险。

3. 促进社会组织和社区小组参与干预

权力促进模式不仅可以在个体层面上应用,也可以在组织层面上进行推广。社会组织推进社区参与干预就是其中之一。不同于针对个体的同伴教育,社区参与旨在对社区组织赋予一定的自主权,这类社区组织通常是由目标人群组成的民间团体和非政府组织,由它们组织相应的活动并参与到艾滋病防控的社区干预当中去。同时,它们可以反馈与社区发展相关的决策和意见,借此参与社区的民主政治生活。现在许多艾滋病防治项目都采用这种权力移交的模式,在这种模式下,干预活动能与社区现存的组织机构紧密结合,公众可以利用已有的社区-文化资源参与到社区健康政策制定中,从而能够有效地利用社区内部的人力和物力资源来促进目标的达成。①

武汉市十分重视社会组织在艾防工作中的地位和作用,武汉市现有参与性病艾滋病防治工作的社会组织,大多数是之前中盖艾滋病项目和全球基金艾滋病防治项目培育并传承下来的。在中盖艾滋病项目结束之后,购买社会组织服务的工作模式还未开始推广的时候,武汉市疾病预防控制中心为了维持这些社会组织的正常运转,便通过购买防治服务继续支持这些社会组织的日常工作,这样就将一些社会组织保留了下来。在武汉进行艾滋病防治工作的社会组织大部分是社区组织(CBO),这些社区组织在后续关于艾滋病的宣传、行为干预、关怀救助、心理咨询、医疗护理、法律援助等方面发挥了很大的作用。不仅如此,2010年武汉市还探索出了一套"卫生行政部门主导,疾控、医疗机构和社会组织密切合作"的"三位一体"艾滋病防治模式,动员社会组织在社区中使用自身资源来协助相关部门进行综合干预,扩大了武汉市男性同性性行为人群干预检测覆盖面和阳性发现,也提高了防治的效率和质量。

(四)严守检测预防,从"亡羊补牢"到"未雨绸缪"(指导理念)

1. 转变社会防治观念:从"重医轻防"到"医防结合"

1998年武汉出现首例境外输入的艾滋病病例,艾滋病也首次进入武汉卫生部门的视野,但此时不论是社会大众、媒体舆论还是相关部门,都仍将其视为"只会感染外国人的污秽疾病"。直到1994年武汉市发现了第一例本土的艾滋病病例,艾滋病才引起

---

① 高云,王曙光.艾滋病干预实践中社会理论的鉴别分析[J].社会科学研究,2005(01):116-121.

了市政府、相关卫生部门的关注。但在 20 世纪 90 年代，一方面，武汉市不具备相应的资金、医疗技术、大范围检测能力等硬件条件，另一方面，由于缺乏对性病艾滋病等相关知识的了解，社会大众对艾滋病的防护意识与重视程度不高。于是出现了部分医务人员高喊"狼来了"，却无人在意的状况，这导致卫生部门陷入了上下无援的境况。之后，武汉市陆续检测出了新的本土病例，同时发现艾滋病与其他性病在嫖客与性工作者中传播广泛，并由此间接威胁到普通人群，此时武汉市相关部门才意识到了形势的严重性。1998 年武汉颁布了全国首例地方性性病艾滋病防治条例，这标志着武汉市正式开始了艾滋病防治相关工作。此时武汉市的艾滋病防控行动本质上是一种"问题滞后"的及时补救措施，虽然后续的一系列医疗救治行动与防控项目取得了显著的效果，但长此以往，并不能保证下一次卫生危机能得到及时有效应对。于是武汉市开始将视线从"艾滋病病人"延展到高危人群以及社会大众上来，相继开展了娱乐场所 100％安全套使用试点项目、戒毒药物维持治疗、政府购买社会组织服务等针对高危人群的预防干预项目，并通过与团市委、武汉青年志愿者协会、高校志愿服务社团等相关组织的合作，加大了对社会大众宣传性病艾滋病知识的力度。

与此同时，武汉市加强了各区的疾控、医疗机构监测检测力度，密切了相关联防联控部门的合作。在一系列的尝试中，最能体现防治干预理念转变的措施便是"治疗 2.0"试点项目。"治疗 2.0"试点项目在免费接受抗病毒治疗的治疗标准上做出了调整——不论 $CD_4{}^+T$ 淋巴细胞计数多少，对已发现和报告的艾滋病病毒感染者和病人均进行抗病毒治疗。根据 2012 年发布的《国家免费艾滋病抗病毒药物治疗手册（第 3 版）》[①]规定，成人/青少年抗病毒治疗标准是 $CD_4{}^+T$ 淋巴细胞计数≤350 个/mm^3。而当时武汉市的治疗准入标准打破了 $CD_4{}^+T$ 淋巴细胞计数限制，这意味着武汉市将进行更大范围的人群检测，为更多的艾滋病病毒感染者和病人提供抗病毒治疗服务，这是需要耗费巨大的人力物力资源的决定，甚至可以说这是一个不计经济成本而全部致力于社会效益的决定。这充分体现了武汉市"检测就是干预，治疗就是预防"的艾滋病总体防治策略，武汉市的艾滋病防治理念也逐渐从"患者治疗"，转向了"预防干预"，逐渐形成一套"医防结合"的艾滋病防控体系。

2. 建立综合防治模式：兼顾检测治疗与社会服务

武汉市真正开始尝试建立"医防结合"的综合防治模式是从 2011 年开始的，在这之前仍然偏向"重医轻防"的治理观念，关注的主要是艾滋病病毒感染者和病人的诊治医疗工作，一定程度上忽略了防治当中的社会服务问题。长期以来，武汉市疾控机构和医疗机构相对独立发展，本该负责预防的专业机构——武汉市疾病预防控制中心却在负责艾滋病病毒感染者和病人的医疗诊治工作。此外，疾控机构与医院、基层医疗

---

① 张福杰.国家免费艾滋病抗病毒药物治疗手册[M].3 版.北京：人民卫生出版社，2012：6.

卫生机构之间缺少及时有效的信息共享与工作上的交流沟通,呈现出一定程度上的"医防分离"的现象。基于以上问题,从 2011 年开始,武汉市疾病预防控制中心开始尝试进行"治疗 2.0"试点项目,建立"一站式"门诊,致力于形成将检测、随访、治疗和社区组织参与的社会心理服务整合在一起的综合服务防治模式。这意味着武汉市的艾滋病防治目标从关注疾病诊疗转向关注服务对象的需求(临床诊疗需求和社会心理需求),从让社区组织发挥有限作用转向将社区组织充分整合到检测、随访和治疗的工作流程中。武汉市疾病预防控制中心还尝试向上级行政部门争取设立武汉市艾滋病抗病毒治疗定点医院,将艾滋病病毒感染者和病人的抗病毒治疗工作,由原先各区疾病预防控制中心转移到当地的定点医院里去。2015 年,武汉发布了相关的正式文件①,武汉市开始设立艾滋病抗病毒治疗定点医院,并进行相应的艾滋病病毒感染者和病人的诊疗转接工作,这是武汉市促进"医防结合"的又一个尝试,同时也为艾滋病病毒感染者和病人提供了更专业的医疗服务。

三、武汉市艾滋病防控的特色与创新

武汉市的艾滋病防治经验既是对国内外经验的借鉴与创新,也是对以往本土艾滋病防治工作的一种大胆尝试和技术突破。比如武汉市对以往医防结合模式的总结与反思,引入"治疗 2.0"试点项目的服务治理等,都体现了武汉市艾滋病防控的自身特质,也是武汉市防艾抗艾工作的独特之举。接下来,我们将从理念创新、模式创新、机制创新、政策创新、形式创新等方面来对武汉市艾滋病防控的特色进行总结。

(一)理念创新:树立了敢为人先、敢于突破的防艾理念,走一条兼具国家意志与武汉特色的防艾道路

1. 敢为人先

"敢为人先"是武汉市进行一系列艾滋病防治工作的重要实践理念,武汉市敢于尝试他人不敢做之事,敢于在没有先例的情况下,依据武汉市艾滋病流行形势的具体情况而采取相应的措施进行防治活动,这是"武汉行动"取得巨大成效的重要原因之一。无论是颁发首个地方性性病艾滋病防治相关的法律条例,还是在中国国内首次引入防治试点项目,武汉市都表现出踊跃积极的态度。不仅如此,武汉市承接相应的试点项目的系列行动、最终成效也被多方部门与国际组织认可。武汉市在首次引进娱乐场所100%安全套使用试点项目时,受到了诸多的质疑与阻力,但为了推进项目顺利实施,仍以低调认真的姿态克服种种困难,最终取得了巨大的成效。同样的尝试还有"治疗2.0"试点项目,2011 年武汉市响应联合国艾滋病规划署的号召,在中国首次引进"治疗

---

① 《省卫生计生委关于加强艾滋病患者和病毒感染者医疗服务工作的通知》(鄂卫生计生通〔2015〕83 号)。

2.0"试点项目防治策略,试点项目得到了国内和国际组织的充分肯定。这些艾滋病防治的试点项目的开展,都充分体现了武汉市"敢为人先"的防治理念与创新精神。

2. 医防结合

"医防结合"是公共卫生领域的一个重要理念,它强调在艾滋病防治过程中要实现从"重于治,轻于防"到"预防为主,防治结合"的转变,向"终结艾滋病流行"的目标迈进[①],这需要在"重于治"的基础上加大预防的力度。武汉市从 2011 年的"治疗 2.0"试点项目开始,便在实现"医防结合"上进行了诸多尝试:建立"一站式"门诊,扩大抗病毒治疗的人群范围,购买社会组织服务,设立武汉市艾滋病抗病毒治疗定点医院,探索武汉高校青年志愿者参与防艾宣传的工作机制等。这一系列的防治措施也反映了武汉市艾滋病防治工作理念的转变——从注重艾滋病病毒感染者和病人的诊疗工作,关注高危人群的干预活动(这种针对性防治是出于效率原则下的重点人群防治措施,是出于经济效益的考虑),转变为扩大抗病毒治疗的人群范围,在全社会广泛开展艾滋病宣传教育工作(体现的是武汉市对防治工作的社会效益考虑)。

3. 患者本位

"患者本位"指的是在艾滋病防治过程中以艾滋病病毒感染者和病人为中心,在保证医疗诊治的基础上为患者提供更人性化的服务。武汉市的艾滋病防治工作更是在实践中体现了这一重要理念,不论是在将病人从疾控机构转移到定点医院的工作中,还是在"治疗 2.0"试点项目中设立的"一站式"门诊,都体现了武汉市卫生部门在防治过程中对患者的同理共情,及其设身处地地站在病患的角度来开展工作的行动理念。这一点在武汉市"治疗 2.0"试点项目中体现得最为显著,无论是在社区组织的检测随访工作,还是为病患提供的社会心理服务、综合收费服务等,都旨在为病患提供更加便捷、人性化的检测、诊疗服务,提升艾滋病病毒感染者和病人的生存质量和诊疗质量,践行"患者本位"的服务理念。

4. 立法先行

"立法先行"指的是武汉市在艾滋病防治过程中重视法律条例、正式制度的建设工作。不局限于被动接受上级行政部门下发的各种行动规章与条例,武汉市在艾滋病防治过程中的创新活动往往基于两个方面的考虑:一方面是紧跟国际先进理念与先进防治方案,并勇于积极尝试;另一方面是依据武汉市艾滋病流行形势的具体实际。正是基于这种积极主动的行动模式,武汉市在进行艾滋病防治工作时往往会挑战一些新的项目、新的治疗流程以及新的理念和方法,但武汉市现有的防治法例往往无法满足这些新的需求——于是"立法先行"的理念孕育而生。为了减少新项目在运行过程中的阻力,武汉市疾控机构清晰地认识到,只有上级行政部门认可支持,才有可能动员多方

---

① 刘云梦.艾滋病防治中的税收优惠:评估与改进——以比例原则为分析工具[J].财政监督,2019(12):84-93.

力量进行创新项目的运作和实施。于是我们看到在武汉市艾滋病防治历程中,不论是娱乐场所100％安全套使用试点项目,还是进一步促进医防结合的定点医院设立,都是武汉市疾控机构先有尝试的想法,再去给相关上级行政部门做思想工作,进行一系列的商讨,才做出最终的决策。

5. 问题导向

"问题导向"指的是艾滋病防治项目的行动是以"问题"为指向的,即一切以武汉市艾滋病流行形势的具体实际为分析基础,依据不同的流行形势与需要而采取相应的有效防治措施。它区别于"项目导向"。武汉市进行的一系列防治项目的创新并非为了做项目而做项目,而是服务于武汉市的实际形势与具体需要。纵观武汉市艾滋病的防治历程,不论是出台一些首创性条例,还是引入国内首批试点项目,出发点都是为了解决当时武汉市艾滋病防治工作中的问题与不足,从而创新形式,来提高艾滋病防治工作的可行性与有效性。因此"问题导向"的理念是贯穿于武汉市艾滋病防治过程当中的。

(二)模式创新:娱乐场所100％安全套使用试点项目已成为国家艾滋病防治的重要策略之一

1. 转变传统思维观念

在2000年以前,武汉市的艾滋病防控工作以哨点监测、通过大众媒体进行宣传教育的形式为主,并以"标本兼治"为目标,坚决打击卖淫、嫖娼、吸毒等社会现象,严防毒品入境和贩毒活动。据《武汉市艾滋病性病防治管理条例》(下文简称《条例》)[①]显示,2000年初期主要通过各个性病监测哨点、卫生防疫站、公安机关来对艾滋病病毒感染者和病人进行识别监测,一旦公安机关在执法过程中抓获患有性病、艾滋病的患者,需要予以强制管理。同时,《条例》对不配合的机构做了相关的处罚规定。通过上述要点可知,当时的艾滋病防治以严防严控,坚决打击为主,并将艾滋病病毒感染者和病人作为区别于大众的"他者",认为他们属于需要被管理的对象。监测措施也以强制性方式为主,宣传教育主要是通过"官方"视角的"俯视性"规定,这也与当时人们对待艾滋病病毒感染者和病人的社会文化观念有密切关联。

娱乐场所100％安全套使用试点项目的实施是对当时社会公序良俗、相关的法律规范的挑战,也是对武汉市艾滋病防控工作观念的巨大挑战。原先的防控理念秉承的是二元对立的社会治理思路,对涉及敏感问题的场所一律"净化","有你没我",但娱乐场所100％安全套使用试点项目的引进与尝试体现了"尊重""双赢"。在项目实施中可以发现,从一开始决定启动项目,项目组就对娱乐场所和目标人群进行了深入的摸底

---

① 《武汉市艾滋病性病防治管理条例》(武人大发〔1999〕14号)。

调查，并邀请娱乐场所业主和性工作者共同参与到决策制定、宣传资料设计当中；同时设立了性病门诊，方便性病、艾滋病患者自主去相关机构咨询检测。从"坚决对立"到"干预协作"，从"强制监督"到"自主咨询"，从"排斥"到"尊重"，这一系列的观念转变对武汉市后续的艾滋病防治工作产生了重要影响。

2.初探多部门协同共治模式

在开展娱乐场所100％安全套使用试点项目之前，武汉市的艾滋病防治工作在一定程度上涉及与其他部门之间的协作，比如《武汉市艾滋病性病防治管理条例》当中的第六条、第十六条分别规定："卫生、教育、文化、广播电视、新闻出版等部门和工会、共青团、妇联等组织，应当利用多种形式宣传艾滋病、性病的危害和防治知识，提高公民道德水准，增强自我保健意识"；"公安机关对抓获的卖淫嫖娼人员，应当通知艾滋病、性病防治机构强制进行艾滋病、性病检查，患有艾滋病、性病的，予以强制治疗管理。其中，被收容教育、行政拘留、劳动教养的卖淫嫖娼人员，由管教场所通知艾滋病、性病防治机构"。但是上述工作仍然是以各自为政的分散状态在运作。此外，如何对这些工作进行成效评估、督查监督；各个部门之间怎样进行分工，遇到分歧时该以何种标准进行协同；除了疾控机构外，其他的医疗机构如何对性病、艾滋病患者进行监测反馈等，这些都没有系统性的规定。而娱乐场所100％安全套使用试点项目做了新的尝试，针对"推广使用安全套"这一焦点问题对卫生、公安部门各自的权责做了划分，并对各部门的行动定位做了明确规定——"政府行为"；不仅如此，对宣传部门制作的宣传册数量、发放情况等都做了明确的反馈要求，协同项目组对试点地区的药店的安全套销售数量进行监测统计与通报，性病艾滋病门诊对前来进行咨询和诊治的病人也有一套系统的流调、监测与上报工作方案等。这一系列的措施与规定，对武汉市形成多部门协作的艾滋病防控工作格局起到了重要的促进作用。

3.首试"外展服务"干预行动

娱乐场所100％安全套使用试点项目中的"外展服务"是中国艾滋病防治工作中的一个新尝试，相关工作人员第一次走出"办公室""诊疗机构"，到目标人群的活动场所中去，这既是武汉市防治工作理念转变的表现，也是一种新的干预模式探索。在外展服务当中，工作人员不仅根据性工作者的需求和背景制定相关的干预方案，在娱乐场所对性病艾滋病的相关知识进行宣传，还秉承"尊重、平等、不评判、保密"的原则，反复深入到娱乐场所与性工作者交流谈心，在对其进行健康检查和疾病诊治的基础上，取得她们的信任和配合。由此可以看到，从前文中的观念转变到"外展服务"当中的干预行为转变，是武汉市艾滋病防控工作的一个重大突破。从原先仅仅基于科学技术、防治效率出发的宏观艾滋病防控，到直接深入目标人群、对目标人群的高危行为进行干预指导，干预工作的有效性得到大大提高。与此同时，直接对目标人群进行相关的干预更具有针对性，既整合了资源，又提高了效率，还加强了政府部门与娱乐场所相关工作人员之间的关系与合作，为后续艾滋病防治工作的开展奠定了基础，也为后续的干预行动提供了一个新的方向。

（三）机制创新：贯彻实行"上下互通，左右互达"的项目实施运作策略

纵观武汉市进行艾滋病防控的历程可以发现，娱乐场所100％安全套使用试点项目、戒毒药物维持治疗项目，以及社会组织参与志愿服务等项目之所以能够顺利有序地运转，是因为有着相似的组织动员机制。而这套机制，也正是武汉市在基于国家相关政策、世界卫生组织和他国经验的基础上，结合武汉的具体实际所探索出的一套本土经验机制。

1. 政府牵头：动员官方行政力量

中国是一个以政府为主导的权威型结构国家，如上文所述——中国国家治理结构被横向的"块"与纵向的"条"所分割，这一点同样也体现在武汉市艾滋病防控行动当中。"条""块"分割的治理结构可能会导致相关职能部门各自为政的情况，部门本位主义倾向成为协同治理中的一大难题。在这样的社会背景下，要想一个项目组织能够顺利运转，各个职能部门之间能够协同互助，就需要上一级政府以正式制度的形式，通过法律权威对各方的目标利益进行"统一"，如此才能从根本上保障项目的实施运作。武汉市在艾滋病防控行动过程中也充分意识到了这一点，自1988年武汉市发现首例艾滋病患者之后，艾滋病感染人数呈现逐渐上升的趋势，为了有效遏制艾滋病扩散、提升防治效度，武汉市相关负责人立即草拟相关的防治条例，向上级部门申报审批。1999年4月武汉市就出台了国内首部地方性艾滋病性病防治管理条例，有了条例作为执行行动的法律基础，各区人民政府便有了行动的合法依据，武汉市的艾滋病性病防控工作很快就在官方政府的牵头指导下积极有序地展开。娱乐场所100％安全套使用试点项目之所以能够在武汉生根发芽，也同样得益于武汉市黄陂区的各个行政领导最初的支持与配合，如通过权威性指令的方式进行动员，否则在21世纪初期的中国，这样敏感的项目随时可能夭折。

2. 多方协同：利益让步与妥协

有了政府部门的牵头动员，参与项目的多方主体很快都积极行动起来，但项目的实际运作过程与之前政府拟定的理想结构是有差距的。多部门的协作虽然解决了行动动机方面的问题，但没有解决各部门间的利益冲突问题，在共同的项目目标的指引下，公安部门与卫生部门也就相关的问题在私下进行过多次沟通、交流。此外，项目开展过程中不仅有官方组织之间的权职划分与集体协作，还有官方与娱乐场所、社会组织、男性同性性行为人群与暗娼人群的"关键人物"、社工组织、青年志愿者协会等多方社会力量的协同共治。在参与主体如此多元的情况下，如何有效地进行协同动员便是一个关键性问题，一方面，多元主体共治意味着治理方式的多样化以及检测干预范围的扩大；另一方面，这也意味着利益冲突的扩大。纯粹基于命令与服从的权威关系已无法完全适用于实际的情形，此时便需要根据各个不同组织的结构与文化特点、利益

冲突焦点而选择不同的方式去进行政策倡导、行动指导、权威强制,从而实现社会多方的协同治理格局。比如在娱乐场所100％安全套使用试点项目中,对娱乐场所业主的动员是通过"恩威并施"的方式来完成的;对于高校志愿服务组织,是通过团市委和武汉青年志愿者协会来进行管理的;社会组织可以通过互惠互利的经济交易进行协同;对于高危人群的关键性人物,则更多地是由经济利益导向与情感信任这两种方式的共同促进来进行目标维持的。

3. 宣传造势：项目实施的社会基础

一个项目要实现持续运转,它的目标追求和运作方式就需要得到社会大众的认可,被社会文化价值所接纳,这样它的行动措施才具有合法性基础。随着艾滋病疫情形势的变化,疫情防控的范围也逐渐扩大,从"病人本位"逐渐向"病人＋公众"转变,目标人群已经不仅仅局限于原有的高危人群,而是向普通大众扩展。在这样的形势与背景下,更加有必要针对社会大众进行艾滋病相关知识的教育,在日常生活中引导社会大众树立正确的对待艾滋病病毒感染者和病人的态度。这一方面既促进了防治工作的有序开展,减少了项目运行的阻力;另一方面有利于在全社会营造平等友善、互助共爱的良好氛围,促进艾滋病病毒感染者和病人等社会边缘群体的社会融入,共同推进社会和谐发展。武汉市艾滋病防控行动从娱乐场所100％安全套使用试点项目伊始,就十分注重社会大众的宣传教育工作,当时被社会舆论推到风口浪尖的武汉黄陂也是经历了诸多污名化标签的冲击之后,才在诸多误解中凭借自身的切实行动和不懈宣传渐渐为人们所接纳。在这之后,宣传与舆论"造势"便成为武汉市艾滋病防治活动中的重要一环,不仅仅局限于一时一地,也不仅仅局限于某一类人群,而是将关于艾滋病知识的宣教工作作为一项常态化行动推进。不论是武汉市在第三轮示范区期间进行的高校青年学生警示教育活动,还是在第四轮示范区期间正在推广的互联网推送、地铁站展窗、居民小区广告牌等宣传手段,都旨在提高全体市民的健康知识水平,营造全民防艾的社会氛围,促进相关防治干预工作有效开展。

4. 文化内嵌：深入田野的方法探索

在艾滋病防治工作当中,除了参与项目治理的多方主体、形成社会主流态度的大众群体,更为关键的就是我们需要直接进行干预的目标人群。能否接触到目标人群并对他们采取有效的针对性策略,是衡量防治干预项目成效的重要指标之一。易感染艾滋病的高危人群通常指的是暗娼人群、男性同性性行为人群、吸毒人群等,这类人群通常具有隐蔽性与排外性,他们有属于自己"圈内"的独特亚文化,作为指导他们行为方式的重要依据。因此,出于干预目的去接触这类人群会十分困难,一方面,这些群体有些是公安部门的打击对象,他们出于自我保护的需要,反侦察能力很强,通过一般途径很难接触到该类人群;另一方面,即便接触到了该类人群,想要获取他/她们的信任并了解相关的信息也是十分困难的。出于这些考虑,武汉市在对高危人群进行预防干预时,通常要深入目标人群所在的场所进行摸底调查,并要对他们的社会人口学特征、社会行为特征、日常生活习惯以及文化价值观等方面有一些基本的认识和了解。只有这样,才能进行针对性的高效防治,比如针对暗娼人群发放印有艾滋病防治知识的扑克牌,通过非政府组织接触暗娼和男性同性性行为人群等。同时,除了针对该类人群的行为特征采取一些防治措施以外,还需要转变传统的观念,尊重他们现有的生活行为方式,以平等、理解的态度去帮助他们,与他们形成良性的社会互动并建立信任关系。

(四)政策创新:出台了首例地方性防治条例《武汉市艾滋病性病防治管理条例》

1. 推动出台首部地方性防治条例《武汉市艾滋病性病防治管理条例》①

1988年武汉市出现第一例境外输入艾滋病病例,艾滋病进入了大众的视野,作为武汉市新发传染病,武汉市卫生部门及全社会开始重视艾滋病的宣传和监测工作。1994年武汉市第一例艾滋病本土病例出现,为应对艾滋病疫情的发展,武汉市政府、卫生和公安等多个部门迅速做出反应,采取了病例跟踪监测、对市民进行宣传教育等多种措施。在各部门的配合下,武汉市艾滋病疫情的蔓延得到了一定控制,但在实践中存在各实施部门权责不清、发现艾滋病患者后应对程序不明等问题,亟须明确的政策文件的指导,但当时中国并没有地方性艾滋病性病防治条例。1998年武汉市第十届人民代表大会常务委员会第八次会议通过,1999年湖北省第九届人民代表大会常务委员会第九次会议批准并实施了中国首部地方性艾滋病性病防治条例之一——《武汉市艾滋病性病防治管理条例》(以下简称《条例》),并分别于2010年、2012年和2015年进行三次修订。该《条例》是中国首批地方性艾滋病管理条例之一,是根据《中华人民共和国传染病防治法》等相关法律法规的规定,结合武汉市的实际情况而制定的,旨在预防和控制艾滋病性病的发生、传播和蔓延,保障公民的身心健康。

(1)《条例》的制定弥补了地方艾滋病防治规范的空白

《武汉市艾滋病性病防治管理条例》是中国首部艾滋病性病防治条例之一,该《条例》规定,艾滋病防治管理坚持预防为主、防治结合、综合治理的原则。艾滋病防治管理原则的确定,指明了武汉市艾滋病防治的总括性要求和实施方向。《条例》中详细规定了武汉市各主体在艾滋病防治工作中应承担的职责,明确了不同高危人群的不同干预措施,内容翔实、权责明晰。《条例》的制定和修订与武汉市疫情发展状况息息相关,随着武汉市艾滋病疫情的发展而不断完善。1997年在卖淫妇女中发现艾滋病病例,因此在1999年的《条例》中规定公安机关应加强对卖淫嫖娼人员强制进行艾滋病检查,对患有艾滋病的人员进行强制治疗管理,并详细说明了对卖淫嫖娼人员的艾滋病检查管理方式。2000年后,武汉市因吸毒感染艾滋病的人员数量不断上升,引起了政府的

---

① 《武汉市艾滋病性病防治管理条例》(武人大发〔1999〕14号)。

重视,因此在修订案中新增公安、司法机关对强制戒毒的艾滋病病毒感染者和病人应当采取相应措施,防止艾滋病的传播,市、区人民政府应当给予公安和司法机关经费保障,疾控机构应当给予技术指导和配合。《条例》系统规定了不同高危人群的不同防治措施,使武汉市艾滋病防治工作更具有针对性,提高了工作效率,为武汉市针对不同高危人群开展艾滋病防控工作提供了方向引领和政策指导。

(2)《条例》首次以法规形式确定艾滋病联防联控的工作机制

艾滋病防治不只是单个部门的责任,应当在全社会构筑良好的防控体系,明确各部门和各主体权责。《条例》规定各有关部门应按照各自职责,做好艾滋病管理工作,具体分工为:市、区人民政府应当加强对艾滋病防治工作的领导;市、区卫生行政主管部门对本行政区域内艾滋病防治实施统一监督管理;市、区卫生防疫站承担艾滋病日常防治管理工作;市卫生行政主管部门批准从事艾滋病诊治的医疗机构承担艾滋病诊治工作;卫生、教育、新闻出版等部门应与工会、共青团、妇联等组织宣传艾滋病防治知识。这是多级政府、职能部门合作防治艾滋病的初次尝试,通过法律的形式确定各部门的职责及奖惩制度,保障了艾滋病防治工作的全面开展,促进了武汉市艾滋病联防联控机制的形成,为有效遏制艾滋病的蔓延奠定了法律基础。在《条例》颁布之后,武汉市认真贯彻落实《条例》要求,建立艾滋病监测哨点以开展高危人群监测工作,通过公安、司法和卫生等多部门的配合,对戒毒人员开展艾滋病检测工作。

《条例》的出台,填补了地方艾滋病防治规范的空白,确定了武汉市艾滋病防控的整体方向和框架,为武汉市开展多部门合作的、权责明晰的联防联控工作机制奠定了法律基础,保障了武汉市艾滋病防治工作的顺利进行,使武汉市艾滋病防治走上了法制化、规范化的道路。同时,为其他地区制定地方性艾滋病性病管理条例提供了范例。

2. 落实对娱乐场所的监管,下发《关于印发黄陂区开展100％推广使用安全套预防艾滋病性病项目试点实施方案的通知》[①]

1997年,武汉市发现首例卖淫妇女艾滋病感染病例,表明艾滋病以性传播的方式在暗娼和嫖客之间传播,加大了艾滋病通过嫖客间接传染给普通人的风险。由于卖淫嫖娼在中国是违法的且具有隐秘性,因此采取有效措施预防和控制艾滋病性病在娱乐场所的传播存在困难。2000年前,泰国、柬埔寨两国在娱乐场所推广使用安全套预防艾滋病性病(娱乐场所100％安全套使用项目)中取得了良好的成效,但中国针对暗娼人群的艾滋病预防和干预措施存在空白。2000年,武汉市代表团在前往泰国和柬埔寨进行参观访问和经验学习后,获得卫生部批准,由世界卫生组织提供技术和资金支持,在全国率先开展娱乐场所100％安全套使用试点项目。选取武汉市黄陂区为项目试点

---

① 《关于印发黄陂区开展100％推广使用安全套预防艾滋病性病项目试点实施方案的通知》(陂政〔2001〕62号)。

地区,主要通过建立干预试点,研究多部门合作预防控制艾滋病的机制,探索在中国开展娱乐场所100％安全套使用项目的可行性,制定娱乐场所100％安全套使用项目相关政策,确保项目的顺利实施。黄陂区人民政府于2001年10月下发《关于印发黄陂区开展100％推广使用安全套预防艾滋病性病项目试点实施方案的通知》(以下简称《通知》),明确了卫生、公安、工商和文化部门在项目中的职责,并根据有关法律法规,制定了对不开展100％安全套使用试点项目的娱乐场所的处罚措施。

(1)首次将多部门协作的艾防模式运用于实践

娱乐场所100％安全套使用试点项目于2001年11月至2003年6月实施,在项目推行的过程中,将推广使用安全套,开展娱乐场所100％安全套使用定位为"政府行为",与国家"严打"目标一致。按照《通知》要求,采取综合措施,进行行为干预,创造多部门合作的良好环境,落实对娱乐场所的监督与管理,保证100％安全套使用试点项目的顺利开展。《通知》指出,艾滋病防治需要调动各方力量,打造良好的工作机制:区政府领导发挥积极的领导协调作用;卫生部门在项目设计、方案实施和总结评估中发挥关键作用;公安部门协助确定目标场所,保证工作人员安全,对娱乐场所的依从性进行监督;计生部门加大安全套的发放力度;宣传部门加大艾滋病性病防治宣传力度,及时报道项目动态。这是在《武汉市艾滋病性病防治管理条例》颁布之后,首次在项目中运用多部门协作的工作模式。在《通知》的指导下,通过协调卫生、公安、工商、计生、宣传等相关部门,创造了各部门合作的良好环境,各部门积极配合,各司其职,确保娱乐场所100％安全套使用试点项目顺利实施。

(2)首次制定了系统的暗娼人群干预措施

武汉市娱乐场所100％安全套使用试点项目旨在针对不同对象,采取多种形式,在娱乐场所宣传、推广使用安全套,预防经性途径传播艾滋病。《通知》明确了卫生、公安、工商和文化部门在项目中的职责,并制定了对不配合开展项目的娱乐场所的处罚措施,以保证项目顺利进行。同时,《通知》指出要定期开展项目监测与阶段性评估,及时反馈项目中存在的问题,并采取相关对策予以解决,此项规定明确了在娱乐场所开展100％安全套使用项目的阶段性监测指标,为项目有序开展提供了保证。《通知》中首次确立了针对暗娼人群艾滋病防治的多部门协作规范,创建了开展娱乐场所100％安全套使用试点项目的可操作模式,为中国其他地区制定娱乐场所高危人群艾滋病性病预防控制政策提供了科学依据,使地方政府能够在艾滋病低流行形势下,高度重视艾滋病的防治工作,协调卫生、公安、工商、计生等相关部门合作,正视卖淫嫖娼等社会现象,通过多部门合作的联防联控模式,采取针对性措施,预防与控制性病艾滋病的流行。

武汉市娱乐场所100％安全套使用试点项目是中国首次介入暗娼人群预防和控制艾滋病的项目之一,该项目的成功经验获得了广泛的认可并向全市、全省、全国推广,以《通知》中倡导的"政府牵头,卫生为主,公安支持,其他部门配合"的多部门合作为推广模式。《通知》是项目实施的政策性指导文件,作为中国推广娱乐场所 100％安全套使用项目的第一个政府文件,《通知》的制定为武汉市娱乐场所 100％安全套使用试点项目的顺利实施提供了保证,也为其他地区实施娱乐场所 100％安全套使用项目提供了借鉴意义。

(五)形式创新:尝试运用"互联网＋"防艾的方式进行宣教检测动员

在艾滋病防治的多年探索历程中,武汉市艾滋病检测和防艾宣教形式上有四大方面的创新,分别是网上自助检测、实名确证检测、动漫手绘宣传以及建立云端共同体,这些创新举措都是在网络通信技术发达的背景下形成的,为艾滋病宣传和检测提供了便利,并在全市范围内形成了较大的影响。

1. 网上自助检测

2019 年底至 2020 年初,突如其来的新冠疫情席卷了武汉,各大医院接收了许多新冠肺炎(现更名为新冠病毒感染)患者,这让艾滋病防治陷入了困境,尤其是封城这一举措,使艾滋病咨询检测等工作难以以面对面的形式开展。基于此,武汉市疾病预防控制中心和武汉市武昌区为先社会工作服务中心联合开发"爱自检"艾滋病互联网检测平台,并于 2020 年 6 月开通该平台,通过搜索微信小程序即可登录,为男性同性性行为人群提供基于互联网的艾滋病自助检测服务。

"爱自检"平台包含知艾课堂、风险评估、试剂申请、结果上传、结果查询、在线咨询等板块,用户登录该平台,填写姓名、电话、地址等信息后即可申请试剂。该平台会提供艾滋病自检包,将自检包通过快递邮寄到申请者所填地址,且快递单面无敏感字眼,保护了用户的隐私安全。用户收到自检包后可根据说明按流程操作,约 20 分钟后就可以查询艾滋病检测结果。通过"爱自检"平台申请艾滋病自检且检测结果可疑者还可获得确证检测专人对接服务。此外,平台会开展艾滋病自检包福利升级活动,即为申请用户提供限量礼包(包括安全套和润滑剂等)。

"爱自检"平台以线上形式为艾滋病检测提供便利,尤其是在新冠疫情背景下,摆脱了艾滋病检测受限的困境,减少了近距离接触的风险,是基于新冠疫情背景的一大创新,不仅在疫情期间发挥作用,也为一些不愿面对面咨询检测的人提供了便利。因此,"爱自检"平台可以帮助发现潜在的艾滋病病毒感染者。此外,"爱自检"平台适时开展限量礼包发送和动员同伴检测获得奖励等活动,鼓励更多的人进行检测。作为传统的面对面检测形式的补充,"爱自检"平台不仅丰富了检测方式,还极大地保护了检测者的隐私。

2. 实名确证检测

在武汉市未实行确证检测实名制前,基于保护感染者隐私的考虑,对接受确证检测的疑似阳性样本未采取强制的实名登记措施,导致一些检测者留下虚假信息,复查为艾滋病病毒感染者后,工作人员无法联系上患者,错过了治疗的最佳时机,甚至有的确证者在确证阳性后消失了,造成阳性流失的现象。由于没有准确的个人信息,加之患者流失对患者和公众都存在一定风险,因此,武汉市于 2011 年 1 月 1 日起实行艾滋病病毒抗体确证检测实名制,对于不愿意实名登记者,武汉市疾病预防控制中心艾滋病确证实验室不再提供确证服务。

武汉确证检测实名制分两个步骤,即初筛可以匿名,确证需实名,一旦确证检测是阳性,医护人员就会通知患者并面对面进行阳性告知、流行病学调查,并做病情评估,动员患者接受抗病毒治疗。实名制并不意味隐私公开,工作人员需对艾滋病病毒感染者和病人的情况进行保密,如果泄露相关资料则会受到行政处分,严重时还会追究刑事责任。实名制的推行并没有阻碍艾滋病的检测,检测量不减反增,其中坦诚的沟通起到了关键作用。有效的沟通使患者清楚了解自身的情况和风险,明确利益相关方,大多数人还是会同意实名制。① 社会组织在进行检测时也有相关的指标,如确证检测需提供准确的身份证、现住址、户籍地址及联系方式等相关信息,确保检测者的信息真实可靠,后续工作有迹可循。武汉市实行确证检测实名制合情合理,是武汉市艾滋病防治迈出的重要一步。"初筛匿名,确证实名"两步走策略得到认可,既考虑到检测者的心理,又有效控制了阳性流失的状况。实名制的推行有利于快速追踪并找到传染源,对艾滋病病毒感染者和病人进行宣传教育,告知他们及时治疗的方法,明确他们的权利,通过有效的监测,帮助艾滋病病毒感染者和病人树立正确的观念,及时进行治疗,方便后续回访等服务的开展,防止艾滋病的二代传播。

3. 打破"次元壁"(动漫手绘宣传)

宣传教育作为武汉市第三、四轮全国艾滋病综合防治示范区建设的工程之一,对艾滋病防控起到了重要的作用,尤其是与互联网技术的结合,创新了武汉市艾滋病宣传教育的形式。2019 年武汉市启动了第四轮示范区建设工作,采取动漫手绘的方式向广大市民普及艾防知识。在地铁站点设置灯箱,共设 110 块公益宣传广告牌,覆盖 5 条地铁线路,26 个人流量较大的站点,以漫画和简明的文字向过路人普及防艾知识。在社区设置智能屏,通常在楼道或电梯间可见,总共覆盖中心城区 423 个小区,放置 1000 块社区电梯智能屏,以漫画和文字结合的方式播放 15 秒原创防艾短视频,以社区为单位进行宣传,防艾公益广告走进社区,扩大了艾滋病防治宣传教育在社区居民间的影响力。制作原创手绘条漫发布在公众号,如"艾不迷茫,爱有微光"和"防疫抗艾,用心凝聚力量"的原创防艾手绘条漫发布在健康武汉、武汉疾控等多家公众号,将故事情节融入手绘漫画中,生动形象地传递防艾知识,总阅读量达到 16 万次,这些条漫还被 8 个中央级新闻网站、9 个新闻门户网站、19 个垂直媒体等进行线上报道。

由此可见,手绘漫画的形式受到广泛欢迎,其以动漫人物传递防艾知识,打破以往

① 吴珊,陈显玲,占才强.多地艾滋病检测实名制拟立法引发争议[EB/OL].(2012-02-22). https://news.qq.com/a/20120222/000727_1.htm.最后访问时间:2021-03-13.

单一宣传的局面，使防艾知识不再冷漠死板，变得生动有趣，吸引更多人去了解艾滋病，增强防范意识，提高疾病预防能力。此外，动漫手绘宣传是一种形式创新，也是青年人喜爱的呈现方式。由于高校青年学生在男性同性性行为人群中占据一定比例，而动漫手绘的形式受到青年学生的广泛欢迎，更容易吸引他们关注，因此有利于深入亚文化人群中进行宣传，使艾滋病的宣传教育更加人性化和合理化。

4."微社群"寓教于乐（建立云端共同体）

武汉市是青年之城，大学生数量多，艾滋病疫情在青年大学生中的流行趋势不可小觑。由此，武汉市疾病预防控制中心联合武汉青年志愿者协会，整合专业优势和组织资源，在青年大学生中开展防艾宣传教育，除了扩展线下形式，走出校园，将防艾主题与辩论比赛、荧光夜跑等结合外，还利用互联网平台建立云端共同体，生动传播防艾知识，适应了互联网传播规律与青年群体的特征。

2017年"点亮红丝带""防艾知识测试"正式上线，以武汉青年志愿者官方微信为载体，以在校大学生为主要宣传对象[①]，将"互联网＋防艾"线上活动推广到武汉市各大高校，此后"互联网＋"成为校园开展艾滋病宣传教育的重要方式。2020年武汉市"互联网＋防艾"活动平台上线，线上活动内容变得更加多样，形成了更加完整的学习板块。该平台包含"点亮红丝带""学习评测""通关考试""防艾云课堂""艾滋检测"等多功能模块，学生的学习记录可以换算成积分，系统将学生积分设计为个人、组织、总排名三种体系，鼓励高校志愿服务组织和个人参与防艾知识学习。同时以电子证书和数码礼品等奖品调动学生的参与热情，系统首页还会实时显示当前防艾志愿者注册总数、访问量、红丝带点亮数等数据，直观显示线上防艾的宣传效果。此外，系统还将错题进行汇总，便于了解青年学生对防艾知识的掌握情况。除了答题竞赛以外，还会面向武汉青年志愿者征集防艾主题短视频，鼓励广大青年学生以视频的形式宣传防艾知识，并在抖音、微博等平台推广，充分发挥网络媒体的宣传作用。在2020年"互联网＋防艾"线上宣传活动中，约有22.48万名青年参与，红丝带点亮数126.1万次，学习次数高达328万次，考试次数219.1万次，短视频播放量超过10万等[②]，这些可观的数据说明武汉市采取"互联网＋"的形式进行艾滋病宣传教育在青年群体中产生了广泛的影响。

青年学生是互联网的主力军，将防艾宣传与互联网平台相结合，可以迎合青年学生的喜好，以他们喜爱的方式深入开展宣传教育，一方面学生的接受度较高，另一方面达到了宣传的效果，实现双赢。

---

① 武汉青年志愿者.2017年武汉青年学生防艾宣传活动回顾［EB/OL］.（2017-12-18）. https://mp. weixin. qq. com/s/tLmjPIjwzYZC_xTEMOq3fg.最后访问时间：2021-03-13.

② 武汉青年志愿者.五年磨一剑：武汉青年志愿者共筑无艾校园［EB/OL］.（2020-12-29）. https://mp. weixin. qq. com/s/yczhjJ6O9D3eNdiZEE_VgA.最后访问时间：2021-03-13.

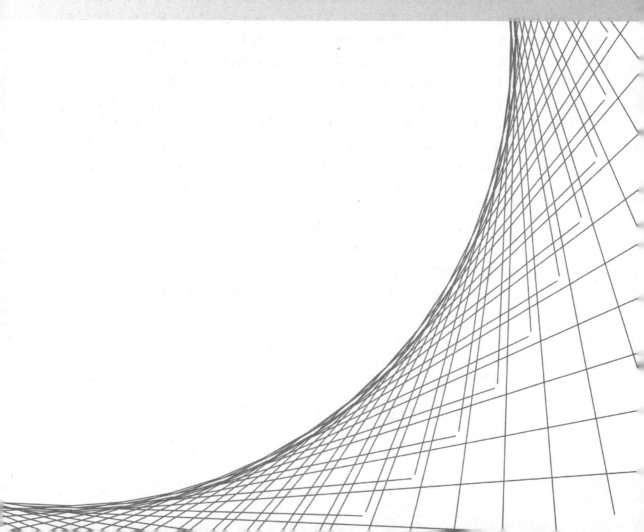

第八章 挑战与展望：社会治理新格局下的武汉艾滋病防控走向

武汉市艾滋病防控的持久历程和生动实践,不仅形成了娱乐场所100％安全套使用试点项目"武汉模式"、"治疗2.0"武汉实践等具有武汉智慧的艾滋病防治策略,为国内外开展艾滋病预防和治疗工作提供了有益的经验与启示,也为新时期防艾抗艾工作迈向"全民知晓、社会参与、综合防治"树立了正面典范。我们应该看到,艾滋病问题实际上不只是一个简单的疾病流行问题,更多时候是一个具有一定特殊性和独特性的社会问题,其危害不仅仅指向个体生命,也危及社会和谐运行的机制与可持续发展的前景。党的十九大报告中提出要打造共建共治共享的社会治理格局,要加强和创新社会治理,不断推进国家治理体系和治理能力现代化。很多学者都认为,只有将艾滋病防治纳入社会治理的视野中,才能真正从根本上推动艾防工作向前迈进一大步。而在信息技术高度发达和社会文化包容性发展的今天,面对艾滋病高危人群更难识别、艾滋病传播路径更加隐蔽、艾滋病易感人群年轻化和老年化等一系列复杂挑战,如何动员社会力量广泛参与、构筑适应艾滋病流行新形势的最佳防控方案,也成为未来稳定社会秩序、进一步推进社会治理能力现代化无法回避、必须解答的问题。

一、新形势下艾滋病防控工作的挑战

根据联合国艾滋病规划署公布的数据,2019年全球约有170万新发艾滋病感染者,有69万人死于艾滋病相关疾病[①]。尽管中国艾滋病疫情总体呈低流行态势,但部分地区和重点人群疫情较为严重的现象仍然存在。截至2019年10月底,全国报告存活艾滋病感染者95.8万,2015—2019年中国艾滋病发病率及死亡率情况如图8-1所示。国家卫健委2020年4月发布的《2019年全国法定传染病疫情概况》显示,2019年全国因艾滋病死亡的人数近2.1万人,占甲乙丙类传染病死亡总数的83％,是法定传染病报告死亡数居第一位的病种[②]。在新的历史时期,中国艾滋病新报告感染者呈"两头翘"特征,青年学生和老年人群感染人数明显增加,且老年感染者的上升幅度超过其他年龄段人群;同性性行为感染风险维持高位,男性同性性行为者每100人中约有8人感染艾滋病,具有很高的感染风险。这些现象和特征无一不说明,新时期艾滋病的防治工作依然任重而道远。

(一)艾滋病感染者发现难度高

1. 社会歧视的阴霾依然挥之不去

作为一种严重的传染性疾病,艾滋病本身就已经给患者的身体健康带来了巨大的

---

① 联合国艾滋病规划署. 2020 全球艾滋病防治进展报告[R/OL].(2020-07-20). http://unaids.org.cn/page122? article_id=1200.最后访问时间:2021-1-19.

② 疾病预防控制局. 2019 年全国法定传染病疫情概况[R/OL].(2020-04-20). http://www.nhc.gov.cn/jkj/s3578/202004/b1519e1bc1a944fc8ec176db600f68d1.shtml.最后访问时间:2021-1-9.

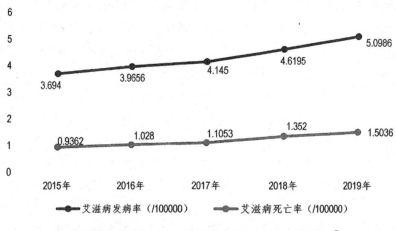

图 8-1 2015—2019 年中国艾滋病发病率及死亡率情况[①]

伤害,而与艾滋病相伴而生的社会歧视与"污名化"更是在精神层面冲击着艾滋病感染人群本就支离破碎的心理防线。根据 2010 年 11 月 27 日联合国艾滋病规划署、中国卫生部发布的《中国艾滋病病毒感染者歧视状况调查报告》(以下简称《报告》)显示,许多艾滋病病毒感染者曾遭遇失业、被迫离校、搬家等各种类型的歧视,在所有的受访者中,14.8%的人曾由于艾滋病的原因被拒绝雇佣或者失业,16.7%的人被迫换工作,3.8%的人有被拒绝提升的遭遇。除此以外,《报告》中的数据表明,超过76%的受访者表示其家人因为自己的感染情况而在就业、住房、教育、家庭生活等方面遭受歧视,超过20%的受访者的个人权利由于艾滋病而遭到侵犯。歧视对艾滋病病人及其家人都产生了巨大的危害,不仅剥夺和损害了艾滋病病人的基本人权,使病人承受除疾病以外的心理压力,逐渐变得敏感、脆弱甚至抗拒治疗,由此严重阻碍了疾病的有效治疗,还会导致家庭破裂、社会的不稳定以及疾病的进一步传播。

由于医学科学发展的局限性,时至今日,依然没有根治艾滋病的医疗手段和技术,艾滋病依然是一种病死率极高且无法治愈的严重传染病。同时,尽管艾滋病的传播途径已为社会大众所知晓,但受传统观念的影响,多数民众依然会将"艾滋病"与"不洁身自好""放荡不羁"等不良的道德品质画上等号,对同性恋人群、性工作者、吸毒人员"一票否决",甚至认为他们患病是"罪有应得"。这使得艾滋病患者难以逾越"社会的高墙",部分艾滋病高危人群在道德指责和制度"严打"中隐入"地下",成为彻底的社会"边缘人",不愿也不敢再接受外界的帮助,害怕采取预防与治疗措施,包括主动咨询检测、将检测结果告知性伴或配偶、进行抗病毒治疗、从家庭及社区获得支持等,无法承受可能随之而来的风险与伤害。

① 产业信息网.2019 年中国艾滋病发病人数、死亡人数、发病率、死亡率、传播途径及预防控制措施分析[EB/OL]. (2020-09-11). https://www.chyxx.com/industry/202009/894631.html.最后访问时间:2021-6-3.

2.信息技术的发展使得艾滋病病毒的传播突破了时间和地点限制

艾滋病作为一种流行性疾病,其主要传播途径有三种:血液传播、母婴传播和性传播。而随着医疗卫生技术的进步与制度法规的不断完善,艾滋病病毒血液与母婴传播两大传播途径在一定程度上得到了有效控制。据中国疾控中心官方数据显示,截至2017年,中国经输血及使用血液制品传播病例接近零报告,经注射吸毒感染者较2012年下降44.5%,戒毒药物维持治疗在治人员艾滋病新发感染率从2012年的0.2%下降到2017年的0.03%,艾滋病母婴传播率从2012年的7.1%下降至2017年的4.9%,处于历史最低水平。与此同时,在2017年报告的感染者中异性传播为69.6%,男性同性传播为25.5%。这说明,性传播成为新时期艾滋病病毒的主要传播途径①。

随着互联网技术的飞速发展,网络社交软件已经深入到人们日常生活的方方面面。超脱时间与空间限制的互联网技术深刻地改变了人们的生活方式,包括交友方式,以及交友方式引发的性行为方式。网络社交软件不仅为人们购买日常生活用品提供了交易平台,也为性交易、毒品交易等提供了平台。社交软件的使用使得交友更加便捷,更具随机性、隐蔽性和安全性,使得相关人员能够最大限度地在满足自身的生理需求的同时,保护自身的隐私,降低被"圈外人员"和相关执法部门发现的风险。现如今,各种网络社交软件多如牛毛,在百度搜索页面输入"交友 App",则会推荐"交友 App 排行榜前十名",包括 QQ、微信、陌陌等,还有 Blued、Jack'd、BoyAhoy 等一般人不太熟悉甚至从未听闻的"同志交友 App"。中国最新的一项研究显示,52%的学生同性恋使用男同专用交友软件,73.6%是为了交友,55.3%是为了寻找伙伴,23%是找性伴。② 从这个意义上讲,互联网及社交软件在为人们的沟通交流提供了方便的同时,在一定程度上也促进了性交易,增加了艾滋病经性途径传播的风险。目前的问题在于,尚缺乏行之有效的监管手段予以控制。一方面,全国疾控机构、医疗机构艾滋病防治人员对互联网及社交软件对艾滋病毒的传播所产生的影响认识尚且不足,另一方面,以互联网及社交软件为载体的交友行为具有私人性和隐蔽性,由此产生的艾滋病病毒感染者很难进行介入和干预。

（二）艾滋病大流行的社会风险因素依然存在

经历了近四十年的彷徨、探索与抗争后,中国才取得了当前艾滋病总体呈现低流行水平的阶段性胜利。然而,不可否认的是,尽管艾滋病已经变得可以预防,但它还在

---

① 中国疾病预防控制中心性病艾滋病预防控制中心.国家卫生健康委员会 2018 年 11 月 23 日例行新闻发布会散发材料之一:我国艾滋病防治工作进展[R/OL].(2018-11-03). http://ncaids. chinacdc. cn/xxgx/yqxx/201811/t20181123_197488. htm. 最后访问时间:2021-01-09.

② WU Z Y. "e+" HIV prevention in "e+" era[C]. Beijing: Presented at the 2018 World Life Science Conference,2018.

持续蔓延。《2020 全球艾滋病防治进展报告》指出,全球预防艾滋病病毒新发感染的工作远远落后于既定目标。2019 年约有 170 万新发感染者,是目标值的 3 倍多。① 究其原因,我们认为不仅仅在于医学方面,更多的是受行为、心理和文化因素影响。2010—2019 年中国艾滋病发病数量及死亡情况如图 8-2 所示。

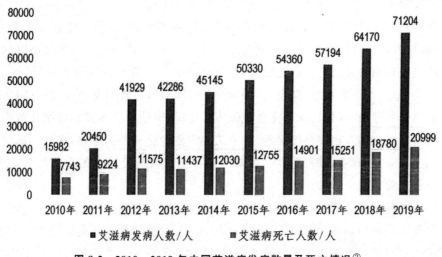

图 8-2　2010—2019 年中国艾滋病发病数量及死亡情况②

1.“防艾”意识的两极分化

虽然人类还没有找到一种可以根治艾滋病的方法,但我们可以防患于未然。普通居民所掌握的正确的艾滋病预防措施越多,防范能力就越强,被艾滋病病毒感染的可能性就越低。然而,据相关调查数据显示,中国城乡居民艾滋病防范意识及能力依然不足。对于“使用针头、注射器、牙科器材这样的器具时,必须是一次性的或经过严格消毒的”和“输血时应该使用经过艾滋病病毒检测的血液”,城乡居民有较好的认识,然而对于“正确使用安全套可以降低感染艾滋病的风险”和“及时治愈其他性病有助于预防艾滋病”等,城乡居民的认识水平相对较低。③ 调查还发现,居民对艾滋病相关知识知晓率不高,年龄越大、学历越低,知晓率越低;对待艾滋病感染者态度不积极。④ 尽管艾滋病疫情仍在蔓延,但仍有很多普通居民认为“艾滋病离自己很远”。值得注意的是,当前对艾滋病防治“知行分离”的现象日趋凸显。数据显示,一般人群、医生和男性同性性行为人群三类群体普遍存在“知行分离”的情况,但男性同性性行为人群更为突

---

① 联合国艾滋病规划署. 2020 全球艾滋病防治进展报告[R/OL]. (2020-07-20). http://unaids. org. cn/page122? article_id=1200.最后访问时间:2021-1-19.

② 数据来源于国家统计局。

③ 谭忠良.城镇社区居民艾滋病知识、态度及健康教育需求调查[J].社区医学杂志,2017,15(04):17-19.

④ 黄丹红,刘诗宏,黄燕,曹亦心.上海市本地居民艾滋病防治知识和态度调查研究[J].社区医学杂志,2018,16(23):1689-1693.

出,更愿意承担风险,这就导致其发生高危性行为的可能性更大。[①]

此外,"恐艾症"也是艾滋病防治过程中需要面对的挑战。恐艾症的全称是艾滋病恐惧症,是一种对艾滋病的强烈恐惧,并伴随焦虑、抑郁、强迫、疑病等多种心理症状和行为异常的心理障碍。所谓"阴性艾滋病",只是恐艾症状。我们知道,艾滋病是人体感染艾滋病病毒导致的,而"阴性""阳性"是检测人体是否感染艾滋病的医学结果。如果检测结果是"阴性",则表明并未检测出艾滋病病毒抗体,也就意味着并未患上艾滋病(排开窗口期)。可是,有很多人相信自己得了艾滋病,认为阴性结果是检测的失误,是医疗机构和相关部门在敷衍和欺骗,以此逃避责任。除开这部分群体外,还有很多普通大众,他们也许并不极度"恐艾",但却极度"排艾",尽管与艾滋病患者的日常接触并不会感染艾滋病,部分民众也完全具备防艾知识,但他们会本能地排斥艾滋病患者,避免直接与之交谈和产生肢体接触,似乎艾滋病患者是一个病原体,碰过的东西都"不干净"。"恐艾"的背后,某种程度上反映的是公众对政府公信力的质疑和对艾滋病的认知与态度的扭曲。

2. 反社会情绪造成的恶意传播

经过艾滋病快速蔓延的时期后,每个人——不管是异性恋还是同性恋——或多或少都能感受得到艾滋病带来的威胁与恐惧。同时,随着抗病毒治疗药物的不断研发和相关研究技术的广泛应用,艾滋病已经成为一种可治疗的慢性疾病。这在给艾滋病感染者带来福音的同时,也引发了部分易感染艾滋病人群高风险行为的增长。这种反弹来自深刻的社会隔阂——对艾滋病感染者的隔离、讽刺与污名化。多数时候,遭受污名化的艾滋病感染者会选择消极避世的方式以避免持续受到伤害,从而获得暂时的心理缓解。然而,极少部分艾滋病感染者会采取较为激进甚至极端的方式来发泄自身的不满情绪,认为自己遭受如此莫大的不幸是不公平、不合理的,必须让更多的人感受自己的不幸与痛苦。从近些年网络上闹得沸沸扬扬的"男子故意将艾滋病传染给女学生事件",到"某高校男生携带 HIV 事件",再到"成都艾滋病患者送寿衣事件",我们可以看到,恶意传播艾滋病的社会事件仍时有发生。艾滋病病毒感染者需要全社会的关爱和帮助,这一点毋庸置疑,这些年我们国家也做了大量工作,而且仍在继续努力。但是,将自己的不幸恶意转嫁给他人和社会,这种报复他人和社会的不正常心理,竟然兑现为明目张胆的公开炫耀行为,显然已经践踏了人类良知和法律尊严。我们应时刻保持警惕,及时给予这些违法行径以罪罚相当的"回应",方能抚慰陌生人社会的社交恐慌,彰显看得见的公平与正义。

(三)低流行地区政府部门对艾防工作的重视程度有待加强

尽管中国政府自 1985 年以来相继出台了一系列防治艾滋病的政策法规,逐步吸

---

① 张科,韩磊,陶小润,武文,李辉,康殿民. MSM"知行分离"现象成因初探[J]. 中国艾滋病性病,2015,21(05):404-408.

取国际先进经验,取得了一定的成效,并逐渐形成了以政府部门为主导的艾滋病防治模式。[①] 然而,不同地区的政府及其相关部门在对待艾滋病防治工作的态度上存在差异,低流行地区政府部门对艾滋病防治工作的重视程度不及高流行地区。

1. 宣传教育工作尚未达到预期目标

近年来,卫生部门虽然一直在努力做好艾滋病防治的宣传工作并取得了一定的成效,但部分低流行地区仍然有普通民众不知道如打喷嚏、共用餐具、握手和蚊子叮咬等途径是不会传播艾滋病病毒的。实际上,众多学者的研究均表明,社会大众并非不知道艾滋病的三大传播途径,而是不相信日常生活接触不会传播艾滋病病毒,并且总会心存疑虑地反问一句:"那万一呢?"另外,中国青年学生感染艾滋病人数呈上升趋势,青少年对艾滋病的认识仍较为肤浅,特别是对自己是否有感染艾滋病的可能、安全套是否可以预防艾滋病等方面的认识存在不足。[②]

政府作为艾滋病防治的主体,以及政策的制定者和执行者,在艾滋病防治工作中发挥着不可替代的重要作用。2019 年,经国务院同意,国家卫生健康委等 10 部门联合印发了《遏制艾滋病传播实施方案(2019—2022 年)》,文件中明确规定"卫生健康部门每年至少公布一次艾滋病疫情和防治工作情况",但中国部分省市并没有贯彻执行。低流行地区的艾滋病防治宣传教育缺乏力度和深度呈现出政府失位的问题,究其根本原因,是因为低流行地区艾滋病防治宣传工作的优先级相较其他工作任务而言不高。在艾滋病高流行地区,艾滋病防治宣传工作成为政府绩效考核的重要参考指标。以云南省为例,该地区的艾滋病防治工作被上升为"人民战争",政府部门对防艾抗艾的重视程度以及开展各项宣传工作的力度可见一斑。而关于低流行地区的艾防宣传工作,武汉市前卫健委副主任说:"大家平时走在路上可能很少看到艾滋病防治的相关宣传标语,但是在商场、饭店等公共场所的厕所中总能看见一些交友的小标语。"这说明,我们的艾滋病防治宣传工作仍需要转变观念、解放思想。

2. 联防联控机制尚不健全

艾滋病的预防与控制不仅涉及人的观念和行为,还涉及社会深层的关系及政策制度的艰难转换。这就需要政府各部门间协调联动,并积极接纳和动员社会力量共同参与。中国防治艾滋病的最终目标就是建立政府领导、多部门协作和全社会共同参与的艾滋病防控体系,在全社会普及艾滋病防治知识,从而控制艾滋病的流行与传播。但时至今日,多部门协调配合、全社会共同参与的体系尚不健全,政府机构与社会组织之间的关系尚未厘清,缺乏足够完备的合作环境,政府机构内部的多部门合作机制依然停留于表面,在操作层面上的合作力度依然不够。究其根本原因,还是缺乏较为完备的制度对各部门间的利益关系进行协调。以艾滋病宣传教育为例,针对高危人群的艾

---

① 陈潭,武玲婷.艾滋政治、社会重组与公共治理[J].学习论坛,2008(7):42-45.
② 廖智柳.艾滋病防治成效评价与治理模式改革[J].人民论坛,2014(02):52-54.

滋病防治教育对于预防和控制艾滋病蔓延意义重大,然而公安部门对 KTV、公共浴池、酒吧等娱乐场所的监管力度持续增大,致使很多高危人群成为被重点"关注"和"打击"的对象,为避免风险,这部分人群的活动转至"地下",从而增大了卫生部门对艾滋病高危人群精准定位和宣传教育的难度。同时,根据中国政府的规范性文件,安全套使用、美沙酮维持治疗和清洁针具交换的推行工作都应由社会组织和社会力量去做,但实际的推行工作仍主要由卫生部门承担,而吸毒者、卖淫者等高危人群对公安部门抱有警惕心理,且认为卫生部门与公安部门同属政府机构,从而不相信、不接受卫生部门的行为干预。

(四)社交新媒体广泛使用增加了综合干预的难度

尽管中国艾滋病疫情总体控制在低流行水平,但艾滋病防治工作依然较为严峻。随着信息技术和互联网技术的发展,人们获取信息与知识的方式发生了前所未有的变化,对信息咨询也有了更加迫切的需求,比如及时准确的信息发布、方便快捷的信息获取等。"互联网+"背景下,基于新媒体和人工智能技术的宣传工作显著地影响着人们的日常生活,这也给中国艾滋病的宣传教育工作提出了新的挑战。一方面,随着社交软件的普及和自媒体工具的广泛应用,网络交友、网络约会、基于网络的性交易等行为发生的可能性大大提升。而网络的匿名性、隐蔽性和便捷性又使得这类行为很难被察觉和介入,艾滋病传播风险大大增高。另一方面,在这样一个信息社会,各种媒体报道充斥眼球,各类信息鱼龙混杂,权威信息发布滞后就可能引发谣言四起。艾滋病相关信息的披露亦是如此,朋友圈的一条推送、微信群里的一个转发,都可能让普通大众认为艾滋病离自己很远而疏于防范,让易感染艾滋病人群人人自危,让艾滋病病毒感染者备受歧视与污名,进而使多年的宣传教育工作功亏一篑。

实际上,出于警告社会公众的目的,社交媒体在对艾滋病的报道以及艾滋病防治宣传中往往使用夸张手法,将"艾滋病"与"死亡"画等号,或者使用突出艾滋病感染者群体的专有词语,如"艾滋病孤儿"这种明显将艾滋病感染者划分为"他者"或者"圈外人"的词语,常常使人们对艾滋病感染者产生排斥心态,加剧了普通大众对艾滋病的恐惧。还有部分社交媒体,为了博取眼球,通过夸大甚至歪曲事实,引导大众舆论,煽动大众情绪,纵容谣言散布,致使"针刺"谣言一次次引发社会的不安与恐慌。而为了确保新闻的真实性和可信度,很多媒体又会在报道时不经意地透露艾滋病感染者的真实身份和相关信息,这种非自愿的暴露不仅给艾滋病感染者带来了沉重的社会压力,更让他们因为社会流言的"精确打击"而产生难以治愈的心灵创伤。此外,媒体宣传的时间分布不合理,将对艾滋病的报道集中在每年12月1日"世界艾滋病日"前后,其他时间却因没有足够新闻价值而不予报道,因此不能起到正确引导公众的作用。凡此种种,无疑加重了社会大众对艾滋病感染者的歧视与偏见,进一步增加了医务人员对艾滋病易感人群综合干预的难度。

二、社会治理新格局下的艾滋病防治工作走向：多元共治与协同治理

习近平总书记在中国共产党第十九次全国代表大会上的报告中，从统筹推进"五位一体"总体布局和协调推进"四个全面"战略布局的高度，对加强和创新社会治理进行了深刻阐述，明确提出打造共建共治共享的社会治理格局。这说明，中国特色社会主义进入了新时代，加强和创新社会治理也揭开了历史的新篇章。在新的历史时期，艾滋病防治工作必须走出政府"单中心""任务型"的治理模式，构筑起一个以政府主导为基础，社会大众广泛参与、社会组织协同推进的"多元共治"新格局，从而真正提高艾滋病防治的效率。

（一）大力坚持政府在艾防工作中的主导作用

政府作为国家政权机关和公共事务管理者，在信息通报、医药研究、高危人群综合干预、全社会动员、国际合作以及资源整合等方面，都具有绝对权威。同时，除了改善民生、增加社会资本以缓解分配矛盾，社会道德建设和立法保障也需要政府的主导。艾滋病作为一种大流行病，其本身已经由纯粹的医学问题上升为社会问题，涉及多主体、多部门复杂多样的利益协调与关系联结。因此，在艾滋病防治的实践中，需要政府发挥统揽全局、协调各方的作用。

一是要充分发挥政府"官方示范""先锋带动"的引领作用。

政府的积极倡导在拆除艾滋病歧视"社会墙"中具有"官方示范"和"舆论导向"的作用，使得艾滋病问题能够引起相关行政部门和全社会的广泛关注和重视，从而有利于开展相关的预防、治疗、关怀和支持活动，在构建艾滋病多元防治体系的过程中消除由艾滋病歧视而产生的隔阂。同时，领导者和决策者成为"表率先锋"也是艾滋病防治工作取得重大进展的前提。领导者和决策者作为"表率先锋"能够传递出很强的政治信号，在"会意机制"的作用下，能够有效驱动相关部门和单位积极展开行动，从而能够在一定程度上提高艾防工作的效率，激发制度机制和工作模式的创新。

二是要积极推动相关法律法规和政策制度的完善。

要从根本上消除艾滋病歧视这一"社会顽疾"，不仅需要政府持续的宣传倡导以及社会各界的协同配合，更需要相应的法律保障。然而，就中国实际国情而言，制定专门的"反歧视法"并不现实，而将目光聚焦于细化和完善现有法律政策、明确规范和标准更具有现实可行性和操作性。改变原来艾滋病立法的管控价值取向，转向以人为本，更加注重保护艾滋病感染者的权益，尊重他们的基本权利，不断完善和拓展艾滋病患者的发声渠道和表达途径，才能让他们能够"活得有尊严"。[①]

---

① 何力.对我国艾滋病立法相关问题的思考[J].新远见,2009(04):79-85.

(二)持续提升社会大众对艾滋病防治活动的参与度

当前社会大众对艾滋病的认知和了解依然存在不足。正是因为相关知识的缺乏和信息的不对称性,社会大众依然将艾滋病视为"洪水猛兽",既觉得"HIV"离自己很远,又会在碰到艾滋病感染者时一味排斥对方,避免"惹病上身"。同时,政府公布艾滋病信息具有单向性和滞后性,使得民众在艾滋病的宣传教育和预防控制过程中始终处于被动地位,民众对政府的满意度和信任度也会受到一定的影响,信息不畅甚至会引发民众对政府的信任危机。从某种意义上讲,社会大众对艾滋病及相关活动并不"感冒",甚至会刻意远离和回避。因此,面向社会大众开展艾滋病知识宣传教育活动,提高其对艾滋病的认知水平,能够起到减少人们对艾滋病感染者的歧视的作用。

一是要加强宣传教育工作。在未来的艾滋病宣教过程中,我们不仅要宣传艾滋病是如何传播的,更需要科普什么不传播、为什么不传播。与此同时,我们还有必要让社会大众明白,预防艾滋病不等同于搞好个人卫生,打喷嚏与共用餐具等行为与感染艾滋病无关。更重要的是,我们必须确立一个预防和控制艾滋病的"国家标准",避免"政出多门"造成的矛盾。

二是要建立政府与社会的双向沟通机制。要培育居民的志愿精神和参与意识,政府需要改变以往的单向沟通策略。单向的沟通策略或许可以提高政府的工作效率,然而政府服务的对象不仅是消费者,更是有着自主需求的公民。[①] 双向沟通虽然可能意味着管理者需要耗费更多的时间和精力,但能够推动建构平等、协商、民主的沟通机制。只有建立双向互动的治理策略,政府才能真正了解居民的需求,更好地为居民服务,增加居民的满意度和对政府的信任。

三是要创新艾滋病民主治理的实践形式。经由历史长期孕育的居民志愿精神是民主制度产生及有效运行的精神滋养。[②] 与社会资本密切相关的义工行为使其当代的现实意义更加明显,承载孕育社会资本的义工行为能够促进社会融合与增进社会信任,最终形成良性的社会运作发展机制。[③]

(三)积极转变艾滋病感染者自身的观念与认知

艾滋病不仅是一个医疗问题,还是 21 世纪人类面临的重大社会问题。艾滋病感染者作为一个特殊的弱势群体,不仅承受着病痛的折磨、工作压力增大、收入减少与社

---

① Welch E W, Hinnant C C, Moon M J. Linking citizen satisfaction with E-government and trust in government [J]. Journal of Public Administration Research and Theory, 2005, 15(3):371-391.

② 徐金燕,蒋利平.艾滋病合作治理对居民志愿服务参与影响之实证解析[J].中国公共卫生管理,2017,33(01):4-8+23.

③ Lindstrom M, Mohseni M. Social capital, political trust and self-reported psychological health: a population-based study[J]. Social Science & Medicine, 2009, 68:436-443.

会地位下降等负面压力,而且遭受着社会歧视与排斥。[①] 艾滋病在给患者带来巨大生理、心理压力的同时,也威胁着社会稳定与和谐。因此,救助艾滋病患者不仅需要政府和社会的协同努力,通过外部干预手段实现对艾滋病患者病情的监测与控制,还需要从艾滋病患者的心理层面入手,扭转艾滋病患者对自身和社会可能存在的错误观念与认识。

实际上,艾滋病感染者持续感受到来自其他社会成员的歧视与排斥以后,会将"污名化"的过程指向自己,逐渐开始认同他人对自己的刻板印象,产生负面信念和对自己的偏见,进而产生如自我怀疑、自我贬低等消极认知,甚至可能"破罐子破摔",干脆放弃求助,拒绝治疗,放任自我。这也成为艾滋病感染者失访的重要原因之一。在极端情况下,有些艾滋病患者还可能产生反社会人格,严重威胁着社会和谐与稳定。因此,在今后的艾滋病防治工作中,除提供持续的外部支持以外,扭转艾滋病感染者自身的错误观念与认知、减少其对自身的污名化同样重要。一是要重视对艾滋病感染者的心理干预。心理干预的重点在于通过心理辅导和问题咨询缓解乃至解决艾滋病感染者的心理问题,减少他们的精神痛苦,帮助他们正确认识艾滋病,增强他们对抗病毒治疗的信心,使他们获得积极的自我认知。二是要通过增加正向的群体接触让艾滋病感染者减少自我污名。艾滋病感染者经常遭受来自其他群体的歧视与排斥,逐渐将负面自我信念内化,形成"自己人"与"外人"之间的剥离感。有研究发现,增加艾滋病感染者与医疗专业人员的接触,让其向性伴侣披露感染情况,可以帮助艾滋病感染者降低自我污名。[②][③] 三是持续帮助艾滋病感染者寻求社会支持。感染艾滋病病毒的人与感染感冒病毒的人一样,都是"病人",需要人文关怀,而非谴责羞辱。一方面,政府部门要积极宣传,引导公众树立对艾滋病的客观立场。另一方面,要不断鼓励艾滋病感染者主动寻求社会帮助,适时表达自身诉求,敢于在阳光下合理地争取自身利益。总的来说,社会支持在一定程度上可以减少艾滋病感染者的自我污名。

(四)正确发挥大众媒体的引导作用

社会大众对艾滋病相关信息的获取在很大程度上依赖于大众传媒,因此正确发挥大众媒体的引导作用,对于全社会正确认识艾滋病和营造和谐包容的艾滋病防治环境至关重要。在今后的艾滋病防治实践中,要积极发挥媒体传播基本知识、提升公众意识的作用,用好报刊、电视、网络等大众传媒,开展预防艾滋病宣传教育,不仅要让社会公众获得艾滋病防治知识,减少艾滋病相关社会歧视,更要唤起公众的爱心与同情心,

---

①　翁乃群.艾滋病传播的社会文化动力[J].社会学研究,2003(5):84-94.

②　Robert, J, Brent. The value of reducing HIV stigma[J]. Social Science & Medicine,2016,151:233-240.

③　Harper G W, Lemos D, Hosek S G. Stigma reduction in adolescents and young adults newly diagnosed with HIV: findings from the Project ACCEPT intervention[J]. AIDS Patient Care and STDs, 2014, 28(10):543-554.

拯救与"社会墙"相伴相生的"道德滑坡"。

一是要通过公益广告、电视节目等形式来普及艾滋病相关信息,消除艾滋病歧视,努力构建无歧视的社会环境。首先,要改变过去的做法,不再将艾滋病感染者通过引号或其他强调方式与社会公众强行隔离,凸显艾滋病感染者与常人的不同,以至于社会公众将艾滋病感染者与"不道德"行为或生活方式挂钩。其次,要合理规划艾滋病宣传报道的时空分布,将艾滋病报道常态化,改变公众对艾滋病"畏而远之"的想法。最后,应重塑媒体道德,既要倡导新闻报道的及时性、真实性和有效性,也要呼吁媒体行业重视人文关怀,摒弃猎奇心理,发挥媒体的正能量,引导公众正确认识艾滋病,了解艾滋病感染者的世界。

二是要发挥"互联网＋"的传媒优势。利用网络平台开展艾滋病防治知识和感染者的正能量事迹的宣传教育,更多地介绍感染者抗击疾病、融入家庭、回归社会的感人事迹,而非千篇一律地报道艾滋病感染者家破人亡、背井离乡甚至报复社会的负面案例。积极推进基于大数据分析的精准化个性咨询、检测和治疗服务,探索利用大数据信息和人工智能技术判断艾滋病易感人群和重点人群,从而实现防治信息的精准推送和各类人群的有效干预。通过"互联网＋"的加持,我们的艾滋病宣传教育理应带给感染者更多的人性化关怀,帮助他们融入家庭、回归社会,使感染者享有更多的人身自由和人格尊严。

(五)着力形成社会力量协同治理新局面

在以往的艾滋病防治工作中,大多时候都由政府提供资金并统筹全局,社会组织与公民等其他社会力量较少参与防治进程。尽管在制度资源和执行保障上,政府的确具有一定优势,但也存在着许多"官方话语"难以协调和解决的问题和局限。例如,艾滋病高危人群由于自身特殊的属性只能隐藏于"地下",且始终对政府的"正式援助"保持警惕,对于部分高危人群(如同性恋群体),政府及卫生部门也缺乏相关的手段和途径进行有效接触与干预。因此,在进一步坚持和发挥政府主导作用的前提下,还应充分重视和激发社会力量广泛参与,尤其是要积极引导社会组织投入到艾滋病教育宣传和预防控制的工作中。从全球范围内艾滋病防治工作的实践来看,社会组织在艾滋病防治中发挥了不可替代的重要作用,极大地弥补了政府在高危人群的行为干预、跟踪随访、同伴教育等领域中的不足,使艾滋病防治工作更加科学化和精细化,艾滋病防治体系更加全面和完备。

一是要充分发挥社会组织的作用。

社会组织具有容易接近以及动员边缘群体、低成本运作和灵活性强等优势。在艾滋病防治过程中,吸毒人群、性工作者和同性恋人群等特殊人群十分隐蔽,政府和专业疾控机构的工作者很难接近他们,更不用说摸清这些人群中的艾滋病流行情况,以及开展预防艾滋病宣传教育和检测干预活动。但社会组织与这些高危人群有着天然的联系,能够用其独特的活动方式,在这些人群中开展预防干预工作。另外,社会组织还可以通过宣传、教育、动员与咨询为艾滋病感染者提供服务和情感支持等,从而弥补政府的不足。以社会工作组织为例,社会工作的宗旨是服务,基本任务是帮助有困难、有需求者走出困境。[①] 艾滋病感染者是多重弱势群体,是社会工作的服务对象。艾滋病感染者的弱势地位主要体现为他们生理、心理与社会关系支持网络都受到损伤,而社会工作以其康复功能、预防功能和发展功能恰恰弥补了这些缺损,可以称为连接受损社会功能的"黏合剂",这些都是政府作为正式组织在有限资源和行政成本的约束下难以开展和深化的工作。

二是要建立一个多元主体参与的多层次监督机制。

政府部门作为艾防工作的引路人,其自身也具有"经济理性人"的特质。在艾滋病防治的"单中心"治理模式中,往往会因为缺乏对政府及相关行政部门的法规约束和有效监督,而使政府置公共利益于不顾,利用公权力谋取自身利益的最大化。因此,为了避免艾滋病防治经费、资源分配的低效性,提升政策服务的可及性和有效性,需要来自外部不同层次、不同主体的监督,以防止行政权力的不合理使用。一方面,在约束政府部门和行政官员行为的制度设计上,需要进一步强化法治政府的实践意识,在法律制度的框架内合理分配艾滋病防治的各类资源,在具体政策执行的过程中,政府官员也应当接受法律的严格监督。另一方面,政府部门要接受来自社会公众的监督和问询。既需要进一步拓宽艾滋病感染者的利益诉求反馈渠道,使来自艾滋病感染者的声音能够较为顺畅地传递到政府有关部门,从而在一定程度上缓和社会矛盾,又要充分发挥新媒体的作用,利用新兴的信息传播渠道对政府部门工作情况及政策落实情况进行监督,通过外部舆论压力来防止行政权力的不合理使用,确保艾滋病防治的相关政策稳定有序地得到贯彻落实。

[①]　姜峰,易钢,李传玲.学校社会工作介入大学生心理健康教育的模式探讨[J].河南社会科学,2008(7):195-196.

附 录

艾滋病防控"武汉行动"大事记

时间	事件名称	事件主要内容	关键人员
1988 年 9 月	首例境外输入病例	一名 27 岁坦赞利亚留学生在入学体检中发现疑似感染 HIV,后在湖北医学院病毒研究所进行两次血液 HIV 抗体检测呈阳性,经中国预防医学科学院复核确证为 HIV-I 型感染	姚学军
1991 年至今	艾滋病监测	1991 年武汉市启动艾滋病国家哨点监测工作,监测对象为性病病人;1993 年扩大监测对象到五类人群;2009 年武汉市 9 个监测点相继纳入国家艾滋病监测哨点,实施连续的生物学监测和行为监测,对象为八类人群,即暗娼、男同人群、吸毒人群、男性性病就诊者、男性流动人群、男性长途运输司乘人员、孕产妇、青年学生	陈仲丹,王夏,罗莉
1994 年 9 月	首例本地户籍人员病例	一名从新加坡劳务人员回国入关时检测 HIV 抗体呈阳性,武汉市卫生部门对该病例进行了跟踪观察	魏善波
1999 年 4 月	首部地方性艾滋病防治管理条例	1994 年 4 月 2 日湖北省第九届人民代表大会常务委员会第九次会议批准并颁布《武汉市艾滋病性病防治管理条例》	魏善波,周旺,吴凤波
2000 年 11 月至 2003 年 6 月	娱乐场所 100％安全套使用试点项目	2000 年在武汉市黄陂区启动由世界卫生组织提供支持的娱乐场所 100％安全套使用试点项目,2001 年 10 月出台当时全国第一个在娱乐场所推广使用安全套的地方性政府文件,试点项目成功实施后推广至武汉市和湖北省,覆盖全域县(市、区),2004 年被时任国务院副总理吴仪誉为"武汉模式"	魏善波,周旺,陈仲丹,王红方,石卫东,王夏,徐业华

时间	事件名称	事件主要内容	关键人员
2004 年 11 月	"三查清"行动	根据湖北省人民政府安排,为准确掌握既往有偿供血人群艾滋病感染状况,武汉市对 1990 年至 1998 年期间参与有偿供血的人群底数、艾滋病病毒感染人数和病人数开展调查工作	魏善波,周旺,姚中兆,王夏
2004 年至今	母婴阻断	2004 年起武汉市实施孕产妇艾滋病筛查全覆盖,并对艾滋病感染孕产妇及所生婴幼儿实施综合母婴阻断措施	涂忆桥,张斌,陈忠
2004 年至今	艾滋病抗病毒治疗以及医防结合艾滋病防治模式	2003 年 12 月,武汉市启动疾控机构主导的"以疾病为中心"的艾滋病抗病毒治疗工作。2013 年我市在成功试点以社区志愿者组织—医疗机构—疾控机构"三位一体"、"以病人为中心"的"治疗 2.0"项目基础上,将艾滋病抗病毒治疗工作转变为医防结合,以患者需求为导向的模式,在全市设立 15 家艾滋病抗病毒治疗定点医院,患者全部转至定点医院接受规范化诊疗。2015 年在市金银潭医院设立全市艾滋病诊疗质量管理中心	周旺,王夏,谢年华,阮连国
2004 年至今	联防联控工作机制	2004 年武汉市人民政府设立防治艾滋病工作委员会,市政府主要领导担任主任,成员单位包括 20 余个政府部门和社会团体。切实建立政府组织领导、部门各负其责、全社会共同参与的艾滋病联防联控工作机制	魏善波,周旺,吴风波
2004 年至今	艾滋病自愿咨询检测	2004 年,根据武汉市防艾委要求,由市卫生局指定在市皮肤病防治研究所成立全市艾滋病自愿咨询检测(VCT)管理办公室,每个区设立 2～3 个 VCT 门诊,构建了武汉市 VCT 服务网络并持续开展工作至今	张万宏,石卫东,石萍
2005 年至今	监管场所被监管人员艾滋病筛查	对武汉市公安系统看守所、强制戒毒所、收容教育所和司法系统监狱、劳教所等的被监管人群定期开展全员艾滋病检测	王夏,杨北方

时间	事件名称	事件主要内容	关键人员
2006 年至今	戒毒药物维持治疗项目	2006 年 4 月 14 日,在武汉市精神卫生中心成立湖北省和武汉市第一家戒毒药物维持治疗门诊。至 2012 年,全市最多有 23 家戒毒药物维持治疗门诊(含 1 个流动车),累计入组吸毒病人 1.3 万余人,有效控制了我市艾滋病经静脉注射吸毒传播,吸毒病人生活质量和家庭关系得到改善,社会功能恢复效果明显,取得了良好的社会效益	周旺,姚中兆,刘普林,刘聪,罗莉
2008 年至今	中国美沙酮维持治疗病人 BDRC 研究项目	2008 年 5 月,武汉市疾病预防控制中心与美国耶鲁大学联合申请"中国美沙酮维持治疗病人 BDRC 研究"项目,成功通过美国国立卫生研究院(NIH)立项(R01DA026797)和连续 10 年资助。2009 年 6 月,研究者周旺获得美国药物依赖研究会/国家药物成瘾研究所/世界卫生组织(CPDD/NIDA/WHO)颁发的年度研究奖"Research Fellowship Award",并多次应邀出席美国药物研究会年会和药物依赖研究国际论坛学术交流	周旺,王夏,刘普林,罗莉
2008 年	首个艾滋病确证实验室	武汉市疾病预防控制中心获得国家艾滋病确证实验室认证资质	唐力,彭劲松,周旺
2008 年 3 月至 2014 年 4 月	湖北武汉中盖艾滋病项目	在国家卫生部、国艾办与梅琳达·盖茨基金会艾滋病防治合作项目支持下,实施湖北武汉中盖艾滋病项目。积极探索疾控中心、医疗机构和社会组织"三位一体"工作模式、男同人群干预及动员检测模式和以产出为导向的社会组织绩效管理模式。促成了"检测就是干预,治疗就是预防"防治理念	周旺,许骏,王夏

时间	事件名称	事件主要内容	关键人员
2011年至2012年	"治疗2.0"试点项目	为响应WHO/UNAIDS提出的"Treatment 2.0",2011年经国家卫生部同意,中国疾病预防控制中心确定由武汉市疾病预防控制中心在全国率先开展"治疗2.0"项目试点工作。由疾控中心、医疗机构、志愿者组织共同搭建了项目工作平台——武汉市关爱中心(设在武汉市皮肤病防治院),探索以服务对象为中心,社会组织充分整合的检测、随访和治疗全过程的"一站式"服务,受到国际社会、国家卫生部、中国疾控中心高度关注,并在2012年全国艾滋病防治会议上交流经验	周旺,王夏,谢年华,赵敏,李刚
2011年至今	血液安全	2011年起,武汉市血液中心对献血者血液开展HIV核酸检测,2013年起全面推进血液筛查核酸检测全覆盖工作,2015年武汉地区血液筛查核酸检测覆盖率达100%,截至2020年,武汉血液中心累计开展HIV核酸检测逾172万人次,有效提升武汉地区血液安全水平,保障临床医疗机构用血安全	陆华新,张定宇,李刚,赵磊
2014年	受邀参加世界艾滋病大会	2014年,武汉市作为国内仅有的两个城市之一,首次应邀参加了第二十届世界艾滋病大会和市长峰会。本届艾滋病大会对武汉的防控成就给予充分肯定,认为武汉是"中国最先进艾滋病技术和实践的发源地(Wuhan is home to China's most advanced AIDS research center)"。2018年和2019年武汉市艾滋病防治成果分别在第22届世界艾滋病大会和第10届国际艾滋病协会艾滋病科学会议上进行交流	周旺,王夏,刘聪
2014—2018年,2019—2022年	全国艾滋病综合防治示范区	2014年,武汉市被国家卫生计生委确定为第三轮艾滋病综合防治示范区,2017年被国家卫生计生委确定为控制艾滋病性传播综合防控试点示范区。2017年和2018年分别被湖北省防艾办和湖北省卫健委评为优秀示范区。2019年武汉市再次被国艾办确定为第四轮艾滋病综合防治示范区	周旺,王夏,谢年华

213

时间	事件名称	事件主要内容	关键人员
2014 年至今	社会组织参与	2013 年武汉市率先开展政府购买服务形式,支持社会组织参与男同人群艾滋病防治工作,并通过实施绩效管理对购买服务工作进行质量控制	周旺,王夏,杨连弟
2014 年至今	艾滋病个案管理项目	2014 年,武汉市疾控中心与中国疾控中心合作开展艾滋病个案管理探索项目。个案管理师通过协调病例发现到接受抗病毒治疗,防止病人流失;以接受抗病毒治疗后第一年为重点开展持续性依从性支持和生理、心理和社会支持。开展安全性行为教育,促进阳性预防并鼓励患者带动同伴/性伴进行 HIV 抗体检测。2017 年,艾滋病个案管理工作已纳入全市常规艾滋病防治内容并逐步在其他定点医院推广	王夏,谢年华,刘司航,阮连国
2015 年至今	医疗机构医务人员主动提供 HIV 检测咨询	2015 年至今,武汉市制定并下发了《武汉市医疗机构医务人员主动提供 HIV 检测咨询工作(PITC)实施方案》,组织开展了动员会议和专业培训,在武汉市二级以上医疗机构皮肤性病科、妇产科、泌尿外科、肛肠科等相关科室全面深入推进 PITC 工作,提高性病就诊者 HIV 和梅毒检测率	张万宏,石卫东,石萍
2017 年至今	青年学生防艾志愿服务项目	2017 年至今,武汉市疾病预防控制中心联合武汉青年志愿者协会开展青年学生防艾志愿服务项目,做到一校一队伍、一年一主题、年年有接力,从 2017 年的"以爱抗艾 予爱与艾"、2018 年的"青春有爱 校园无艾"、2019 年的"青春有爱 携手防艾",到 2020 年的"青春有爱 防疫抗艾"	王夏,谢年华,马红飞,何明哲